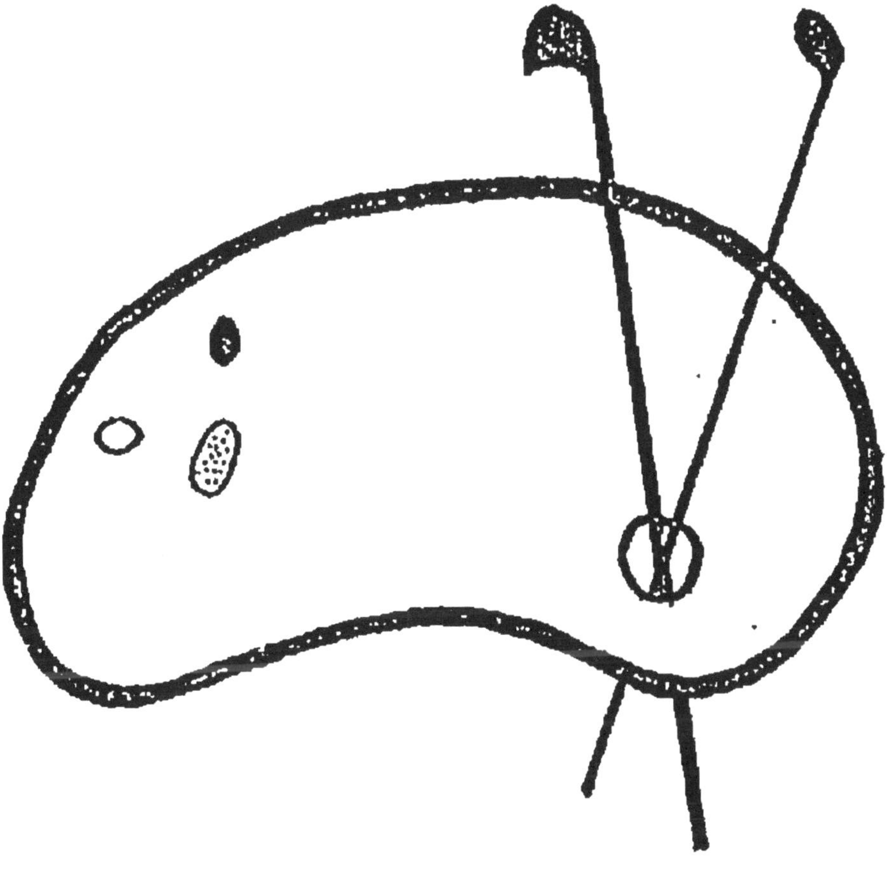

Les Misères
des
Neurasthéniques

Comment on peut les améliorer

> « L'événement en soi, c'est l'eau pure que nous verse la fortune et il n'a d'ordinaire par lui-même ni saveur, ni couleur, ni parfum. Il devient beau ou triste, doux ou amer, mortel ou vivifiant, selon la qualité de l'âme qui le recueille ».
>
> M. Maeterlinck.

PAR

Le Docteur Pierre CREUZÉ

PARIS
VIGOT FRÈRES, ÉDITEURS
23, rue de l'École-de-Médecine, 23

1917

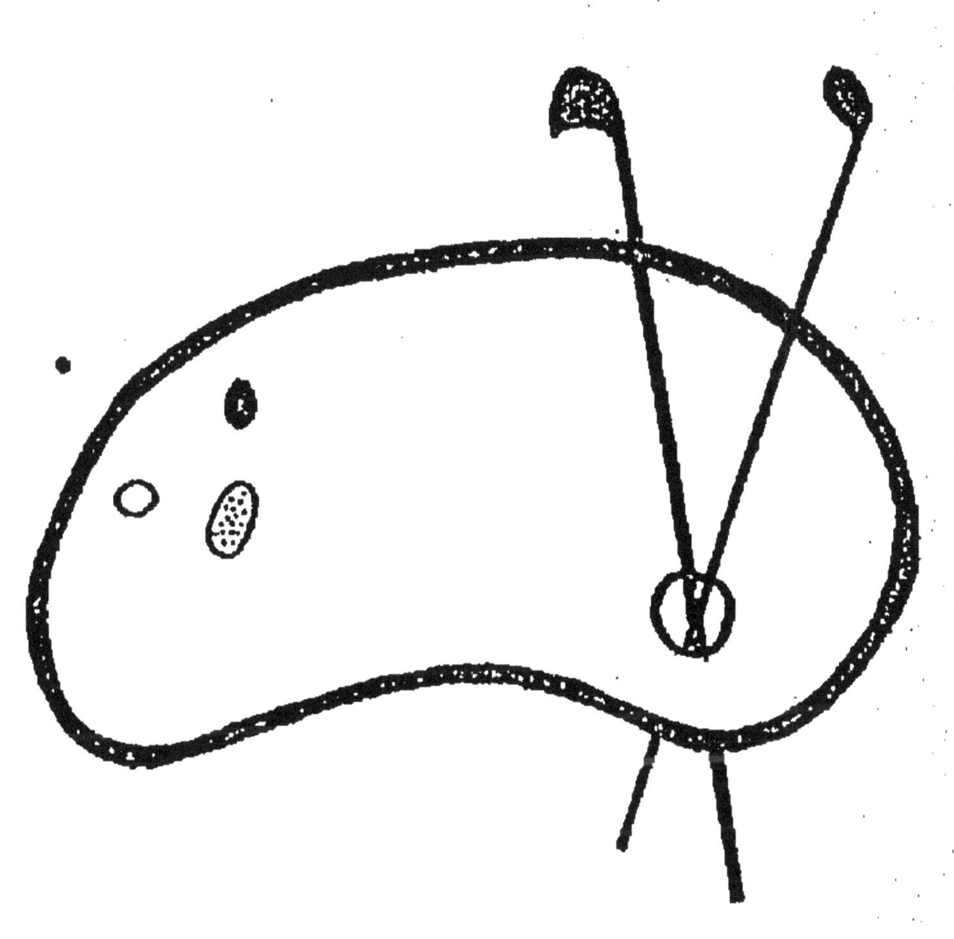

FIN D'UNE SERIE DE DOCUMENTS
EN COULEUR

Les Misères des Neurasthéniques

Comment on peut les améliorer

Les Misères
des
Neurasthéniques

Comment on peut les améliorer

> « L'événement en soi, c'est l'eau pure que nous verse la fortune et il n'a d'ordinaire par lui-même ni saveur, ni couleur, ni parfum. Il devient beau ou triste, doux ou amer, mortel ou vivifiant, selon la qualité de l'âme qui le recueille ».
>
> M. Maeterlink.

PAR

Le Docteur Pierre CREUZÉ

PARIS
VIGOT FRÈRES, ÉDITEURS
23, rue de l'École-de-Médecine, 23

1917

AU DOCTEUR H. DELAUNAY

Directeur de l'École de Médecine et de Pharmacie de Poitiers

En témoignage d'excellent souvenir.

P. C.

Je suis heureux d'adresser au début de ce volume, mes remerciements à MM. LE BON, JANET, PAGNIEZ, LAUMONNIER, GAUTRELET, GAUBE DU GERS, le R. P. FR. V. RAYMOND, F. PLESSIS ET DE POMMAIROLS *qui m'ont autorisé à reproduire certains passages de leurs ouvrages ou de leurs articles, pour la façon fort courtoise avec laquelle cette autorisation me fut accordée. Je dois en outre faire mention spéciale de* MM. DESCHAMPS, HARTENBERG, SOLLIER, DE FLEURY, DROMARD, GARBAN, FOURCADE *et* COUCHOUD, *dont les théories, surtout celles des trois premiers, se rapprochent par certains côtés des miennes, pour les citations que j'en ai souvent fait au cours de ce petit ouvrage.*

J'ajoute à ces noms ceux de : MM. ALCAN, BEAUCHESNE, FASQUELLE, LEMERRE, VIGOT, MESSEIN, FONTEMOING, PLON-NOURRIT, CALMANN-LÉVY, PERRIN, *grâce auxquels j'ai pu reproduire quelques textes dont ils sont les éditeurs.*

P. C.

LES MISÈRES DES NEURASTHÉNIQUES

COMMENT ON PEUT LES AMÉLIORER

INTRODUCTION

Parmi les nombreuses hypothèses émises sur la neurasthénie, dont il existe un résumé bref et complet dans les Maladies de l'énergie[1] aux pages 241, 42, 43, 44, 45, il en est trois qui me paraissent particulièrement séduisantes : ce sont celles de MM. de Fleury, Hartenberg et Deschamps. La théorie de ce dernier est la plus complètement exposée. L'on en trouvera le détail dans l'ouvrage précédemment cité au chapitre préliminaire, page 11 ; chapitre Ier, page 43 ; chapitre VIII, page 241.

Je me range complètement à la façon de voir de cet auteur et comme lui suis persuadé que les asthénies primitives (Deschamps, Tastevin[2], Couchoud) ou secondaires, sont dues, soit à un trouble du métabo-

1. *Les Maladies de l'énergie*, par A. Deschamps. F. Alcan, éditeur.
2. *Les Asthénies post-douloureuses*. Tastevin.

lisme soit aux poisons asthénisants, infections aigues, auto-intoxications, maladies organiques lésant le système nerveux, hémorragies enfin et surtout à la fatigue ou la douleur (d'après Couchoud, page 112, l'Asthénie primitive F. Alcan, éditeur)[1]. Mais à côté d'elles il en est qui ont pour origine un système nerveux déficient. C'est à celles qui relèvent de cette pathogénie que je voudrais voir réserver le terme de neurasthénie. Si j'en crois la phrase suivante de Deschamps (page 45)[2] : « une asthénie peut avoir pour origine un trouble des énergies excitantes et, par conséquent des centres nerveux », sa pensée est la mienne, d'autant qu'il ajoute : « elle est vraiment une neurasthénie ».

Ce qui m'incline à penser en effet que les modifications anormales des réactions physico-chimiques de nos tissus n'expliquent pas tous les symptômes psychiques de celle-là, c'est cette conclusion d'un homme M. A. Gautier dont la compétence en cette matière est indéniable, (*Revue scientifique*, 27 avril et 4 mars 1912). « Je conclus donc, disait-il, que s'il est incontestable que nos organes sont matériels et mettent en jeu l'énergie matérielle proprement dite, suivant ses lois ordinaires, les phénomènes de conscience, de pensée, de volonté, qui constituent la vie supérieure, sont des états, et non des actes matériels, qui ne répondent à aucune activité, ni dépense de l'énergie, et ne sont pas de même nature qu'elle. »

1. *L'Asthénie primitive*. P. L. Couchoud, F. Alcan, éditeur.

2. MM. Déjerine et Gaukler ont fait paraître en juin 1914 un article sur les asthénies secondaires.

Dans ces conditions il ne nous reste qu'à incriminer le fonctionnement de l'axe cérébro-spinal ou des modifications structurales. « Les névroses, disait le Professeur Raymond (Névroses et Psycho-névroses, *Encéphale*, 25 janvier 1907), sont des maladies sans lésions *connues*, ce qui ne veut pas dire *sans lésions*. Personne, je crois, à l'heure présente, ne songe à admettre la possibilité de troubles morbides complètement indépendants de toute modification organique[1]. »

Tout d'abord avant de pousser plus avant l'étude de la pathogénie, qu'il me soit permis de donner une définition.

J'appelle neurasthénique tout sujet qui présente par suite d'un système nerveux déficient soit congénitalement soit héréditairement tout ou partie des symptômes physiques et psychiques décrits dans le présent volume, lesquels, liés à la constitution de l'individu, ne disparaissent jamais complètement.

Les causes les plus diverses sont capables de faire apparaître ces symptômes en demandant au système cérébro-spinal insuffisant un surcroît de travail dont celui-ci ne peut payer les frais. C'est ainsi qu'agiront le surmenage, les intoxications [2] et infections, les troubles de la nutrition, ceux de la secrétion. Sans doute ceux-ci à eux seuls peuvent produire un syndrome neurasthénique, mais transitoire, chez un individu quelconque; ils seront plus intenses et deviendront perma-

1. De l'auto-suggestion dans ses rapports avec les psychonévroses dépressives. R. Cornelius. *Journal de Psychologie*, t. X, n° 3, page 198-219.

2. *Etudes sur les psychoses du choléra*. MM. Obrégia et Petulesco, Société de Psychiâtrie, 19 mars 1914.

nents chez mon insuffisant. Les émotions, a-t-on dit sont capables de déterminer à elles seules l'ensemble des signes observés ; je ne le crois pas elles agissent au même titre que les autres causes énumérées. La pathogénie émotive telle que la présentent M. le Professeur Déjerine et ses élèves me semble davantage conditionnée par le défaut de résistance du système nerveux que par l'émotion elle-même, car l'on voit de grands émotifs qui ne deviennent jamais neurasthéniques.

Sans vouloir émettre d'hypothèse sur la lésion primaire ou le trouble qui doit être à la base de cet état névropathique [1], voici comment je m'en représente le mécanisme :

Le candidat à la neurasthénie présente comme substratum organique la constitution émotive décrite par Dupré (on trouvera plus loin les signes par lesquels elle se revèle). Or celle-ci est liée elle-même à une insuffisance ou plus exactement à une faiblesse cérébrale soit héréditaire (neurasthénie), soit acquise (syndrome neurasthénique). Dans le premier cas les causes indiquées plus haut ne font qu'exagérer une morbidité qui existait déjà mais ne s'était manifestée que par de légers troubles ; elles rendent palpables l'insuffisance, dans le second cas elle la crée de toute pièce. L'une est chronique avec ou sans rémission, l'autre est transitoire et guérissable.

1. M. Hartenberg soutient une théorie qui me paraît se rapprocher de celle de Deschamps. Pour lui la neurasthénie est une maladie de la dépression nerveuse (*Psychologie du neurasthénique*. F. Alcan, Editeur, page 9 et suivantes). « L'état mental n'est que le reflet de l'état physique senti par en dedans » ; ce dernier est conditionné par une activité amoindrie de la cellule liée « à des altérations et des dommages très variables ».

Et alors, si partant de cette hypothèse nous examinons les symptômes, nous nous apercevons que ceux d'origine physique dérivent de la constitution émotive [1] (excitation ou dépression de tous les appareils). Les symptômes psychiques présentent également les mêmes alternatives d'oscillation, car le doute qui est à leur base et les conditionnent tous à pour « phénomène central, nécessaire et suffisant », ce que j'ai appelé le rabâchage intellectuel ou en d'autres termes, l'oscillation conditionnée elle-même par « l'incapacité de l'effort soutenu et de l'émotivité (Sollier).

Si donc la constitution émotive et l'incapacité de l'effort sont à l'origine même de la neurasthénie, n'est-ce pas parce que les centres supérieurs ont abandonné leur rôle de régulateur. Ne se passe-t-il pas là un phénomène analogue à celui que produirait une section entre ces centres et le polygone de Grasset. Par sa constitution, le cerveau ne présente pas ces relations de maître à serviteur qui existent normalement entre ses différents centres, soit par suite d'un trouble de fonctionnement [2], soit par suite d'une modification morphologique des cellules des différents étages de l'encéphale et de la moelle.

Comme tant d'autres j'y suis allé de ma petite théorie;

1. M. Deny oppose les cyclothymiques, les neurasthéniques constitutionnels aux neurasthéniques vrais, cœnestopathes. Les premiers sont des déséquilibrés de la sensibilité morale, les autres de la sensibilité physique.

2. C'est l'épuisement ou l'intoxication du cerveau qui occasionne le mauvais fonctionnement des organes pour M. de Fleury, et c'est cet état de baisse fonctionnelle qui, perçu par la conscience, entraîne la mentalité du neurasthénique.

et c'est une hypothèse que, très humble, je ne prétends ni complète, ni brillante ; ma seule excuse c'est qu'elle suggérera peut-être à un lecteur une explication définitive et par suite une thérapeutique appropriée, laquelle permettra un jour de rayer la neurasthénie du cadre des duretés humaines.

PREMIÈRE PARTIE

CHAPITRE I

DÉFINITION DE LA NEURASTHÉNIE

Dans tous les milieux de la société il est de règle de tourner en dérision le neurasthénique. Pour les uns, c'est un cerveau faible et misanthropique ; pour les autres, une suite ininterrompue de débauches a pu, seule, conduire son auteur à cette faiblesse physique et morale ; enfin le dernier tiers traite de malade imaginaire l'impudent dont l'aspect de bonne santé est le meilleur des démentis à ses récriminations.

Eh bien ! Raisonner ainsi est une sottise et une cruauté. N'en déplaise aux railleurs le neurasthénique est un vrai malade, il souffre [1] et ses douleurs ne sont pas produits de son esprit.

Si le monde n'était composé que de gaillards robustes et bien portants, le progrès ne saurait probablement se faire

1. « Un vénérable évêque de la Bavière qui avait ressenti pendant quelque temps les cruelles atteintes de ce mal nous disait un jour : Pour comprendre cette souffrance, il faut y avoir passé soi-même. » (R. P. Fr.-V. Raymond. Le Guide des nerveux et des scrupuleux), 1911, Beauchesne et Cie, éditeurs.

jour dans une telle société de Béotiens. C'est parce qu'ils sont nerveux, voire même neurasthéniques, que les savants, les poètes apportent leur quote-part au patrimoine intellectuel de l'humanité. Intelligent, le neurasthénique l'est plus que la moyenne de ses contemporains et participe pour une large part au développement des idées vers un idéal plus grand et plus parfait.

A ces qualités de la pensée, il faut ajouter celles du cœur, sensible et bon, capable de vaincre sa paresse et sa timidité au profit de ceux qu'il aime, loyal et franc, c'est un ami sûr et l'on ne saurait souhaiter un compagnon plus fidèle. Que réclame-t-il? Un peu de bienveillance attentive. Soutenons-le donc dans les passages difficiles de son existence, faisons-lui la vie plus facile, plus acceptable ; et pour ce peu, il nous rendra en affectueuse et active sympathie, bien au-delà de ce que nous lui aurons apporté d'amicale attention.

La neurasthénie doit être évidemment aussi vieille que le monde. Sous le nom d'αταραξια, elle tourmentait, j'imagine, l'âme des philosophes grecs qui, à Athènes, allaient écrire sous forme de graffiti, sur les murs du Céramique, les doléances et les plaintes des amours platoniciennes.

Pendant toute la période médiévale [1], Trouvères et Troubadours mettaient, grâce à leur nervosisme, un peu de poésie dans la vie active et terre à terre des seigneurs du moyen âge. Qui dira la mélancolie poétique des naïfs imagiers de cette époque et le mysticisme réaliste, en même temps que délicat de leurs contemporains, les maîtres ouvriers de nos cathédrales. Après le règne de Louis XIV, tout fait de positif à son début, puis à sa fin d'amertume désabusée, c'est le XVIIIe siècle avec ses encyclopédistes. Brillant parterre de cerveaux puissants mais faux. C'est Rousseau, Voltaire, Diderot, d'Alembert, esprits chagrins et désabusés, qui préparent

1. C'est l'accedia du moyen-âge, la tristia, la mélancolie des théologiens d'alors.

la réalisation de ce règne du déséquilibre parfait qu'est la Terreur [1] au cours de la Révolution [2].

Enfin, au XIXe siècle, la liste serait longue des poètes neurasthéniques depuis le chantre d'Elvire jusqu'à celui de Rolla pour ne citer que les principaux. Dans tous les siècles, sous toutes les latitudes, dans tous les pays s'est rencontrée cette « psychonévrose » qu'il n'est guère possible de définir que par ses effets, dont la nature nous échappe et dont la guérison est exceptionnelle.

Comment peut-on l'envisager? Rappelons-nous d'abord que la santé ne constitue pas un état stable ; nous sommes sujets à des oscillations, soit en plus, soit en moins, se produisant en de certaines limites. Si nous prenons l'un après l'autre les divers organes qui constituent le corps humain, nous verrons en effet, que chacun d'eux n'a pas une activité toujours uniforme [3], elle est variable et la maladie se constitue par un fonctionnement en plus ou en moins de cet organe au del[à] des bornes habituelles, c'est, en somme, l'exagération ou [la] diminution d'un processus physiologique. La fonction dig[es]tive par exemple, peut présenter un hyper-fonctionnement; ce sera, ainsi que l'a dénommé le professeur Robin, de « l'hy-

1. *Les origines de la France contemporaine.* Hippolyte Taine.

2. *La psychologie des foules et la psychologie de la révolution française.* G. Le Bon, E. Flammarion, éditeur.

La névrose révolutionnaire Dr Cabanès et Nass., pages 2, 515, 17, 21, 31, etc. Il est curieux de constater combien nombreux sont les poètes de notre époque qui ont décrit leur ennui, leur dégoût de l'existence.

> ... Toujours le mal qui me torture
> L'ennui — sombre veilleur — dans la mare s'endort ;
>
> *Dans les brandes*, Fasquelle, éditeur.

dit Rollinat ; et tous arrivent à désirer la mort, suprême repos leur semble-t-il. C'est cette idée sur laquelle Leconte de Lisle est revenu plusieurs fois surtout dans son admirable pièce *Dies iræ* qui termine les Poèmes antiques. A. Lemerre, éditeur. Sous la restauration rappelons la tristesse des poètes aux longs cheveux, poitrinaires et amoureux. La Chute des feuilles et Le poète mourant de Millevoye rendent bien la tendance des idées alors à la mode.

3. L'équilibre dynamique c'est la vie tandis que l'équilibre statique en créant un état stable entraîne en même temps la mort.

persthénie » ou, au contraire, un hypo-fonctionnement ou « hyposthénie » d'après la classification du même auteur. Il nous semble logique d'admettre que la neurasthénie doit être le syndrome d'un trouble fonctionnel en plus ou en moins de notre système nerveux.

Celui-ci, en effet, est un appareil d'harmonisation et de régulation des fonctions, les organes lui transmettent les impressions qu'ils ont reçues auxquelles il répond par des impulsions, lesquelles à leur tour mettent en œuvre les réactions.

C'est lui qui relie les unes aux autres l'ensemble des cellules, qui possèdent une indépendance relative vis-à-vis de l'élément voisin, et, forme d'une multitude de vies élémentaires un tout complexe dont l'harmonie des parties constituantes fait l'état de santé, le déséquilibre, la maladie.

Mais là ne s'arrête pas son rôle ; capable d'emmagasiner de l'énergie, il la distribue sous forme de stimulations qui se manifestent sous l'aspect de phénomènes mécaniques, chimiques, lumineux, électriques. Ceux-ci ont lieu par le processus de l'acte réflexe.

En effet à l'origine de tous nos actes vitaux nous trouvons une excitation due à des agents externes. Celle-ci est recueillie par les nerfs centripètes, c'est-à-dire de la sensibilité générale, spéciale et viscérale. Par suite de modifications chimico-physiques inconnues ou à peine connues et qui se produisent dans la substance encéphalo-médullaire, il se libère de l'énergie laquelle a pour résultat des modifications motrices, sensitives, sécrétoires, psychiques qui se produisent soit à l'endroit directement irrité, soit en des régions éloignées et multiples.

Organe de régulation des phénomènes vitaux et de leurs manifestations les plus hautes, la mort du cerveau les supprime et par contre-coup annihile également à échéance plus ou moins brève la vie de toutes les autres parties qui constituent l'organisme.

On conçoit que, dans ces conditions, un trouble fonctionnel du système nerveux aura un retentissement considérable sur les autres organes. Tous peuvent être touchés directement ou indirectement sans préjudice des opérations intellectuelles proprement dites qui peuvent être troublées soit dans leurs matériaux immédiats, les sensations, soit dans les opérations intellectuelles subséquentes, mémoire, comparaison, jugement, association des idées.

Tout organe, avons-nous dit, peut présenter des oscillations en plus ou en moins, en deçà des limites habituelles et constituer alors ce que nous avons appelé par analogie avec les troubles de l'estomac, l'hypersthénie ou l'hyposthénie.

Chez le neurasthénique il y a hyposthénie de l'axe cérébro-spinal. Sans doute l'homme le mieux équilibré présente alternativement des moments de dépression et d'excitation, nous sommes peut-être tous des « circulaires »[1] mais chez le neurasthénique cette dépression physique et morale est constante. Nous considérons donc la neurasthénie soit comme un trouble fonctionnel direct de la cellule nerveuse ou lié à une ou des variations anatomiques se traduisant par un état dépressif permanent, physique, intellectuel et moral, avec tendance aux obsessions et phobies, le tout évoluant chez un prédisposé (émotif).

Est-il possible d'analyser ce trouble fonctionnel de la cellule? Peut-être s'agit-il d'un épuisement par défaut d'apport des matières nutritives nouvelles et, en première ligne, d'oxygène, d'une fatigue de celle-ci ayant pour cause l'accumulation des résidus de désintégration, à la suite de l'épuisement par l'exercice ou toute autre raison des éléments musculaires.

1. « Je me suis même demandé quelquefois, dit M. Ballet, et je vous livre cette téméraire hypothèse pour ce qu'elle vaut, si la circularité n'était pas une loi du fonctionnement de notre système nerveux, si nous n'étions pas tous à quelque degré des circulaires, et si l'état pathologique qui constitue la folie périodique dans sa forme la plus caractéristique, n'était pas seulement le grossissement et l'énorme amplification d'une manière d'être qui nous est à tous habituelle. »

Enfin l'on peut admettre aussi une véritable intoxication de la cellule par des produits nocifs exogènes ou endogènes. Ces trois explications pathogéniques me paraissent éclairer le mécanisme des diverses causes étiologiques. Il y a, en effet, mille façons de faire apparaître les tares neurasthéniques. Tout d'abord il semble abusif d'appeler neurasthénie ces manifestations transitoires que présentent les surmenés (physiques et moraux), les paralytiques généraux au début, les tabétiques, certains intoxiqués ou infectés. Sans doute, les symptômes sont les mêmes ou presque les mêmes, mais un organe, si différencié soit-il, n'a qu'un petit nombre de réactions pour manifester sa souffrance. Un état de fatigue passager de la cellule se manifestera peut-être par des symptômes transitoires analogues aux symptômes neurasthéniques, mais ne s'accompagnera ni de phobies, ni d'obsessions [1], et n'aura pas ce caractère de fixité, de permanence qui, avec la notion d'insuffisance nerveuse, caractérise le vrai neurasthénique.

Le professeur Landouzy dans sa leçon d'ouverture du cours de thérapeutique s'exprime ainsi en parlant de notre époque de névrosés.

... « Cette génération, qui compte tant de jeunes hommes aux ardeurs défaillantes, aux volontés débiles, aux intelligences stériles, aux caractères tristes, inquiets et soupçonneux, tant de jeunes femmes toujours anxieuses, toujours remuantes, aux instabilités fonctionnelles constantes, jamais malades et toujours détraquées ; tant de femmes impatientes, à l'esprit instable, à l'humeur capricieuse, tour à tour charmantes et insupportables ; *aux états d'âme compliqués et hantés de casuistique*, aux rires bruyants, aux larmes faciles, à la parole haute, précipitée, fatigante, intarissable, au langage inconséquent, décousu, hyperbolique; tant de femmes attristées jamais satisfaites, plus amoureuses de réalisme que d'idéal,

1. En tout cas celles-ci seront accidentelles.

qui bientôt n'auront plus d'yeux que pour les impressionnistes, de goût que pour les symbolistes, de passion que pour certaine littérature et certaine musique, qui venues des pays du Nord, secouent leurs nerfs plus qu'elles n'éveillent et ne rassérènent leurs pensées; tant d'hommes névrosés, désœuvrés, tant de femmes ennuyées, incomprises, dévoyées, tant de découragés et de surmenés, comme si ne devenaient pas, dans la lutte pour la vie, vraiment découragés, déséquilibrés et surmenés ceux-là seuls qui sont décourageables, déséquilibrables et surmenables.

C'est reconnaître le rôle primordial joué par l'état antérieur du système nerveux. Cette appréciation doit être rapprochée de cette affirmation appelée à l'étranger « loi de Le Double » : « qu'un organe présentant une variation anatomique est plus sujet que tout autre à être atteint par les processus pathologiques ». Je crois donc pouvoir conclure que c'est dans la défectuosité du système nerveux, dans son insuffisance, qu'il faut chercher l'origine de son mauvais fonctionnement lequel n'en est que la conséquence et constitue l'état neurasthénique tel que je le conçois.

CHAPITRE II

SYMPTOMES PHYSIQUES

TROUBLES DE L'APPAREIL MOTEUR

Asthénie musculaire et hypotonie

Le plus constant des symptômes physiques est l'asthénie musculaire, c'est-à-dire « l'affaiblissement du pouvoir moteur actif » dont le caractère primordial est la sensation de fatigue.

Variable d'intensité, elle peut arriver à un degré tel que le malade ne veut plus quitter son lit ou la chaise longue[1]. Les agents physiques [2] extérieurs: pluie, beau temps, neige, temps couvert ; la conversation, les émotions sont susceptibles de l'augmenter ou la diminuer. Ces dernières surtout ont une influence énorme, quand elles sont dépressibles. L'annonce brusque d'un événement, la nouvelle d'un fait suscepti-

1. Si l'on écoutait ses maux, on resterait couché et on ne se lèverait qu'au jugement dernier (Janvier, 1860, *Journal des Goncourt*). Fasquelle, éditeur.

2. Certains malades sentent mieux l'orage qui s'approche que les appareils de Télégraphie sans fil les plus perfectionnés. Cette sensibilité explique l'influence que produit sur eux le crépuscule, et aussi un soleil ardent. Agent sthénogène très puissant, il devient cause de dépression par son intensité. En effet, une excitation moyenne, dit Féré, est sthénogène, trop forte elle dépasse son but et déprime.

De même la musique en mineur sans abus de cuivre, la conversation familière sans éclat de voix font oublier la fatigue pour un temps. Que nous examinions toutes les excitations tant intérieures, qu'extérieures nous verrons toujours qu'il est à l'égard de ces malades une juste mesure qu'il ne faut jamais dépasser dans leur emploi comme facteur sthénique.

ble de contrarier, tout ce qui est sujet à chagrin (et certes nombreuses sont les occasions) amènent une augmentation de la fatigue. Parfois celle-ci ne se fait pas sentir aussitôt, elle peut être précédée d'une période d'hyperactivité, laquelle se développe sous l'influence d'un sentiment capable de la galvaniser pour quelque temps, jusqu'au jour où le sujet s'arrête découragé. Aussitôt il prend conscience de l'état d'épuisement dans lequel il se trouve et tombe anéanti, fourbu, sans force.

Les signes objectifs de la fatigue musculaire se manifestent dans tous les appareils. D'après Parkes, Worth, Davy, Oddi et Tarulli, Lahy (*Revue scientifique*, 18, 25 février, 4 mars 1905) cités par Deschamps[1] (page 109), « il y a chez l'homme fatigué modifications dans les échanges nutritifs caractérisées par une diminution de l'excrétion azotée au début, puis ensuite par une augmentation ; modifications parallèles des autres échanges, baisse du rapport azoturique... et sans doute altération anatomique des voies d'élimination. »

« D'après Binet et Cortier hypotension artérielle et amollissement du dicrotisme. Appauvrissement du sang et raréfaction des globules rouges (De Fleury). »

M. Dubois prétend que la fatigue est plus apparente que réelle et le professeur Ballet admet « une gangue de fatigue vraie à laquelle s'ajoute un même élément surajouté de proportions considérables sans réalité objective ». Je crois que dans certains cas il existe en effet une sensation purement imaginaire, mais il y a alors contradiction entre les actes et les affirmations du malade. Par ailleurs l'asthénique, sous l'influence d'une émotion violente ou d'une idée liée elle-même à un puissant sentiment, peut accomplir un acte en dehors de ses habitudes, mais conclure de là que la fatigue est subjective, c'est aller trop loin, car l'effort donné dans des circonstances exceptionnelles nécessitera une période de long repos.

1. Les maladies de l'énergie par A. Deschamps, F. Alcan, éditeur, 1909.

A côté de l'asthénie musculaire, l'on rencontre de l'amyotonie ou diminution de la tension musculaire[1]. Paul Londe (*Semaine médicale*, 5 avril 1904) et Deschamps ont été les premiers à dissocier ces deux phénomènes. Ils font remarquer avec raison que « asthénie et atonie ne marchent pas toujours de pair » le parkisonien est asthénique et atonique, le tabétique est atonique, sans être asthénique »[2].

Regardez un neurasthénique : les épaules sont voûtées, la colonne vertébrale est incurvée, la tête inclinée du côté droit ou gauche, il s'en va d'un pas festonné irrégulièrement sinueux. Considérez la face ? Le regard est terne et sans expression, les paupières lourdes recouvrent en partie les globes oculaires, les muscles de la mimique sont sans relief, les saillies et méplats du visage[3] ont disparu, la langue parfois est déviée du côté où la tête penche, la physionomie respire l'ennui, un ennui morne, profond, sans espoir. La démarche est lourde et pénible, les divers mouvements en sont lents, elle donne l'impression que le promeneur va sans

1. « Chez le neurasthénique c'est manifestement la tonicité musculaire qui défaille ; il y supplée, tant bien que mal, en faisant intervenir sa volonté, au prix d'un douloureux effort qu'il faut toujours renouveler. L'homme normal exécute d'une manière automatique, inconsciente, toute réflexe, mille choses que le névropathe est obligé de vouloir énergiquement, en faisant donner son cerveau pour des besognes fort au-dessous de lui dans l'ordinaire de la vie. Or rien n'est épuisant comme de vouloir constamment. » De Fleury. *Les grands symptômes neurasthéniques*, page 14.

2. Deschamps, *loc. cit.*, page 106.

3. « Les yeux sont excavés par insuffisance du muscle de Müller. Ils sont baissés, éteints, hébétés. Le regard est morne et fuit celui de l'observateur. La paupière supérieure est pesante. Les pupilles sont légèrement dilatées par relâchement de l'iris et elles réagissent un peu plus faiblement à la lumière. Le trouble oculaire caractéristique est celui de l'accommodation. Le petit muscle ciliaire qui modifie la courbure du cristallin devient incapable de soutenir une contraction prolongée. Aussi l'œil se fatigue rapidement. Au bout de quelques minutes le malade ne peut plus lire, ni écrire, ni regarder fixement un objet. Si on mesure son acuité visuelle pendant un temps très court il soutient l'effort et la vision paraît normale. L'instant d'après il tente de nouveau vainement de se remettre à la lecture. » *L'Asthénie primitive*, par Paul-Louis Couchoud, F. Alcan, éditeur, 1911.

volonté au gré des événements. Même lenteur dans les membres supérieurs, même manque de précision, même maladresse, le geste est peu étendu et imprécis.

L'extension des doigts sur la main est pénible et ne peut être longtemps soutenue, de même la convergence de ceux-ci demande un effort plus grand que leur divergence.

Le neurasthénique présente souvent une cypho scoliose. La première est particulièrement nette quand le sujet est fatigué. Je pense qu'elle est primitive et que la déviation scoliotique est secondaire et s'observe chez ceux que les nécessités de la vie forcent à rester debout. En effet cette dernière position leur est extrêmement pénible, il leur faut lutter contre la faiblesse des muscles des gouttières vertébrales avec maximum de cette diminution de résistance dans la région lombaire, faiblesse à laquelle participent les muscles extenseurs du cou. Une émotion est capable par elle-même d'exagérer cette cypho scoliose et j'insiste sur ce fait pour y trouver un argument de l'unité de la fatigue physique intellectuelle et morale.

On constate en outre des déplacements de l'omoplate; abaissement, déviation et plus généralement l'aspect des *scapulæ alatæ*. Mais il me semble au lieu d'incriminer l'atonie musculaire, y voir une élongation congénitale des muscles de la ceinture scapulaire.

De même la station à genoux entraîne avec elle et rapidement la fatigue; la position accroupie s'accompagne de bouffées de chaleur, de modifications du rythme cardiaque, de la respiration, de troubles sécrétoires.

Chez les individus gravement atteints, surtout chez les insuffisants épuisés, le soulèvement sur la pointe des pieds étudié par Deschamps, (*Les maladies de l'énergie*, F. Alcan, éditeur, p. 114) est particulièrement difficile, parfois même impossible et dans tous les cas toujours écourté comme temps.

La parole est lente, basse, monotone, à peine compréhensible.

Au palper les muscles sont mous et les doigts qui palpent n'ont plus cette sensation de dureté souple que donne le muscle normal.

L'extension, la flexion dépassent les limites habituelles.

Il faut remarquer que l'hypotonie [1] peut parfois être remplacée par de l'hypertonie. C'est ce que l'on rencontre à la suite d'une violente émotion, au début d'un épuisement par surmenage. Tout ce qui est capable d'entraîner une augmentation transitoire de « l'énergie » peut amener de l'hypertonie, par production de phénomènes comparables à ceux auxquels donne naissance un état irritatif de l'axe cérébro-spinal quelle que soit son origine. Au lieu donc d'avoir le tableau précédent, nous en avons un tout à fait différent. La fatigue ne sera pas ressentie, le sujet sera d'activité fébrile, sa démarche raide et saccadée, sa parole scandée, explosive ; son tonus musculaire augmenté pourra donner naissance à des crampes des membres supérieurs (professionnelles) et inférieurs, à des contractions fibrillaires. Toujours sous pression, son état mental lui-même se ressentira de cette hyperactivité. Peut-être la production incessante d'énergie produit-elle l'irritation des cellules incapables de remplir leur rôle de réservoir et de transformateur.

Pour expliquer l'origine de l'asthénie musculaire et de la fatigue les opinions sont partagées ; les uns sont centralistes (Ballet, Philippe), les autres périphéristes (Morat, Doyon, Ioteko). Cette dernière remarque toutefois que « l'intensité de l'effort nerveux croît toutes les fois que les conditions mécaniques du travail dans les muscles deviennent plus difficiles ». Nous aurons d'ailleurs à revenir sur cette question en traitant de la fatigue envisagée au point de vue psychique. Conten-

1. On peut étudier et mesurer le tonus musculaire à l'aide de l'appareil de M. Hartenberg, le myotonomètre décrit page 22 dans *Traitement des neurasthéniques*, F. Alcan, éditeur, 1912 et in *Revue de médecine*, 10 novembre 1911, article du même auteur.

De même M. Ribot (*Psychologie des sentiments*, page 53) donne d'après Munsterberg le moyen de mesurer indirectement la tonicité musculaire.

tons-nous de remarquer que si on étudie soit à l'aide de l'ergographe de Mosso, soit à l'aide du dynanomètre de Ch. Henri[1], la force musculaire d'un neurasthénique on constate souvent que si celle-ci est presque égale à la normale, la hauteur des contractions diminue plus rapidement et la fatigue dure plus longtemps que chez un sujet sain.

Deux facteurs semblent intervenir dans la production rapide de la fatigue du muscle et la longueur anormale du repos nécessaire pour qu'il récupère sa force de contracture. L'un de ces facteurs est purement psychique, l'autre est lié directement à la diminution de l'activité fonctionnelle des cellules nerveuses. Tous les muscles se trouvent à l'état normal en demi-contraction : c'est ce qui constitue le tonus dont l'origine est réflexe, ainsi que l'établit l'expérience de Brondgeest[2]. « Mais contrairement à ce qui se passe chez l'animal où les seules excitations des nerfs centripètes entretiennent le tonus des cellules motrices il s'y ajoute chez l'homme celles qui empruntent les voies descendantes unissant la moelle au mésocéphale viennent de ce dernier.

« Vient-on à sectionner la mœlle transversalement, les muscles du tronc et des extrémités pendent inertes. Il se produit de la paralysie flasque et celle-ci montre quelle grande influence possède le cerveau sur le tonus musculaire. » La moelle en tant que centre réflexe, a perdu de son importance chez l'homme ; et ceci nous explique pourquoi l'asthénie musculaire est produite par une diminution des incitations parties du cerveau par suite d'un trouble fonctionnel ou d'un ralentissement de son activité cellulaire.

L'asthénie entraîne avec elle un abaissement de la température[3]. Le neurasthénique est un refroidi[4].

1. Il consiste en un dynamomètre dont le cadran marque en même temps que la pression, la durée de celle-ci.

2. *Physiologie*, Gley, page 1034. Baillière, éditeur, 1910.

3. Hayem. *Journal de médecine interne*, 15 mars 1904.

4. « Si on interroge maintenant le malade, il accuse souvent une impression de froid. Il est gelé, tout glacé en lui. Il cherche à se blottir sous les cou-

« Il n'y a plus pour moi, dit Goncourt, de maisons assez chauffées, et en dépit de mes quatre gilets de flanelle, de drap, de tricot, de laine, il me faudrait partout où je vais, même par les temps les plus doux, il me faudrait un paletot d'hiver, une fourrure. » (*Journal*, avril 1893), Fasquelle, éditeur.

Si cette sensation de froid est commune à la plupart des neurasthéniques c'est que la plus grande partie de la chaleur animale a sa source dans le tissu musculaire, or, l'activité des muscles dépend du système nerveux; par section de la moelle qui entraîne l'hypotonicité musculaire, la production de chaleur est diminuée. Chez l'homme, l'origine des incitations toniques siège, nous l'avons vu, dans les centres cérébraux; ceux-ci étant appauvris, il en est de même du tonus, les mouvements sont moins précipités, moins étendus, et comme conséquence, la chaleur produite sera également moindre en quantité [1].

Il y a lieu également de faire intervenir les modifications produites par ce même système nerveux sur l'activité plus ou moins grande des échanges, lesquels retentissent sur la température pour l'augmenter ou la diminuer. De même en agissant sur les centres de la thermogénèse, les agents toxiques et infectieux, et, parmi ceux-ci, ceux dont l'influence se fait sentir sur l'appareil gastro-intestinal peuvent entraîner de l'hypo ou de l'hyperthermie. Enfin les troubles vasculaires, la fatigue musculaire peuvent être des causes de l'élévation de la température alors que normalement notre neurasthénique est un refroidi, ne l'oublions pas.

vertures. Si on le découvre, il tremble parfois et claque des dents ». *L'Asthénie primitive*, Couchoud, p. 49, F. Alcan, éditeur, 1911.

1. Il y a abaissement d'un demi à un degré, les oscillations sont plus étendues, le maximum est le matin contrairement à la règle. Enfin cette hypothermie est interrompue par des accès légèrement fébriles de 1 à 2 degrés et demi liés à une origine psychique et asthénogène, excès alimentaire, fatigue physique ou intellectuelle plus rarement morale.

Il faut considérer que la chaleur est une forme dégradée de l'énergie et que là où celles-ci vient à diminuer, elle s'abaisse parallèlement.

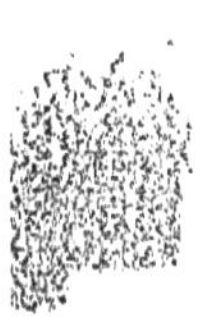

Il y a à remarquer que certains d'entre eux qui ont une température inférieure à la moyenne, devraient aimer les mois les plus chauds. Il n'en est rien, ceux-ci entraînent avec eux une augmentation des accidents en même temps qu'une accélération du rythme cardiaque. Ce qu'aime le neurasthénique, c'est la chaleur artificielle.

Enfin fait capital, conséquence de sa constitution, celui-ci est incapable de s'entraîner c'est-à-dire de dépasser pour un certain état de force un effort correspondant.

« L'aptitude du neurasthénique à l'entraînement dit M. F. Lagrange est beaucoup plus limitée que celle des autres sujets, même quand les muscles sont bien développés et que la taille et l'ampleur des formes semblent annoncer des aptitudes musculaires au-dessus de la moyenne...

« Beaucoup de neurasthéniques ont la faculté de dépenser en un temps très court toute l'énergie de réserve de leurs centres nerveux et l'instant d'après ils deviennent sans force. »

« Je suis, écrivait un malade, incapable d'une action soutenue, si je travaille manuellement pendant un quart d'heure, ce n'est qu'au prix d'une heure ou deux de repos que je puis continuer ce travail. Je ne puis soulever le plus léger fardeau ni me tenir debout pendant un certain temps sans être obligé de me reposer assis ou couché ».

C'est ce que bien des gens ne veulent pas comprendre. Marchez, dit-on au malade et celui-ci, au début, tente l'effort demandé. Puis il recommence le lendemain, mais est plus rapidement fatigué et continue ainsi jusqu'à ce qu'il présente des symptômes aigus d'épuisement, et les gens sages de n'y rien comprendre en ajoutant, graves, que le malade est un malade imaginaire. Ce qui est absurde.

En effet le neurasthénique possède un organisme dont les fonctions ne sont pas en rapport avec la tâche à accomplir, il se fatigue plus vite et par ailleurs la récupération des forces nécessaires pour exécuter un nouvel effort se fait plus lentement que chez un sujet normal [1].

« En outre il possède un certain capital de forces qu'il ne peut pas dépasser et que, ni l'entraînement ni la volonté ne peuvent modifier. Peu à peu, par améliorations de son organisme ce capital s'augmente, puis il devient fixe à ce nouveau point, il faut alors de nouvelles améliorations pour arriver à un capital plus élevé » (d'après Deschamps, *loc. cit.*, p. 100 [2].)

« A chaque degré de force correspond une quantité d'énergie donnée que le sujet peut dépenser d'un coup (vous voyez bien disent les gens que vous pouvez faire comme tout le monde) ou, s'il est prudent, peu à peu. La dépense faite il lui faut attendre le temps nécessaire pour réemmagasiner de l'énergie. « Il n'y a pas de réserve ; il vit sur son capital, et sous peine de crise aiguë il lui faut un temps fixe pour accumuler de nouvelles forces. Chez lui le repos ne fait pas disparaître la fatigue en un temps normal, et par suite, les fatigues accumulées et non réparées amènent l'épuisement » [3].

C'est pourquoi lorsque vous savez qu'un effort est au-dessus de vos forces, il faut refuser de le tenter ; faites-en plusieurs fois l'essai [4] loyalement, mais si vous vous rendez compte qu'il vous est impossible de marcher plus d'un temps donné, ne le dépassez pas, malgré ce que peut en dire

1. D'après Deschamps qui a désigné sous le nom d'aphorie l'impossibilité de l'entraînement page 96). Voir aussi Legrand (de Pau). Psychothérapie et cure d'altitude, *Paris médical*, 22 novembre 1913 et la réponse de Deschamps. Asthénie et entraînement, *Paris médical*, 10 janvier 1914, enfin l'hygiène musculaire des neurasthéniques, par F. Lagrange, in *Revue des maladies de la nutrition*.

2. J'ajoute que « cette aphorie » n'est pas purement physique mais encore intellectuelle. C'est elle qui explique je pense la paresse de l'écolier asthénique (*Les anomalies mentales chez les écoliers*, Paul Boncour et J. Philippe, F. Alcan, éditeur) de même que la fatigue qu'amènent les conversations trop longues, les distractions mondaines ou autres, les voyages.

3. D'après Deschamps, *loc. cit.*, p. 98 et suivantes.

4. Deschamps fait remarquer que ce qui est vrai pour l'asthénie primitive, ne l'est pas pour les asthénies secondaires où l'entraînement est nécessaire

votre entourage, limitez vos efforts à vos moyens et laissez causer les gens [1].

Troubles trophiques

Le neurasthénique bien souvent n'est pas maigre et son aspect d'homme gras et bien portant lui est, aux yeux de certains, un argument contre ses plaintes et ses gémissements. Cependant l'on constate parfois sous une lipomatose superficielle une atrophie des masses musculaires ayant sans doute pour origine une lésion, une insuffisance fonctionnelle des cellules corticales ou bulbo-médullaires. Les os sont le siège de douleurs d'intensité et de formes variables, et la pression au niveau des articulations est parfois pénible.

Il est probable que sous certaines conditions qui restent à déterminer, il peut se produire des modifications générales ou locales dans la texture même des os, de localisations variables avec les insuffisances plus ou moins étendues du système nerveux.

Réflexes

Purement médullaire chez l'animal inférieur, à mesure que l'on s'élève dans la série, les centres supérieurs jouent un rôle de plus en plus prépondérant dans la fonction réflexe et Crocq au XIe Congrès des aliénistes et neurologistes de France et des pays de langue française a pu soutenir qu'aucune manifestation réflexe ne pouvait se produire chez l'homme sans le concours de la corticalité. D'où une première théorie qui conclut à la disparition complète des réflexes tendineux et

1. Il semble que l'énergie se trouve sous une forme d'une instabilité particulière qu'une cause légère suffit à libérer. Ceci est à rapprocher des corps qui sont aux dires de G. Le Bon tous radio-actifs, mais qui après une courte émission doivent se reposer pour libérer de nouveau de l'énergie.

cutanés (sauf le plantaire et ceux qui constituent les réflexes de défense) s'il y a section de la moelle (loi de Bastian) ou au contraire une seconde théorie qui veut que ces mêmes réflexes dans les mêmes conditions soient exagérées si l'arc réflexe élémentaire est indemne (Charcot, Vulpian, Brissaud).

Il est une explication intermédiaire due à MM. Raymond et Cestan (Quelques remarques sur la paraplégie spasmodique permanente par tumeur médullaire. *Revue neurologique*, 1902, p. 174-182), qui admettent la persistance des réflexes si la section de la moelle s'opère lentement.

Pour Charcot l'état des réflexes est fonction du tonus; Luciani au contraire admet une dissociation de ces deux phénomènes.

Ce que l'on constate le plus souvent c'est une exagération des réflexes tendineux[1] avec diminution de la période latente d'excitation et augmentation de l'amplitude du réflexe par rapport à l'excitation. Les réflexes sensoriels (cornéens, pupillaire, surtout auditifs) et secrétoires (sudoraux) présentent également les mêmes phénomènes d'irritabilité.

D'autre part les réflexes cutanés crémastérien, bulbo-caverneux sont diminués ou abolis dans la plupart des cas.

Au cours des crises les réflexes tendineux peuvent être très amoindris ou même supprimés.

Cette exagération des réflexes tendineux s'explique par l'indépendance relative de la moelle réalisée par l'insuffisance du cerveau, tandis que la diminution des réflexes sensoriels peut s'expliquer par une anomalie de fonctionnement ou de texture des cellules cérébrales. Ceci bien entendu n'est qu'une hypothèse.

Tremblements

Severino dans la *Reforma medicale*, an XXI, n° 19 et 20 mai 1905, signale l'existence d'un tremblement des doigts à peu

1. Ils peuvent être étudiés à l'aide du réflexomètre de Toulouse et Piéron.

près constant (78 %). J'ai eu l'occasion de le constater maintes fois. Le membre entier est animé de mouvements particulièrement sensibles au niveau de la main, celle-ci tremble en masse, tandis que chaque doigt tremble violemment pour son propre compte avec parfois des contractions fibrillaires, de petits mouvements de flexion de l'un ou l'autre d'entre eux.

Ce tremblement varie avec l'heure de la journée, la température, la fatigue, les préoccupations du sujet, sa hâte et son impatience à exécuter quelque chose et enfin et surtout la présence ou l'absence de quelqu'un et d'autant, qu'il a plus le désir de réussir devant ce ou ces témoins. Parfois le tremblement disparaît complètement, bref il est lié à l'état psychique et c'est par action secondaire que les agents physiques influent sur son apparition ou sa disparition.

Atonie gastro-intestinale

Dans la neurasthénie, l'appareil digestif est presque toujours touché, la dyspepsie la précède parfois et souvent l'accompagne. Celle-ci peut revêtir deux formes : l'une légère répond à la dyspepsie hyposthénique, l'embonpoint est conservé et les apparences extérieures de la santé ; l'appétit irrégulier, capricieux est plus rarement diminué ; dès la fin du repas, une demi-heure, une heure au plus après, la sensation de bien-être est remplacée par de la pesanteur au creux épigastrique, des malaises, tension, ballonnement, plus rarement brûlure. Le tout s'accompagne d'une fatigue générale, d'une inaptitude à tout travail physique et intellectuel, et d'une tendance presque invincible au sommeil. Congestion intense de la face, injection des vaisseaux de la conjonctive, éructations inodores avec quelquefois renvois liquides ou pyrosis.

En outre il s'ajoute un certain degré d'oppression, de palpitation et de vertige. J'insiste particulièrement sur ce dernier symptôme. A l'état d'euphorie qui accompagne la fin du repas s'ajoute un ensemble de sensations obscures (parmi lesquelles le vertige) absolument analogues à celles que produirait une ivresse légère, et qui ne font presque jamais défaut.

L'examen physique pendant la période digestive indique une distension gastrique assez accentuée pour forcer le malade à desserrer ses vêtements. L'estomac descend plus ou moins au niveau de l'ombilic, parfois au-dessous. » Clapotage trois heures après le repas, ce n'est pas une dilatation, c'est une distension, car l'estomac finit par se vider, mais il le fait lo[illegible], sa vacuité ne se produit qu'après plusieurs heures[1].

Dans une autre forme grave de dyspepsie, il y a amaigrissement, l'estomac est très dilaté, l'intestin est sans résistance, la paroi abdominale est molle, le rein souvent mobile, le foie abaissé dans la station debout; il y a presque toujours constipation et entéro-colite concomitantes[2].

La constipation peut être chez de tels sujets la préoccupation dominante. C'est dans cette classe que se recrutent les obsédés de la constipation, et le proverbe « triste comme un constipé » est là pour montrer que la sagesse des nations avait établi depuis longtemps entre les deux termes une relation de cause à effet.

Poursuivis par cette idée, les malades chez lesquels elle germe ne pensent et ne parlent que de cette question. C'est avec un véritable désespoir qu'ils vous narrent, d'une visite

1. *Traité de médecine*, Enriquez, Bergé, Lamy, Laffitte, tome IV. O. Doin, éditeur, 1911.

2. C'est la manifestation de l'atonie musculaire et de la diminution de la sécrétion Elle donne chez le neurasthénique type de la dyspepsie hyposthénique. Mais parfois l'on rencontre le type hypersthénique avec contracture du pylore et hyperacidité qui n'est peut-être qu'une manifestation de cette irritabilité qui coexiste avec l'asthénie fondamentale.

à l'autre, leurs efforts infructueux pour aller à la selle. Sans doute, ils y sont allés, mais la quantité d'excreta est si petite qu'autant vaudrait ne pas en parler. Certains vont plus loin et prennent des notes sur ce sujet qui leur paraît d'importance capitale et d'une rareté absolue.

Hélas! ils restent rebelles aux régimes les mieux appropriés, aux traitements les meilleurs. Il semble bien que, sous l'influence de leur idée fixe, il se produise au-dessus de l'ampoule rectale un véritable spasme. « Le sphincter se contracte normalement, la sangle abdominale fait son office, racontait un malheureux constipé, le bol fécal est pressenti par la muqueuse anale, mais reste lointain comme résultat. »

TROUBLES DE L'APPAREIL SENSITIF ET DE L'ÉQUILIBRE

Céphalée

La céphalée est presque toujours constituée par une sensation de tension occupant la périphérie du cerveau, augmentée, semble-t-il, par chaque systole cardiaque, sensation à laquelle s'ajoute celle de compression. Le patient a conscience, sous une forme douloureuse, des battements des artères, qui s'accompagne d'un sentiment de vide cérébral. Cette céphalée existe souvent au matin, dès le réveil, j'ai cru constater qu'il en est ainsi après un sommeil insuffisant ou insuffisamment réparateur. Dans ce cas, la sensation de vide existe seule [1].

Au contraire celle de tension et de vide concomitant apparaît après une impression, une contrainte, une appréhen-

1. Un malade comparait sa tête à un grelot. Un autre sentait des craquements, des froissements des pariétaux et du frontal, pour un troisième, son cerveau lui semblait remplacé par un liquide visqueux animé d'un mouvement de flux et reflux constant.

sion ou des causes d'ordre physique[1], repas copieux, chaleur excessive, effort musculaire ou intellectuel.

La localisation de la céphalée est classique, elle occupe l'occiput, le front et les pariétaux, c'est la céphalée en casque des auteurs. Parfois elle se localise à l'occiput à la région frontale, au niveau des tempes, ou bien est plus intense en l'une de ces régions.

Elle peut n'occuper qu'une partie du crâne, une moitié latérale ou une partie très limitée. Variable d'intensité; la douleur peut être légère ou violente et présenter tous les états intermédiaires. Légère elle est plutôt une gêne qu'une souffrance véritable et se manifeste comme telle sans influer sur les processus intellectuels. Diminuée parfois par les repas (qui comme nous l'avons dit peuvent aussi l'augmenter), les bruits forts ou faibles, surtout les premiers par leur intensité et le seconds par leur répétition, sont capables de l'aviver.

En passant par tous les degrés intermédiaires elle peut acquérir une violence extrême. Les malades les comparent volontiers à une sensation de chaleur, de tension, de fourmillements, d'élancements, de déchirement, de pulsation. Pour les uns la tête semble prête d'éclater ; ils ont la sensation d'un poids. La tête pour d'autres est vide et légère. Parfois le cuir chevelu, les cheveux mêmes ne peuvent être touchés sans augmenter la souffrance.

Entre la forme légère et la forme aiguë l'on rencontre chez les neurasthéniques tous les états intermédiaires. Elle atteint sa plus grande intensité dans les formes graves de dépression ou chez ces malades nervoso-sanguins au teint coloré, à la constitution robuste, aux réactions violentes. Compatible avec une certaine activité intellectuelle dans ses premiers degrés ; elle amène sans être très douloureuse dans les cas plus

1. Elle serait alors en partie d'origine digestive et présente dans ces conditions des caractères différents. D'intensité variable elle est d'autant plus prononcée que le malade est plus déprimé.

marqués l'impossibilité absolue de tout travail de l'esprit.

A côté de cette céphalée[1] existent encore chez les neurasthéniques arthritiques, des accès migraineux assez difficiles à différencier, qui se localisent surtout à la région péri-oculaire, ne sont calmés que par le repos au lit et le calme le plus absolu. Ils s'accompagnent de nausées, de mouvements douloureux des yeux, de photophobie et empêchent tout travail intellectuel.

A l'inverse de la céphalée neurasthénique qu'une impression de joie, une distraction, un travail modéré, un peu de nourriture peut faire disparaître, les accès migraineux ne sont influencés par rien, sauf le sommeil.

La céphalée disparaît d'habitude pendant la nuit pour reparaître dans la journée à l'occasion de la moindre impression. Mais chez les très déprimés elle peut être presque constante. Cela se comprend si l'on considère qu'il est impossible de mettre un cerveau tout à fait au repos.

A quoi donc attribuer cette céphalée ? Il est probable que son origine est double comme les sensations produites. D'une part elle paraît liée à la dilatation par atonie des vaisseaux, soit à leur constriction, soit à une augmentation de la pression sanguine, tandis que la sensation de vide serait le fait soit, si la cénesthèse cérébrale existe comme le prétend Sollier, à la prise en conscience d'une dépression nerveuse qui forme le fond de la neurasthénie, soit à ce fait qu'il y aurait anémie des centres et congestion à la périphérie dans la région des méninges.

Pour M. Sicard le mal de tête serait dû à des modifications dans la tension du liquide céphalo-rachidien. Voisin a émis des opinions analogues ; je ferai remarquer que cette théorie n'exclut pas celle que je propose et que la mise en tension du liquide ou la diminution de celui-ci peut être liée à des troubles vasculaires ou vaso-moteurs qui influence-

1. Voir aussi *la description de la céphalée neurasthénique* par Siegmund Auerbach. *Le mal de tête*, traduction Françon. Vigot frères éditeurs.

raient les fibres sensitives des vaisseaux et, par action réflexe sur les centres supérieurs, agiraient sur les centres vaso-moteurs[1].

Rachialgie

Elle peut siéger à des niveaux différents de la colonne vertébrale, mais se localise surtout au niveau des vertèbres dorsales et sacrées. C'est une sensation de gêne, de poids, de compression et non pas une douleur vive ; plutôt lancinante qu'aiguë, la pression des apophyses épineuses de la région douloureuse la réveille, la station debout et surtout couchée l'augmente. Sa ténacité peut en faire pour le malade un supplice véritable qui l'empêche de se livrer à aucun travail.

Elle est analogue à la sensation douloureuse occipitale qui accompagne souvent la céphalée, elle a probablement la même origine ; troubles vasculaires, augmentation de la tension du liquide céphalo-rachidien.

Il est possible aussi qu'elle soit liée à la malformation, à l'insuffisance fonctionnelle ou anatomique du système cérébro-spinal et soit la manifestation objective d'une région insuffisante. Il existe en outre une rachialgie de la région sacrée chez les malades constipés, par compression exercée par la matière fécale accumulée au niveau de l'ampoule, mais dans ce cas la douleur semble plus interne et occuper les plans profonds.

Troubles de la sensibilité

La sensibilité au tact peut être recherchée par le compas à pointe d'ivoire et d'acier de Weber ou à l'aide des appa-

1. Je pense qu'une modification de la circulation périphérique peut provoquer l'apparition de la céphalée. C'est ainsi qu'un chapeau trop étroit comprimant le pourtour de la tête la fait apparaître au bout d'un certain temps.

reils similaires construits depuis quelques années[1]. Le seuil tactile est augmenté, c'est-à-dire qu'il faut un écartement plus considérable des pointes pour la perception de deux points. Par contre la sensibilité à la douleur est plus considérable qu'à l'état normal; l'esthésiomètre à poids ou à pression donne un chiffre moindre[2].

La sensibilité au froid et au chaud se modifie suivant l'état du patient dans le sens du plus ou du moins[3].

Le temps de réaction est amoindri[4] et le réflexe lui-même est hors de proportion avec l'impression qui lui a donné naissance[4]. La loi de Weber semble inversée, alors que l'excitation croît suivant une progression arithmétique, le réflexe suit une progression géométrique.

Troubles sensitivo-sensoriels

Ils sont représentés par les douleurs et les hypéresthésies, et parmi celles-ci, la rachialgie est l'une des plus fréquentes. Lombaire ou sacrée, parfois cervicale ; elle est comparée, par les malades, à une sensation de pesanteur, de brûlure, de tension avec sensibilité extrême des téguments. Souvent cette rachialgie, lorqu'elle occupe la région sacrée, est due à la compression exercée au niveau de l'ampoule rectale par des matières fécales qui s'y trouvent accumulées.

Il peut exister en outre, des points douloureux à localisation variée : région épigastrique, épicardiaque[5], appendiculaire. Les douleurs affectent la forme d'élancements, de fourmillements, de douleurs fulgurantes.

1. Voir Janet. *Revue scientifique*, 1er avril 1905.
2. Esthésiomètre dynamométrique, de Michotte.
Haphi-esthésimètre de Toulouse et Vaschide.
Algesimètre de Cheron et Algo-esthésimètre de Toulouse et Pieron.
3. Thermo-esthésimètre.
4. Il pourrait être recherché avec les dispositifs de Pieron.
5. C'est l'une des plus communes elle accompagne presque toujours l'angoisse.

Enfin l'on rencontre quelquefois une hyperesthésie généralisée au contact, au froid et au chaud ; le moindre frôlement devient insupportable et s'accompagne d'un état de malaise, d'angoisse, s'il est tant soit peu prolongé [1].

Les troubles sensoriels consistent surtout en sensibilité douloureuse auditive et visuelle. L'œil présente de la fatigue à l'accommodation liée peut-être à l'astigmatisme ; l'oreille est le siège de bourdonnements, de bruits anormaux différents ; l'odorat et le goût peuvent être violemment affectés par telles odeurs ou saveurs entraînant avec elles des nausées pouvant aller jusqu'au vomissement.

Il n'existe pas d'anesthésie, ou alors le malade est atteint d'hystérie, et d'autre part, d'expériences diverses, il appert que la sensibilité est tantôt normale, tantôt modifiée en plus ou en moins, toutes les influences extérieures agissant sur les malades. Transis par le froid, ils sont accablés par la chaleur. Les orages les rendent inquiets et désagréables et un changement de température par un temps de sécheresse, est seul capable de calmer leur irritabilité.

Tous les organes des sens peuvent être atteints disons-nous. Du côté de l'œil, on peut noter la photophobie. Sans aller jusque-là, la plupart des neurasthéniques souffrent d'une lumière trop vive. De même l'ouïe est sensible au moindre bruit venant de l'intérieur ou de l'extérieur, parfois les petits bruits seuls (fouet qui claque, porte qui se ferme) affectent désagréablement l'oreille. La plupart des malades ne peuvent supporter une conversation un peu longue surtout si plusieurs personnes y prennent part et si les voix sont à timbre aigu, criard, alors que certaines, harmonieuses, dans les notes basses surtout, leur procurent un véritable plaisir. C'est une

1. Il est ainsi très pénible aux malades d'être frôlés ou en contact avec des étrangers. Voilà pourquoi ils appréhendent la promiscuité des transports en commun, des grands magasins, de la foule et que les plus calmes d'entre eux deviennent dans ces circonstances facilement violents et batailleurs.

notion que nous ne devrons pas oublier dans le choix d'une garde-malade ou des personnes de l'entourage du neurasthénique.

L'hyperacousie, sans provoquer le mal de tête le peut augmenter et contribue à orienter les goûts du malade vers la solitude.

Le goût est sensible à l'excès et assure au malade la réputation d'un gourmet ou d'un gourmand. Les moindres odeurs, qu'elles soient agréables ou non, les parfums les incommodent. En outre il arrive qu'il les interprète mal et qu'elles soient pour lui l'origine de phobies ou d'obsession.

La peau peut être le siège de prurits, d'agacements et donner naissance à des sensations de toutes espèces s'accompagnant de phobies diverses. M. Galippe a consacré, en 1891, un travail à certains de ces malades qui se font arracher successivement toutes les dents saines. Moi-même ai été le témoin de deux faits analogues [1].

Les sensibilités profondes peuvent être perçues et devenir par cela même, douloureuses [2].

Enfin M. Huchard admet (1882) des troubles de la sensibilité périphériques ayant pour siège les masses musculaires ; douleurs vagues, sans siège précis ni point maximum douloureux, elles occupent surtout les plans d'extension des membres, se localisent au-dessus et au-dessous des principales articulations (genou, cou-de-pied, poignet, coude) et occupent une partie limitée du membre ne donnant jamais

1. Il est évident que cette multitude de petits symptômes qui leur sont extrêmement pénibles, n'est pas faite pour leur concilier la sympathie de ceux qui les entourent. Les causes semblent peu en rapport avec les résultats produits ; et cependant ceux-ci n'ont rien d'exagéré car les malheureux qui en sont atteints sont moralement de véritables écorchés.

2. C'est ainsi que les fonctions de la vie organique (circulation et digestion surtout) peuvent être perçues par le malade. D'autre part la théorie de P. Sollier sur les émotions nous explique que les sensations qui nous renseignent sur les positions occupées par notre corps puissent être troublées ; le cerveau centre de la cénesthèse étant fonctionnellement imparfait. (*Le mécanisme des Émotions*, Sollier. F. Alcan, éditeur.

la sensation de constriction, mais plutôt celle que produirait un lien étendu perpendiculairement à l'axe du membre et tenu rigide par ses deux extrémités. Elles ne sont pas augmentées par la pression[1] et parfois siègent en une région toujours localisée de la même manière, mais parallèle à l'axe du membre et occupant alors aussi bien le plan d'extension, de flexion que les plans latéraux.

Comme la sensibilité est l'élément capital de la formation de la conscience, il est facile de se rendre compte combien ses troubles influent sur la mentalité. Ces troubles s'expliquent par l'absence de régulation de la réserve nerveuse ; aussitôt faite, elle est libérée sous l'influence de la moindre impression.

Irritabilité[2]

Dès le début, l'on avait observé dans la neurasthénie cette association contradictoire de la faiblesse et de l'irritabilité ; elle fut même désignée par certains auteurs sous ce nom de « faiblesse irritable ». Il est curieux de constater que celle-ci se rencontre dans tous les organes de l'économie : estomac, intestin, foie, cœur, glandes à sécrétion, peuvent présenter ce même phénomène. « Aucun organe, dit Morat n'échappe à l'influence cérébrale. Sans doute la suppression des régions de l'écorce dont l'excitation correspond aux sécrétions, n'entraîne pas la perte de ces fonctions ; sans doute n'y a-t-il pas là les véritables appareils centraux producteurs d'action sécrétoire. Les sécrétions, sous l'influence de leurs centres propres, continuent d'avoir lieu, mais par ce fait que des centres supérieurs, il ne leur arrive plus d'excitations corticales ou que, au contraire, celles-ci sont augmentées, la cellule différenciée continue à produire en excès

1. Certains auteurs sont d'un avis contraire.

2. Deschamps insiste avec raison sur l'importance de ce signe qu'il propose d'appeler l'anentasie.

ou en moindre quantité et la sécrétion s'en trouve augmentée ou ralentie. »

Il en est de même pour les manifestations psychiques : joie ou tristesse, désespérance ou espoir, tendresse ou haine se succèdent rapidement.

Cette faiblesse irritable est la façon de réagir de toutes les fonctions organiques et psychiques ; « elle est déterminée d'abord par ce fait que le temps entre l'impression et la réaction qui la suit est raccourci »[1] ; de plus, et ceci est le second phénomène, il n'existe plus de rapports exacts entre l'excitation et le réflexe qui en est la conséquence et s'exagère. Que l'excitation soit physique, morale ou médicamenteuse, elle produit une réaction hors de proportion avec son intensité propre.

« Dans le domaine psychique la réponse et l'acte suivent de près l'impression visuelle, auditive ou tactile ; l'attention et la réflexion n'ont pas le temps de se produire par contre le temps de réaction volontaire est augmenté[2] » ; c'est que tantôt la réaction est si rapide que l'attention n'est pas possible, ou bien au contraire sa faiblesse empêche le sujet de fixer son attention c'est-à-dire en somme d'éliminer tous les états de conscience, sauf un seul. « La cellule nerveuse est diminuée dans son fonctionnement, malade, elle est plus irritable »[3], son rôle d'organe régulateur, de réservoir d'énergie disparaît, elle ne saurait plus régulariser, emmagasiner la force vive que lui procurent les diverses sensations. Celles-ci sont toutes amoindries ainsi que le prouve l'examen des divers ordres de sensibilité, sauf la sensibilité douloureuse ; celle-ci (d'action chimique peut-être) étant capable d'influencer fortement la cellule nerveuse ; en tous les cas, par suite de l'état des éléments nerveux, une impression, si faible soit-elle,

1. *Les maladies de l'énergie.* A. Deschamps, page 94.

2. *Idem*, page 95.

3. L'irritabilité de la cellule nerveuse est pour Leven à la base de ce qu'il décrit sous le nom de la névrose, pages 1 et suivantes, 10 et suivantes.

libérera, dans ces conditions, la quantité entière d'énergie disponible, et après une excitation passagère, tout retombera à plat. Donc, une excitation physique ou psychique excitative ou dépressive, sera capable de produire un réflexe excitateur ou inhibiteur sur l'un quelconque de nos organes.

Le sujet ne peut pas dépasser une certaine somme d'énergie emmagasinée et lorsqu'elle dépasse cette mesure toujours la même pour un même état de l'organisme, il réagit, comme nous l'avons vu, à la moindre impression [1]. « Par ailleurs il faut qu'elle s'élimine pour qu'il n'y ait pas excitation, sinon il se déprime ». Donc même résultat, ou l'énergie est libérée et le malade est ensuite déprimé, ou au contraire il se déprime peu à peu après l'excitation.

La faiblesse irritable a encore d'autres causes liées au rétrécissement du champ de la conscience. « Chez le neurasthénique une seule sensation, un seul mouvement suffit à la remplir et à épuiser l'énergie disponible [2]. » Mais il y a lutte entre les divers réflexes pour la possession de la voie réflexe principale et cette lutte dépend de divers facteurs, d'abord sa qualité fonctionnelle, sentiments, émotions, surtout les émotions sexuelles occupent plus facilement le trajet [3]. Or nous le savons les neurasthéniques sont émotifs et sentimentaux et les émotions sexuelles jouent chez eux un grand rôle. [4] »

« Le neurasthénique ne peut donc guère faire qu'une chose à la fois, il est occupé par un seul sentiment, une unique sensation. Mais la voie réflexe se fatigue vite et permet aux autres d'entrer en jeu. D'où la nécessité de la nouveauté qui entraîne l'instabilité psychique par ce fait que le sujet ne

1. Alb. Deschamps, *loc. cit.*

2. *L'automatisme psychologique.* Pierre Janet, cité par Deschamps, *oc. cit.*

3. Deschamps, *loc. cit.*

4. « Deschamps remarque avec raison (page 95), que les émotions sexuelles faites de désirs, d'impulsions, d'images féminines, de luttes contre l'instinct sexuel mêlées d'obsessions, de regrets, de phobies, sont parmi les préoccupations habituelles du neurasthénique. »

peut faire fonctionner qu'un neurone à la fois et ne peut répondre aux autres incitations qui le viennent solliciter [1]. »

Cette irritabilité jointe à cette faiblesse se retrouve partout dans les organes et explique l'effet des émotions asthénogènes ou sthenogènes sur l'organisme.

Une mauvaise nouvelle augmente les battements rythmés du cœur; il bat à se rompre dans la poitrine; le pouls devient considérablement plus rapide, la respiration plus superficielle, s'accélère, la face pâlit, les yeux se voilent, les objets semblent tourner, la face se congestionne ou blêmit, tandis qu'elle se couvre, ainsi que les extrémités refroidies, de sueur, les jambes semblent se dérober, et le pauvre diable reste sidéré, le corps s'affaisse davantage, ses jambes lui refusent tout service, lourdes à traîner, elles lui permettent péniblement de gagner un refuge, s'il est dehors; la nature en joie est une insulte à son chagrin, son âme en deuil le rend pessimiste et misanthrope, mais conscient de son infériorité morale, il s'y drape sans joie, certes, mais aussi sans haine et sans envie, car, ne l'oublions pas, pour qui sait acquérir sa confiance, ce misanthrope étale un trésor de bonté pour autrui et j'ajouterai de bon sens sauf en ce qui le concerne.

Au contraire, s'agit-il d'une impression de joie excitatrice, la céphalée qu'il avait la minute d'avant disparaît, toutes les petites misères qui le tourmentaient s'évanouissent, obsessions, manies, sont reléguées dans le royaume des vieilles lunes. De caractère querelleur, il devient conciliant, tout lui sourit. Pangloss au petit pied, tout est pour le mieux dans le meilleur des mondes; arrière la fatigue et vive la joie. Hélas! feu de paille que tout cela, d'ici quelques heures, ayant

1. Ce qui explique ce besoin perpétuel de changement, de voyage appelé par Hartenberg, « la nostalgie de l'ailleurs » ; à rapprocher de ce que Tardieu. (*L'Ennui*, F. Alcan, éditeur, 1913) décrit page 232 sous le nom d'ennui des lieux.

dépensé l'énergie disponible[1], il retombera plus bas qu'il n'était auparavant.

Démarche ébrieuse et vertiges[2]

Il est hors de doute que le neurasthénique présente des troubles de la marche et de l'équilibration. Delmas[3] cite le cas d'un étudiant en médecine qui dans la rue titubait comme un homme ivre. J'ai eu, pour ma part, l'occasion de l'observer un certain nombre de fois; dans certains cas le malade est entraîné toujours d'un seul côté comme dans les lésions des pédoncules cérébelleux. Cette oscillation se fait généralement du même côté, le droit, et la titubation se produit surtout après les repas, à la suite d'un effort, par les temps chauds. Doit-on lui attribuer une origine cérébelleuse, ou au contraire, n'y voir qu'une modification de la circulation sanguine cérébrale? Lorsque ces symptômes se produisent, il y a un afflux de sang ou anémie au niveau des centres cérébraux, de plus les circonstances dans lesquelles se produisent ces troubles paraissent démontrer, là encore, soit une tension du système vasculaire ou bien au contraire sa vasodilatation[4].

1. Parce que l'on est sorti dans la joie, souvent on revient dans la tristesse; et la veille joyeuse du soir attriste le matin (*Imit.*, livre I, chapitre XX). A rapprocher de cette strophe de la pièce intitulée *Recueillement*, où Baudelaire sous une autre forme, exprime une idée analogue.

> Pendant que des mortels la multitude vile,
> Sous le fouet du plaisir, ce bourreau sans merci,
> Va cueillir des remords dans la fête servile,
> Ma douleur, donne-moi la main; viens par ici.

Œuvres complètes de Ch. Beaudelaire. Calmann Lévy, éditeurs.

2. Syndrome cérébelleux et bulbaires. *Revue de neurologie*, 16 janvier 1905.

3. *La neurasthénie syndrome cérébelleux*, par Delmas. Thèse de Lyon.

4. Si l'on admet l'origine cérébelleuse il est, me semble-t-il, difficile de démontrer pourquoi ce symptôme ne se produit pas continuellement et est influencé par des circonstances d'ordre émotionnel. L'affaiblissement ou la suppression brusque et transitoire du pouvoir d'action des centres supé-

Le vertige chez le neurasthénique ne revêt pas l'aspect qu'il présente ordinairement. L'on désigne ainsi une sensation dans laquelle les objets environnants se déplacent, et d'après Grasset, il serait conditionné par une faiblesse des centres automatiques de l'équilibration. Or chez le neurasthénique, il s'agit plutôt d'un étourdissement. Rien ne tourne autour de lui, mais il éprouve la sensation d'un homme brutalement éveillé qui brusquement serait placé dans un milieu plein de bruits et de lumière. Il semble donc être surtout labyrinthique et visuel et a dans ce cas une origine périphérique, mais les troubles dyspeptiques (digestion, lever brusque à jeun au milieu de la nuit l'estomac étant en état de déplétion), sont également capables de produire le même résultat. Dans ce cas encore il peut avoir une origine labyrinthique. En examinant ces conditions d'apparition, l'on peut constater que les troubles doivent remonter plus haut et qu'il s'agit là encore d'une aperception par les centres supérieurs d'une impression vraie, laquelle n'est pas suivie du réflexe naturel. Finalement le vertige n'est pas sensoriel, mais psychique, ce qui explique son apparition dans les cas d'agoraphobie et sous l'influence d'émotions brusques asthénogènes.

Astasie. Abasie

Chez les neurasthéniques ayant longtemps vécu au lit peut se produire l'impossibilité de la station debout ou de la marche. Elle s'explique par les vertiges d'origine périphérique et par l'asthénie musculaire, celle-ci en étant surtout le facteur principal.

Elle peut s'accompagner d'incoordination motrice, soit par

rieurs sur les vaso-moteurs me semble bien expliquer la production de cette démarche ébrieuse. C'est un trouble de la circulation du bulbe et du cervelet par suppression de la régulation cérébrale.

ce fait que l'asthénie entraîne du tremblement[1] ou que le malade a désappris de marcher. Car la marche devenue chez l'individu normal un mouvement automatique redevient consciente. Rappelons-nous les premiers pas des enfants, leurs gestes désordonnés hors de proportions avec l'acte à exécuter.

Il est donc nécessaire dans de tels cas que sous le contrôle de la vue, le neurasthénique se rééduque.

Epilepsie

M. Jean Lépine dans la *Revue de Médecine* de 1911 (volume jubilaire de R. Lépine, les crises, p. 437, et les raptus même revue, novembre 1911, p. 813), a décrit sous le nom d'épilepsie psychasténique des phénomènes se rapprochant beaucoup de l'épilepsie commune et comme elle comportant de grands et de petits accidents. Pour lui ces épilepsies ne sont qu'un cas particulier des épilepsies produites par les réactions circulatoires dues à l'émotion. Il s'y ajoute, variables dans leur importance, divers facteurs parmi lesquels des ulcérations minimes de la corticalité, des conditions toxiques générales. (Communication à la Société médicale des hôpitaux de Lyon et *Revue internationale de médecine et chirurgie*, février 1913.)

Troubles cardiaques

Ce sont : d'une part, des troubles du rythme représentés par les palpitations et les faux pas du cœur[2], d'autre part des douleurs sous forme d'angine de poitrine, avec pâleur de

1. Soit parce que le cervelet est atteint dans son fonctionnement soit que l'appréhension, l'émotion et l'amyosthénie commande ce tremblement.
2. De la tachycardie.

la face, angoisse, anxieuse, pouls syncopal[1]. Une autre manifestation douloureuse est celle que les malades comparent à une sensation d'étau, de griffe, de poids au niveau de la région précordiale. Elle accompagne toujours l'angine dont elle constitue l'un des éléments.

La tension sanguine n'obéit pas à des règles précises, l'hypertension ou l'hypotension peuvent également s'observer. L'hypotension se rencontrerait chez ce type de neurasthéniques incapables de réactions fortes, aux chairs blanches et molles, de visage pâle, à la peau sèche, aux cheveux laineux, c'est-à-dire insuffisament lubréfiés. Par opposition, l'hypertension serait l'attribut des malades d'aspect vigoureux, hauts en couleur, de geste décidé, susceptibles de réagir violemment sans que ce dernier trait de caractère soit absolu. Peut-être cette diversité de pression est-elle due à ses causes habituelles, sans que la neurasthénie y ait une part quelconque.

Un symptôme que je rapprocherai et rapporterai volontiers à la circulation est le vertige déjà étudié, sensation de vide dans la tête : les oreilles bourdonnent, la gorge se serre, la vue devient floue, la chute semble imminente.

Il n'en est rien cependant, et le fait de s'asseoir fait disparaître le vertige. Il semble donc que son origine puisse être stomacale, auriculaire, comme nous l'avons vu et dans certaines conditions liée soit à une anémie, soit à une congestion passagère des centres bulbaires ayant pour origine des différences dans l'hydraulique du cœur, ou un spasme passager des artères bulbo-protubérantielles.

La tension sanguine, avons-nous dit, peut être augmentée ou diminuée, qu'il s'agisse d'une constriction des artères périphériques ou au contraire d'une hausse dans l'énergie de la contraction cardiaque. Nous aurons à rechercher qu'elle

1. L'on constate également chez les neurasthéniques, de l'arythmie respiratoire, surtout lorsqu'il y a ralentissement du pouls après un travail musculaire de courte durée. De même s'observe chez certains d'entre eux un pouls à 120 et plus qui peut persister pendant fort longtemps.

est celle de ces explications qui s'apparie le mieux avec la simplicité et la clarté de l'esprit français, ou si les deux causes énoncées s'intriquent pour expliquer ces anomalies de pression.

Cette modification de la tension vasculaire peut s'accompagner en outre d'un ralentissement dans le processus d'oxydation de l'hémoglobine et d'une diminution ou augmentation du nombre des globules, celle-ci étant conditionnée comme l'a démontré Chéron par resserrement des vaisseaux périphériques, et passage de l'eau dans les tissus; la raréfaction de ces mêmes globules pouvant s'expliquer par un mécanisme inverse.

Il résulte des travaux de M. de Fleury sur la question (*Les grands symptômes neurasthéniques*, pages 20 et suivantes. F. Alcan, éditeur), qu'il existe au point de vue circulatoire deux catégories de neurasthéniques[1] : les uns sont des hypotendus et cette hypotension s'accompagne d'un état physique et mental caractérisé par l'épuisement nerveux; les autres hypertendus sont des goutteux, artério-scléreux, demi-alcooliques, petits brightiques, « plutôt sombres et farouches que vraiment tristes et déprimés ». « Certes, ajoute l'auteur, j'ai recueilli un grand nombre d'observations où le mal de Beard paraît avoir nettement pris naissance chez un sujet prédisposé, sous l'influence directe du surmenage par excès de travail musculaire ou intellectuel, ou consécutivement à de fortes émotions fréquemment répétées ; mais d'autre part, j'ai vu sans aucun doute possible, le même groupement symptomatique et la même formation mentale découler d'une maladie antérieure chez un sujet dont le cerveau se trouvait être, par ses antécédents héréditaires ou personnels, préparé à évoluer dans ce sens. C'est ainsi qu'il y a la neurasthénie post-grippale, celle de la tuberculose, celle de la convales-

1. Pour certains auteurs « la neurasthénie ne modifie pas à elle seule, au moins d'une façon permanente la tension artérielle.

cence des maladies aiguës, de la syphilis, du cancer, du tabès, de la paralysie générale au début comme il y a celle de l'arthritisme, de l'artério-sclérose, de la goutte, de l'alcoolisme, du brightisme, du diabète, de la puberté, de la ménopause et je pourrais même dire des règles[1]. » A celles-là M. de Fleury réserve le nom de neurasthénies secondaires. Je ne saurais pour ma part les faire rentrer dans le cadre de la neurasthénie telle que je l'entends ; sans doute elles offrent des symptômes analogues, mais c'est accessoirement qu'elles présentent ce caractère, elles ne sont pas commandées par un système nerveux héréditairement déficient. Pour cette raison je ne crois pas que l'hypertension soit la règle dans la neurasthénie; lorsqu'elle existe elle est fonction de l'arthritisme ou d'une auto ou hétéro-intoxication ou infection surajoutée, mais la maladie neurasthénique conséquence d'un système cérébro-spinal insuffisant est capable rarement de produire seule l'hypertension.

Il me reste à expliquer cette hypotonie vasculaire qui se rattache sans doute d'une part à la faible énergie des contrictions cardiaques et d'autre part à la distension de l'appareil circulatoire tout entier. Pour lutter contre ces mauvaises conditions de circulation, l'organisme cède au sang une partie de son eau amenant une diminution transitoire et apparente des globules rouges et peut-être une diminution de l'hémoglobine par légère hémolyse[2].

Sous l'influence d'une cause intérieure ou extérieure, la mise en œuvre des nervi nervorum produit une vaso-constriction momentanée surtout périphérique et d'origine centrale, le rythme cardiaque s'accélère et sous cette double influence la tension sanguine est capable de s'élever. Une augmentation permanente est l'indice d'une amélioration et le retour à la normale (par rapport au malade s'entend),

1. Les grands symptômes neurasthéniques, page 81.
2. D'après M. de Fleury.

répond à un fonctionnement meilleur de tout l'organisme.

L'étude de la tension sanguine est donc importante tant pour la conduite du traitement que pour se rendre compte de l'état du sujet traité.

Les idées émises ici sur la tension artérielle ne sont que le reflet, après nombreuses expérimentations, de celles que M. de Fleury le premier avait exprimées pour expliquer ce qu'il fut le premier également à constater : l'hyper et l'hypotension au cours de la neurasthénie. Dans l'ouvrage précédemment cité l'on trouvera une étude très approfondie de cette question.

SYMPTOMES DE L'ÉTAT DE SOMMEIL

Insomnie

Certains malades sont, pour ainsi dire, dans une somnolence perpétuelle, et dorment douze à quatorze heures par jour; mais chez le plus grand nombre, ce que l'on constate, c'est de l'insomnie. Les uns s'endorment dès qu'ils se mettent au lit, mais se réveillent à heure, pour ainsi dire, fixe. Vers une heure du matin, le sommeil a passé et la nuit est longue pour le nerveux qui compte à l'horloge voisine les heures qui s'écoulent, c'est le moment propice aux obsessions, il envisage, alors, sous un angle pessimiste les choses et les gens et merveilleuses sont les conditions pour s'autosuggestionner. Calme absolu, impressions extérieures réduites au minimum, l'esprit dans une demi-torpeur se trouve dans des circonstances éminemment favorables pour accepter sans résistance les plus invraisemblables.

Une autre catégorie de neurasthéniques n'arrive pas à trouver le sommeil, c'est au petit jour que leurs paupières se ferment, alors que, écrasés par la fatigue, ils y sont, en quelque sorte, forcés par celle-ci.

Les causes internes les plus habituelles de l'insomnie sont, soit les sensations auditives, soit une sensation de chaleur réelle [1] ou supposée telle car, ne l'oublions pas, la température extérieure lorsqu'elle dépasse une certaine limite aggrave les symptômes neurasthéniques, alors que, chose bizarre, le neurasthénique est un refroidi, conséquence du manque d'exercice musculaire principale source de la chaleur, ou d'une mauvaise régulation de la thermogénèse.

Il faut y ajouter les changements de température, de climat et d'altitude. La pluie qui vient, l'orage qui menace, les premières nuits du citadin au bord de la mer ou à la campagne, et réciproquement celles du campagnard à la ville, les températures sénégaliennes des pays chauds et même du Midi de la France, les altitudes trop élevées où l'air est trop vif, autant de causes d'insomnie.

C'est aussi une notion courante que l'excès de fatigue empêche le sommeil, de même le manque d'exercice. Il n'est pas un de nous qui ne se soit promis un repos réparateur après une journée trop chargée et n'ait trouvé que la veille. Gautrelet [2] et De Fleury ont montré que l'hypertension ou l'hypotension sont également causes d'insomnie.

Bien des personnes savent également que l'état gastro-intestinal est un facteur important dans cette question du sommeil. Les unes doivent attendre que la digestion soit finie, les autres doivent se contenter, à leurs dires, d'un menu d'une grande frugalité [3]. Tous nous savons qu'un excès d'ali-

1. Il doit exister des modifications brusques de la circulation périphérique et cérébrale qui doivent être également cause d'agrypnie, c'est ainsi sans doute qu'agissent les troubles psychiques du sommeil (rêves, cauchemars), de même que les intoxications, les alcools, les agents physiques extérieurs.

2. « Par hypertension si le rapport en volume est supérieur au rapport des éléments fixes dans les urines et par hypotension dans le cas inverse ». (D'après de Fleury, *loc. cit.*

3. Rœmheld (de Gundelsheim) au XXXIe Congrès allemand de médecine interne a présenté un rapport sur l'insomnie chez ces dyspeptiques. Il attire

ment, de boisson, prépare les nuits blanches en créant probablement un état de congestion cérébrale.

J'indiquerai encore le froid aux pieds, cause d'insomnie chez les internes de pensions, les gens qui vivent seuls ; le gavage médicamenteux par emploi ininterrompu (toniques, sédatifs, hypnotiques, etc.) ; les douleurs de quelque origine qu'elles soient, et enfin les secousses, spasmes, contractures, chocs, sensations olfactives, visuelles, auditives violentes constituant ce que M. Féré a appelé la Pathologie de la nuit et dont l'origine doit se trouver dans la non adaptation immédiate des organes à passer de l'état de repos partiel à l'état d'activité et à cette constatation par les centres.

Il faut y ajouter les troubles psychiques proprement dits, la peur de ne pas dormir, les rêves, les cauchemars enfin et surtout les obsessions avec angoisse qui les résument tous.

Sans chercher ici à examiner les diverses théories du sommeil, dont on trouvera l'exposé et la critique dans les rapports de Gaupp et Goldscheider au Congrès allemand de médecine interne (Wiesbaden, avril 1914), il est à supposer que les causes d'insomnie sont variables, mais peuvent sans doute rentrer dans l'une des trois suivantes : il s'agit soit d'excitations périphériques et organiques, d'excitations apportées au cerveau par le milieu intérieur ; enfin d'autres ont une origine cérébrale et psychique.

l'attention sur ces sujets atteints d'une acidité ou d'hyperactivité gastrique chez lesquels l'insomnie est liée à ce fait que l'estomac s'évacue trop rapidement. Le fait a été d'ailleurs relaté par de Fleury et Deschamps antérieurement.

M. Fränkel (de Badenweiler) attribue l'insomnie chez certains nerveux à une insuffisance du cœur et à une stase veineuse dans les différents systèmes de la circulation.

M. Schrumpf (de Saint-Moritz) remarque que l'insomnie des hautes altitudes est la conséquence de la fatigue du cœur et se traduit par des états angineïdes de la sclérose coronarienne au début.

M. Détermann (de Fribourg en Brisgau), signale le froid aux mains et aux pieds comme causes d'insomnie.

D'autre part, les troubles sensitifs, moteurs ou psychiques, décrits par Féré s'expliquent soit parce que dans le sommeil ou sa période d'invasion les réflexes médullaires sont devenus plus faciles, soit aussi par ce fait que les impressions transmises aux centres mettent en œuvre les parties les plus irritables de ceux-ci, créant les rêves et certains mouvements réflexes et compliqués, soit enfin parce que les modifications du milieu intérieur réagissent sur les parties de l'axe nerveux qui commandent les fonctions de nutrition ou même sur les centres supérieurs eux-même.

SYMPTOMES CHIMIQUES

Urines

Les renseignements fournis par les auteurs sont différents. M. Gautrelet considère les urines des neurasthéniques comme toujours hyperacides, alors que M. Joulie et ses élèves admettent presque toujours au contraire une hypoacidité. Pour M. de Fleury l'urine de vingt-quatre heures serait hyperacide, mais celle du sujet à jeun serait hypoacide. (Les grands symptômes neurasthéniques en note pages 102.)

M. Gaube [1] pense que le sol du neurasthénique manque surtout de phosphore et de magnésie.

La réaction urinaire n'a qu'une importance secondaire pour M. Robin [2] qui constate dans deux tiers des cas chez ses malades des modifications urinaires liées à un trouble de la

1. J. Gaube (du Gers). Sol de l'arthritique, du neurasthénique et du tuberculeux. *Bulletin de thérapeutique*, avril 1896. Du même auteur, cours de minéralogie biologique. Première série. A. Maloine, Editeur, 1899. — Page 1, la nécessité de la matière minérale pour vivre. *Le chlorure de potassium excitant des amylases végétales et animales*, p. 51. *Le Sodium*, p. 48 et 61. *Le Magnésium*, p. 101 et 110. *Le Phosphore*, 178. — Page 61. Rotation entre les sels de potasse et les sels de soude.

2. Séance de la Société de thérapeutique, 1er août 1900.

nutrition alors que dans le tiers restant les urines sont absolument normales.

Enfin MM. Levillain, Linossier, Mathieu ne pensent pas qu'il existe une formule chimique de la neurasthénie. La plus fréquente pour le dernier auteur est celle de l'arthritisme qui souvent accompagne la neurasthénie.

Nous avons admis comme base de la maladie un système nerveux insuffisant, soit fonctionnellement, soit anatomiquement; or ces troubles des centres nerveux régulateurs de la nutrition vont se traduire par des troubles du métabolisme. Nous constaterons, soit de l'hyperazoturie ou hypoazoturie (celle-ci plus fréquente), soit la présence de corps dérivés de la transformation incomplète des albuminoïdes; les symptômes chimiques de la neurasthénie sont donc d'une grande variabilité; il est à prévoir que celle-ci a ses raisons d'être qui restent encore à découvrir, peut-etre sont-elles dues à l'irrégularité du fonctionnement d''une partie ou du tout des divers appareils sous l'influence d'irritations nerveuses modifiées dans leur intensité, leur production, leurs directions.

Une chose semble cependant assez probable, c'est que les troubles neurasthéniques s'accompagnent assez souvent de modification dans l'élimination des sels minéraux (magnésie et phosphore).

Seules des névroses et maladies nerveuses, dit Gouraud[1], la « neurasthénie produit des phosphaturies massives et durables [1]. Tessier cite des malades qui excrètent 6, 7 et 11 grammes de phosphates terreux par vingt-quatre heures. Nous n'avons jamais observé de tels chiffres, mais les grands neurasthéniques ont facilement 6 et 8 grammes de phosphate total dans les vingt-quatre heures... » [1].

« Là encore la phosphaturie n'est pas constante. Elle ne s'observe que dans les grandes neurasthénies, et surtout dans les formes excitables avec agitation, insomnie, et en même temps

1. *Des échanges phosphorés dans l'organisme normal et pathologiques, des phosphaturies.* Dr F.-Xavier Gouraud, Rebbet, 1903.

asthénie, amaigrissement et paresse intellectuelle. La diminution des phosphates se présente surtout dans les états dépressifs prolongés que présente le neurasthénique, elle indique une atteinte profonde de l'organisme. Il faut admettre comme pathogénie de cette déphosphatisation générale, une diminution ou même l'absence du pouvoir régulateur du système nerveux sur la nutrition » [1].

« Il y a d'habitude excès de phosphates de chaux et de magnésie (terreux) sur les phosphates de soude et de potasse (alcalins). »

« La phosphaturie dure pendant des périodes plus moins ou longues pour disparaître ensuite pendant un laps de temps plus ou moins long. »

« Les sels de magnésie sont diminués d'autant que la dénutrition des tissus nerveux (substance grise surtout) est plus complète. »

Voilà en résumé ce que l'on constate le plus souvent.

Par ailleurs, variables sont les résultats d'analyses portant sur les chlorures, les soufre et sulfates, la chaux ; les uns les trouvent augmentés, les autres diminués. C'est qu'il se fait sans doute ce que M. Gaube appelle des « rotations » ; l'une des plus fréquentes est celle qui concerne les phosphates et les chlorures.

Il est difficile, étant donné la variabilité de la formule urologique, de tirer une conclusion ferme. Par ailleurs la

1. Pour M. Gautrelet cité par M. de Fleury. (*Les grands symptômes neurasthéniques*, page 179). F. Alcan, Editeur.

« 1° Tous les neurasthéniques présentent une hyperacidité marquée et un excès d'indican et de skatol ;

« 2° Les neurasthéniques gastriques offrent simultanément une exagération notable de l'excrétion chlorurique ;

« 3° Les neurasthéniques hépatiques offrent en plus une exagération sensible de l'excrétion urobilinique ;

« 4° Les neurasthéniques souffrent d'insomnie par hypertension artérielle toutes les fois que le rapport volume est inférieur au rapport éléments fixes ;

« 5° Les neurasthéniques souffrent d'insomnie par hypotension artérielle, toutes les fois que le rapport volume est inférieur au rapport éléments fixes.

constatation de la présence ou de l'absence ainsi que les modifications quantitatives de certains éléments, renseignent sur quelques points. Ainsi la diminution de la quantité d'urine est liée sans doute à l'insuffisance de la tension sanguine et l'augmentation de leur densité est une conséquence ayant la même origine. Si l'acide urique est augmenté par rapport à l'urée c'est que les combustions sont incomplètes; des traces d'indican ou de scatol sont un signe de la pénétration dans le sang de résidus alimentaires intestinaux en voie de putréfaction. Il y a excès des phosphates terreux par rapport aux phosphates alcalins presque constant, conséquence de la désassimilation prépondérante des tissus nerveux par rapport aux tissus albuminoïdes.

Enfin la présence d'urobiline dénote sans doute un épuisement de la cellule du foie, ce qui répond à l'abaissement souvent constaté « du coefficient d'utilisation azotée » et laisse à penser que la neurasthénie s'accompagne souvent d'un ralentissement de la nutrition.

Or d'après les expériences de nombreux auteurs, le régulateur de celle-ci est le système nerveux central. Dans son ouvrage ayant pour titre *La Névrose* (pages 75 et suivantes). Leven montre le rapport réciproque qui unit le cerveau, la moelle et le plexus solaire ; il montre également quel retentissement l'irritabilité de l'un d'entre eux peut avoir sur les deux autres et sur l'ensemble de la nutrition. Hénocque d'autre part (Congrès international de médecine, 1900) a montré que dans un membre désénervé l'activité de réduction de l'oxyhémoglobine est diminuée d'un tiers.

Maladie du système nerveux central, la neurasthénie explique donc par son origine la variabilité de sa formule urologique. Si les échanges nutritifs dans certains cas, sont les causes apparentes, de cette affection, c'est qu'ils sont troublés par les incitations sensitives, motrices, sécrétoires et psychiques d'un cerveau fonctionnellement insuffisant.

Il me paraît important de rechercher avec fréquence certains caractères et éléments de l'urine, utiles à connaître pour éliminer les états pathologiques pouvant donner lieu secondairement à des neurasthénies et surtout diriger le traitement et l'alimentation; c'est ainsi que l'on devra exécuter la recherche fréquente de l'acidité urinaire, du rapport azoturique, de l'acide phosphorique à l'azote total, de l'acide phosphorique au chlore [1].

La recherche de l'acidité pourra être confiée au malade comme le conseille Deschamps. Plusieurs fois par jour celui-ci devra chercher l'état d'acidité [2] ou d'alcalinité de ses urines à l'aide du papier de tournesol [3], de même il pourra renseigner sur leur quantité, leur densité, leur couleur. Cet ensemble de renseignements joint à des analyses chimiques aussi fréquentes que possible, permettra au médecin de régler l'alimentation de son client et à son défaut, à ce dernier, de suivre de lui-même le régime qui lui convient le mieux.

Troubles génitaux urinaires

Ils occupent une grande place surtout chez les jeunes gens et peuvent constituer une neurasthénie de forme particulière pouvant avoir une origine urinaire ou génitale [4] : c'est la

1. La recherche et le dosage de ces éléments pourra se faire assez facilement en employant les procédés de Escalch (*Les anomalies de l'urine*. Vigot frères, Editeurs, 1914), pages 39 et 106 et aussi Dosage clinique des phosphates et chlorures, Waldiguier et Cadenat, *Toulouse médical*, 1er mai 1914.

2. Pour M. Cautru les urines sont hypoacides ou alcalines. « Cette hypoacidité peut être d'origine nerveuse, digestive, hépatique. Le neurasthénique brûlant beaucoup d'acide phosphorique les phosphates deviennent neutres et s'éliminent. L'Albuminurie de certains neurasthéniques serait due à l'inflammation des reins par la présence ou le passage des phosphates à leur niveau. Il s'agit des urines émises à jeun et examinées peu de temps après leur émission. » Cité par M. de Fleury. On trouvera dans l'ouvrage de ce dernier auteur et celui de Deschamps une étude très complète de cette question.

3. Escalch, *loc. cit.*, pages 18, 19, 20, 21.

Les appareils d'Escalch fabriqués par Aymonin (Paris) permettent de doser l'urée, l'acide urique, les chlorures et les phosphates.

4. « Le sentiment de génitalité, dit Guyon, si développé dans l'espèce

pollakiurie, l'incontinence nocturne, puis la spermatorrhée qui ouvrent le plus souvent la scène.

Les malades qui présentent ce dernier symptôme lui attribuent une importance exagérée et y rapportent la faiblesse intellectuelle et la fatigue qu'ils éprouvent. Ces troubles vont constituer un substratum sur lequel pourra se greffer le syndrome habituel de la neurasthénie. Mais ils en restent les signes principaux et particuliers et sont le point de départ d'obsessions multiples accompagnées d'une grande dépression, de phobies nombreuses en rapport avec les maladies vénériennes et réalisent alors une affection rebelle souvent à tout traitement.

Chez les individus plus âgés, grands sexuels, on retrouve cette même appréhension, mais, au lieu de porter sur le temps présent, elle est rétrograde. Au chapitre des phobies j'aurai l'occasion d'analyser plus en détail la mentalité de ces malades.

C'est dans cette classe de génitaux que l'on rencontre aussi une partie des « faux urinaires » : sensations douloureuses, cuisson, brûlures, élancement au niveau des premières parties de l'urèthre, contraction des muscles du périné venant agir indirectement sur le bulbe. Examen attentif de la mixtion de la forme du jet, de sa durée, de sa puissance ; c'est à cela qu'ils passent une partie de leur temps. Mais qu'on se le dise bien, ces maniaques [1] du système urinaire ne sont, en fin de compte, que des obsédés génitaux.

humaine pousse l'homme à craindre les moindres accidents qui peuvent survenir du côté de son appareil génito-urinaire. »

1. C'est surtout dans la première jeunesse que l'on rencontre ce type de « psychopathe urinaire », débarrassé de son incontinence d'urine vers l'âge adulte, il va traverser une nouvelle phase critique à l'occasion de son entrée dans la vie génitale. « Sa timidité naturelle, dit Guyon, la crainte de mal faire, la terreur enfin de contracter une affection vénérienne, l'éloignent pour longtemps, quelquefois pour toujours du commerce des femmes (*Cliniques*, 1885, page 21). C'est chez eux que l'on rencontre les vieux masturbateurs de 50 ans et plus, d'autres présentent du priapisme, des névralgies urétro-vésicales, certains enfin aboutissent à l'hypochondrie. « Ce sont, ajoute M. Guyon, des

Il est d'usage également, d'admettre une diminution de l'appétit sexuel chez le neurasthénique. A mon sens, ceci est une erreur, le désir est conservé, mais l'érection est, chez eux, lente et peu durable. Que si par hasard, ils ont un rapport sexuel, ils en sortent très déprimés et prennent en presque haine leur partenaire. Or chaque caractère réagira à sa façon, le neurasthénique, de caractère lymphatique ou très épuisé, se cantonnera dans l'abstention et, par défaut de volonté, ne passera pas de l'idée à l'acte. Il n'en est pas de même du neurasthénique de tempérament vigoureux chez lequel le désir non satisfait peut déterminer l'apparition d'obsessions génitales dont nous aurons à reparler [1].

timides, des scrupuleux, des préoccupés, des continents, des impressionnables. »

1. Comme l'a fait remarquer Deschamps la frigidité du neurasthénique est un mythe et les idées sexuelles forment le fond de ses pensées, la trame de ses phobies.

Consulter aussi de Fleury, *loc. citato*, p. 190 et suivantes.

CHAPITRE III

SYMPTOMES DE DÉSÉQUILIBRE DU MOI AFFECTIF

Le neurasthénique souffre et nous avons vu dans les précédents chapitres quels sont les organes qui sont frappés et comment ; mais en outre, il est las, il est inquiet, il vit : « Des jours de souffrance, de faiblesse physique, de lâcheté morale où peu à peu il perd l'énergie de sortir de chez lui » (*Journal des Goncourt*, février 1880). A quoi faut-il attribuer cette lassitude ? Doit-on incriminer les excitations périphériques et dire que ces excitations, étant perçues en moins grand nombre, le cerveau, qui en a conscience, en souffre. Divers auteurs ont attribué le sentiment de fatigue tour à tour à la circulation, la nutrition, le tonus musculaire ; il semble bien que l'effet se produit plutôt du dedans au dehors et que ces diverses manifestations physiques soient, au contraire, la conséquence et non la cause de la fatigue. Maurice de Fleury raconte qu'il eut l'occasion d'examiner Terront et Corre après un parcours de 1.500 kilomètres. Or l'examen des divers appareils lui donna chez les deux concurrents des chiffres sensiblement égaux à la normale. En outre, l'état moral était excellent et la fatigue était absente. Interrogés, l'un et l'autre déclarèrent que seule la mise en marche était pénible, mais qu'une fois faite, l'arrêt était inspiré seulement par le besoin de sommeil. D'autre part, le même de Fleury, avec son maître Pitres put observer chez une malade un clonus du pied de

10.000 oscillations à l'heure sans que pour cela la malade en fut incommodée.

L'étude de la fatigue à l'aide de l'ergographe de Mosso a permis de constater « qu'après des contractions réflexes le muscle est épuisé, mais cet épuisement ne se produit que pour une charge donnée. Si le poids que soulève le muscle est trop faible, les contractions peuvent durer indéfiniment sans modification de hauteur; enfin, le muscle épuisé par un poids donné, peut encore fournir un travail considérable si on substitue au premier poids un poids moindre. L'épuisement n'est donc relatif qu'à une charge donnée. » Physiologie Gley, p. 1130.

La fatigue locale d'après Ioteko[1] serait la conséquence d'une sorte d'empoisonnement par les produits de désassimilation des terminaisons sensitivo-motrices des nerfs. Faut-il donc admettre un processus général d'intoxication soit que l'organisme n'élimine pas les déchets ou que les tissus soient plus sensibles qu'à l'état normal à ces mêmes poisons[2].

Il est probable que la fatigue éprouvée par le neurasthénique n'a pas cette origine[3], pourquoi ne pas admettre plutôt

1. Pour Gautrelet la fatigue aurait pour origine l'empoisonnement des filets nerveux périphériques par l'état d'hypéracidité du sang.

2. Pour Deschamps (*loc. cit.*, p. 88), l'origine de « la fatigabilité » peut-être double : périphérique ou centrale. — M. de Fleury admet une défaillance de la tonicité musculaire susceptible d'être momentanément remontée par une émotion sthénogène qu'elle que soit son origine. Il est en contradiction avec l'opinion émise par M. Ballet et se base sur ce fait que la fatigue n'est pas modifiable par la suggestion et que l'étude par le dynamomètre de la force musculaire et de la circulation montrent une diminution réelle de celle-ci. M. de Fleury *loc. cit.*, pages 9 et suivantes.

3. « Les troubles essentiels d'épuisement (*Émotion et Hystérie. Journal de psychologie*, mars, avril 1912, Babinski et Dagnan-Bouveret (page 20) ne disparaissent pas par la suggestion, ils sont mieux supportés par le neurasthénique dont l'esprit a été passagèrement orienté dans une autre direction ». Mais la psychothérapie ne saurait faire disparaître sa fatigue réelle. Elle peut aider à diriger mieux son esprit à raisonner suivant le bon sens et dans ces conditions est utile chez le douteur et l'aboulique mais elle ne saurait modifier les symptômes essentiels liés à un trouble réel des centres. »

qu'elle a son siège dans les centres nerveux eux-mêmes [1]. « Si, après une série de contractions volontaires du médius qui ont presque épuisé le muscle, on excite électriquement le nerf médian, il se produit, sous l'influence de ces excitations une nouvelle série de contractions ; on supprime les excitations artificielles et les contractions volontaires sont redevenues possibles, aussi énergiques qu'auparavant. Dans une expérience ainsi conduite les centres nerveux seuls ont pu se reposer. Lors de la contraction neuro-musculaire volontaire ils se fatiguent donc avant l'appareil périphérique. » (Gley, physiologie, p. 1131).

Or ceci se passe également chez l'homme dont les cellules cérébrales fonctionnent mal ; l'apparition de cette fatigue des centres nerveux se fait d'une façon précoce, et l'on conçoit très bien un état tel des cellules cérébrales que le moindre effort musculaire anéantit le malade. La constatation des faits cliniques semble, d'ailleurs, apporter un argument à cette interprétation. Chez les uns, en effet, la fatigue se montre dès le réveil ; ce sont ceux chez lesquels le sommeil est court et léger, c'est-à-dire les obsédés, les neurasthéniques, les dyspeptiques qui ont des rêves, des cauchemars. Chez les autres, elle n'apparaît qu'après les premières heures de la journée.

Enfin dans une troisième classe, nous rangerons les neurasthéniques (surtout les femmes) qui sont partout et toujours fatigués, refusent de marcher et prétendent que leurs jambes

1. Mac-Dougall d'après des études sur les écoliers conclut que le travail mental quel qu'il soit entraîne une fatigue générale que seul le repos peut faire disparaître.

Par réciprocité, un exercice physique assez vif n'est pas un repos au milieu d'un travail intellectuel. Pour M. Tissié « tout acte musculaire provoque un travail nerveux, tout acte psychique provoque un travail musculaire ». On ne peut mener de front, dit Payot, des efforts physiques intenses et des efforts intellectuels énergiques ». Il semble donc bien que le surmenage intellectuel ou physique produise une seule fatigue laquelle rend inapte au travail de l'esprit ou à celui du corps, quelle que soit l'origine première de celle-ci dans chaque cas considéré.

se dérobent. (Les clinomanes : *Neurasthénie génitale féminine*. (Bathnaud).

Dans les trois cas, il est bien probable que les centres nerveux sont en cause, et, personnellement, j'ai souvent constaté qu'après des jours et des jours, sans aucun exercice physique, la fatigue ne se modifiait en rien lorsqu'il y avait continuellement de l'insomnie et des obsessions. Au contraire, une bonne nuit ou un repos dans la journée suffisamment prolongé faisait disparaître celle-ci.

En quoi consiste-t-elle ? Tous les malades vous répondront de même façon : ils sont courbaturés, moulus ; c'est, disent-ils, comme si on les avait roués de coups, et cette fatigue est sentie aussi bien au repos que pendant la marche. Les membres inférieurs sont lourds, demi-paralysés, les membres supérieurs également atteints, n'ont plus cette rapidité du mouvement, cette précision qu'ils ont d'ordinaire. Se lève-t-il pour marcher, le malade semble soulever un monde, la tête branle, il s'en va les bras ballants, la colonne vertébrale s'affaisse traînant les pieds comme s'il y avait un poids. La face est ridée, sans expression, les zygomatiques attirent les commissures des lèvres, l'œil est terne et regarde sans voir. Comme si les impressions extérieures étaient trop faibles pour être perçues par la conscience : il a des yeux sans voir et des oreilles sans entendre.

Nous conclurons que cette lassitude répond à une réalité et admettrons qu'elle est liée à celle des centres cérébraux. Celle-là étant la conséquence d'un trouble fonctionnel ou la perception par le malade de mouvements ordinairement réflexes et redevenus conscients, comme la marche par exemple.

Il n'y aurait, en somme, qu'une seule fatigue physique et intellectuelle d'où l'abus des distractions.

Tristesse

La tristesse [1] marche de pair avec la fatigue chez le neurasthénique ; elle en est la conséquence. Les divers auteurs qui se sont occupés de cette question sont d'accord pour lui attribuer celle-là comme origine. Il est des façons différentes de fatiguer les centres nerveux, par exemple, les troubles de la circulation sanguine, des déchets trop nombreux, les efforts musculaires (chez les coureurs, constaté par Tissié), les intoxications, les infections, la perte d'un être cher viennent agir sur les centres nerveux, perturber leurs fonctions et y produire soit de l'excitation, colère et ses suites, soit de la dépression, tristesse. Le neurasthénique est triste, mais sans motif bien précis. Lorsque l'on veut lui faire préciser le ou les sujets de sa tristesse, il est souvent embarrassé. Quelquefois, il en indique quelques-uns, mais c'est sans conviction et vous pouvez être sûr que ceux qu'ils invoquent ne

1. L'infirmité du bonheur de l'homme est faite de son sentiment du passé et de l'avenir. Son présent souffre toujours un peu du souvenir ou de l'espérance (1866, Goncourt. *Journal*, Fasquelle, éditeur).

Pour Amiel la tristesse est fonction de l'impérennité des choses, de ce fait que nous sommes mortels. « Au fond de toutes choses, dit-il, est la tristesse, comme au bout de tous les fleuves est l'Océan. En pourrait-il être autrement dans un monde où rien ne dure, où tout ce que nous avons aimé, aimons ou aimerons doit mourir. » Fragments d'un journal intime.

C'est une idée analogue qu'exprime le poète lyonnais Clair Tisseur (Nizier de Puitspelu) paraphrasant le vers final et bien connu de l'un des sonnets de Joséphin Soulary :

« Tout bonheur que la main n'atteint pas est un rêve. »

Dans *pauca paucis* il analyse ce premier vers, montre combien peu la réalisation de nos désirs nous laisse satisfaits et termine ainsi :

Prends la réalité ; moi je garde le songe ;
D'étreindre ce qui meurt à la fin je suis las ;
Tout bonheur que la main peut atteindre est mensonge.

Ce qui revient à dire avec Amiel que « l'espérance et le souvenir ont le même prisme... l'éloignement ».

sont pas les véritables. J'ai remarqué qu'un beau soleil, des couleurs chatoyantes, une musique au rythme gai, simple, dans les notes moyennes, provoquait chez certains, la disparition de la tristesse. Mais cela n'a rien d'absolu; encore faut-il même qu'elle ne s'accompagne d'aucune préoccupation, car nous verrons que, parfois le neurasthénique l'objective et devient pessimiste.

La tristesse[1], sans doute est fonction de la fatigue[2]; peut-être s'y ajoute-t-il la perception nette et précise d'un mauvais fonctionnement de l'organisme enfin, il s'y joint une façon de raisonner un peu spéciale qui lui fait envisager les hommes et les choses sous un angle particulier. Il est en effet des gens contents de tout et toujours gais, comme il en est d'autres qui ne voient, dans l'existence, que ses mauvais côtés. Tristesse ou joie ne sont, à bien penser, que la perception des choses extérieures, à travers un tempérament, et ce tempérament, d'après ce qu'il est, enregistre plus facilement certaines impressions que d'autres[3].

Les associations d'idées qu'elles provoquent se font sans doute, suivant la ligne du moindre effort, toujours dans le même sens, vers la gaîté ou la tristesse, suivant les individus et leurs tempéraments.

Pour Sollier (*Le mécanisme des émotions*, F. Alcan, éditeur, page 261) « la joie et la tristesse nous apparaissent

1. James Sully, Lange (*Les émotions* F. Alcan, éditeur) ont soutenu l'origine vaso-motrice des émotions pages 37 et suivantes pour la tristesse) M. G. Dumas soutient dans son ouvrage sur *La Tristesse et la Joie* une opinion à peu près analogue. Pour ce dernier auteur la tristesse n'est qu'un symptôme de l'appauvrissement de la circulation, d'un ralentissement de la nutrition.

2. Ou plus exactement elle est liée à la diminution des divers phénomènes organiques qui constituent la vie. Le terme fatigue me sert à désigner en l'occasion l'ensemble des insuffisances fonctionnelles et reconnues telles par les centres supérieurs d'une manière plus ou moins consciente, et la tristesse du neurasthénique est un phénomène de cénesthésie. (*Le Mécanisme des Émotions*, P. F. Alcan, éditeur).

3. Hartenberg dans *Sensations païennes*. F. Alcan, 1907, page 141, émet cette idée que joie ou tristesse dépendent des dispositions intérieures.

comme le sentiment de la quantité disponible, soit en puissance, soit actuellement, d'énergie cérébrale, en prenant dans les deux cas pour comparaison la moyenne normale, laquelle ne s'accompagne, et c'est peut-être là sa caractéristique, d'aucun sentiment agréable ni désagréable ». La tristesse serait donc, et je le crois, « le sentiment de l'état statique du cerveau, de la quantité d'énergie disponible inférieure à la moyenne normale, lequel dépend également comme intensité de la nature des excitations inhibitrices ou dynamogènes ».

Ennui

La tristesse est la manifestation de la fatigue dans le domaine moral, l'ennui est la manifestation de cette même fatigue dans le domaine intellectuel.

« C'est une souffrance, dit Emile Tardieu, qui va du malaise inconscient au désespoir raisonné, conditionné par les causes les plus diverses, sa raison profonde est un ralentissement appréciable de notre mouvement vital. Subjectif pardessus tout, susceptible d'être intensifié démesurément par l'imagination, il se traduit par ces états d'âme appelés dégoût, découragement, impuissance, humeur maussade [1] ». *L'Ennui*, E. Tardieu, F. Alcan, éditeur [2], p. 3.

1. Pour le Savoureux (*Contribution à l'étude des perversions de l'instinct de conservation : le spleen*) (page 80) « l'ennui manifeste la présence d'une énergie en réserve et en aucune façon celle d'un épuisement » « l'homme sain qui ne dépense pas suffisamment toute son énergie disponible, s'ennuie; dès qu'il lui est permis d'employer ses forces, l'ennui disparaît. » Il est bien certain qu'en effet l'ennui peut reconnaître cette origine ; mais dans les cas qui nous occupent il me semble voir une relation trop étroite entre la fatigue et le degré d'ennui pour ne pas admettre celle-là comme un facteur de l'ennui chez les neurasthéniques.

L'ennui peut aussi bien exister chez les gens dont l'énergie se dépense, témoin le passage de Goncourt dans *La femme au XVIIe siècle*. Fasquelle, éditeur, où il montre celle-ci trouvant partout et toujours l'ennui.

2. On trouvera dans cet ouvrage une étude complète sur l'ennui, ses différentes variétés et divers mécanisme.

La cause principale de l'ennui, celle que l'on rencontre dans la plupart des cas, est, pour le même auteur, l'épuisement physique ou mental, non la fatigue transitoire et fonctionnelle qui laisse l'esprit libre, la pensée intacte, mais « l'épuisement vrai, profond, répété jusqu'à devenir radical ». A ces extrêmes limites, il donne l'impression « de dessèchement interne et d'arrêt de la vie » ; en des bornes plus étroites « cet état d'anéantissement » contient « les éléments fondamentaux » de l'ennui. Dans son ouvrage *La fatigue et l'entraînement physique*[1], Tissié rapporte des observations de coureurs chez lesquels la fatigue entraîne avec elle l'ennui. Quel que soit le caractère de ceux-ci, dans les cas de fatigue poussée à l'excès, ils « souffrent d'un violent ennui accompagné d'un grand besoin de dormir ».

Le remède se trouve à côté du mal et dans un organisme sain les signes psychiques, les éléments primitifs de l'ennui disparaîtront par le repos. Il n'en va plus de même chez le neurasthénique. Celui-ci est un insuffisant dont le capital d'énergie est limité. L'effort soutenu lui devient impossible, il ne sait mettre d'accord son activité et ses désirs. Celle-là diminuée lui fait restreindre les actes capables de lui occuper ses journées[2]. Il veut vivre « la volonté commande et les organes refusent d'obéir ».

« Prenant naissance dans une physiologie désorganisée l'ennui est commandé par des phénomènes somatiques. Dans une expérience de tous les jours nous allons saisir son mécanisme. Je suis en promenade; mon pas est joyeux, la route m'invite, j'ai des regards pour toutes les surprises de l'horizon et toutes les grâces du paysage... Soudain, après une

1. F. Alcan, Éditeur, 1902.

2. Dans les marches militaires la conversation, les chants diminuent avec le nombre de kilomètres parcourus. Puis c'est le silence complet, les figures sans expression, l'homme marche comme une machine. A peine au bivouac restauré et reposé il n'en va plus de même, la fatigue est réparée ou moins ressentie.

durée plus ou moins longue, une voix inattendue prononce en moi : Je m'ennuie ! Que s'est-il passé ? Un phénomène de fatigue..... notre pensée, tout à l'heure inventive et coulante, qui nous amusait par ses rencontres et ses cabrioles, se dérobe, tombe à un jeu difficile et criard, les yeux se voilent, il est bon de rebrousser chemin ; c'est l'ennui »[1].

Or, chez les malades qui nous occupent, celui-ci se produit rapidement et pour mille raisons, mais surtout à l'occasion d'actions trop prolongées et qu'il ne peut abréger. Voilà qui explique pendant une conversation, au cours d'une soirée, que l'insuffisant d'abord gai, paraisse rapidement se désintéresser, devienne muet ; son imagination vagabonde, ne désire rien hors la tranquillité et l'isolement.

A cette cause primordiale s'ajoute encore chez lui le désintérêt, l'incuriosité comme raison secondaire de l'ennui.

La joie de vivre est fonction de notre activité. Vivre c'est agir, dit-on. En effet chaque action, si peu importante soit-elle, entraîne une finalité que nous considérons comme agréable ou désagréable. Chez le neurasthénique l'action est limitée au strict nécessaire ; d'où cette conséquence, la disparition de nombreuses sensations ; la diminution des excitations entraîne avec elle celle de l'intensité des sensations. Il en résulte que notre malade se trouve dans la situation d'un être chez lequel persisteraient les seules impressions organiques. Or, d'une part, celles-ci, par le fait même qu'elles sont ressenties, sont, non pas douloureuses, mais pénibles, et d'autre part, l'homme, être essentiellement affectif, perçoit cet affaiblissement de son affectivité et c'est cette perception de la prééminence des manifestations organiques aux dépens de l'affectivité qui constitue l'une des sources de l'ennui.

Variable d'intensité avec les heures de la journée, les saisons, il est, chez certains neurasthéniques, particulièrement

1. Tardieu, *L'Ennui loc. cit.*, page 18 et *Revue philosophique*, 1900.

marqué au moment des époques extrêmes de l'année [1]. L'été, la fatigue est d'autant plus considérable que les journées sont plus longues, le soleil plus ardent, ses rayons plus calorifiques et plus lumineux d'où une source nouvelle d'accablement physique. Ce qui montre bien les relations de cause à effet qui existent entre l'ennui et les phénomènes météorologiques, c'est que l'intensité et la durée de ces divers facteurs agissent d'autant plus que leur action est plus prolongée. Théophile Gautier l'a remarqué et ainsi décrit :

> Produit des blancs reflets du sable
> Et du soleil toujours brillant,
> Nul ennui ne t'est comparable
> Spleen lumineux de l'Orient ! [2]
>
> (*Émaux et camées.*)

Par un mécanisme différent, l'hiver [3] apporte avec lui l'ennui. La diminution de notre vitalité s'explique « par celle des

1. Il est intéressant de retrouver dans les œuvres des poètes, l'influence des causes diverses de l'ennui. Tristesse des lieux avec Paul Géraldy dans « *Sous-Préfectures* ». Influence déprimante du crépuscule avec *Hantise du Soir*. *Le Sang parle*. Camille Mauclair. (La Maison du Livre. Paris, 1904), l'anéantissement qu'amène les températures excessives dans *Midi*, *Fleurs du Mekong*, Maurice Olivaint. A. Lemerre, Éditeur, 1891. La dépression que crée dans l'organisme la pluie, dans la *Cantilène de la Pluie*. *Les Cantilènes du bon Pauvre*. Auguste Gaud. A. Lemerre, 1908. La tristesse qu'entraîne les ciels bas et couverts dans *Spleen*. *Les Fleurs du Mal*. Charles Baudelaire. *Œuvres complètes*, 1890. Calmann-Lévy, éditeur.

2. *Émaux et Camées*. Théophile Gautier. Fasquelle, éditeur.

Jules Lemaître exprime une idée analogue dans : *Nostalgie*, *Les Petites Orientales*. Lemerre, éditeur.

3. La chute du jour porte à la mélancolie, dans Vieux quais (*La jeunesse blanche*) de Rodenbach, celui-ci peind admirablement la tristesse du soir noyant d'ombre les canaux de Bruges : un air de flûte pleure au milieu du silence.

> « Et l'on devine au loin le musicien sombre
> Pauvre, morne, qui joue au bord croulant des toits;
> La tristesse du soir a passé dans ses doigts,
> Et dans sa flûte à trous il fait chanter de l'ombre.

Fasquelle, éditeur.

sensations sthéniques et l'asthénie qu'entraînent à leur suite le froid et le manque de lumière [1] ». La nature n'apporte pas cette quantité d'impressions que nous donne le printemps ou l'automne. Dans l'un c'est la jeunesse, la croissance, la vie, dans l'autre c'est le lent acheminement vers la tombe, mais avec une mélancolie pleine de charme, ce n'est pas encore la décrépitude voisine de la mort, c'est une halte après une tâche bien remplie, je ne saurais la mieux comparer qu'à la beauté de la quarantaine chez la femme.

Longue pourrait être la liste des choses qui conditionnent l'augmentation de l'ennui. Les vacances, les jours de fête, le dimanche, le peuvent déterminer par modification de notre curriculum vital et l'espoir d'un plaisir particulier. « Combien est triste et banal, dit J. Vallès [2], le voyage à travers cette foule épaisse, où se pressent, se mêlent et se heurtent les acteurs en vacances de la grande comédie humaine ! Pas une figure ne se détache en traits heureux sur le fond terne du tableau. Hier, samedi, avant-hier, tous les autres jours enfin, les visages reflétaient les âmes, la lèvre était plissée ; le pas rapide, le geste vif, le front inquiet, l'œil ardent. Aujourd'hui, le masque est tombé ; on ne voit que des têtes banales sur des épaules bien couvertes ; sourire fade, airs béats ». Mais ne l'oublions pas, ces raisons secondaires de l'ennui sont les plus faciles à combattre, et nous verrons dans la partie thérapeutique comment nous les pouvons diminuer, car elles sont purement intellectuelles et l'imagination y joue le grand premier rôle.

Dans ses rapports avec le monde extérieur, le neurasthénique apportera cette notion d'infériorité morale et physique, origine de son ennui. Les êtres et les choses seront vus à travers son tempérament et jugés d'après lui, d'où le pessimisme. Ce pessimisme est d'ailleurs relatif et variable comme

1. *L'Ennui*, Tardieu, *loc. cit.*, pages 222-223-224.
2. Le dimanche d'un jeune homme pauvre. *Les réfractaires*, Jules Vallès. Charpentier, éditeur,

intensité, il peut, il doit même, dans certaines circonstances disparaître complètement. Quoiqu'en puissent dire ceux qui ont érigé le pessimisme en système philosophique [1], il y a une part de snobisme, de pose chez certains philosophes pessimistes [2] enchantés d'étonner un peu leur lecteur. Sans doute, y a-t-il une part de vrai dans leur doctrine, mais par cela même, qu'elle est érigée en système, elle est outrée [3]. Ce qu'il

1. Le pessimisme, simple réaction d'une sensibilité maladive, est fréquente chez les poètes et littérateurs (Byron, *Bel Ami* de Maupassant, *Cruelle Enigme* de Bourget, *La Course à la mort* d'Edouard Rod. *Œuvres de Schopenhauer*, Hartmann, Frauenstadt, Bahnsen (Thomas, *Morale et éducation*), p. 66. (Maupassant, Léopardi, Baudelaire), mais il atteint à la doctrine philosophique avec Schopenhauer, Hartmann. Enfin il inspire les doctrines du Bouddhisme pour lequel l'anéantissement en soi-même constitue la suprême sagesse.

Les premières doctrines érigeant le pessimisme en doctrine sont le Bouddhisme dans l'Inde, Hegesius dans l'antiquité grecque. Le Boudhisme se résume dans les quatre vérités sublimes. « La douleur est inséparable de l'existence parce que celle-ci comporte la maladie, la vieillesse et la mort. La douleur est par ailleurs la fille du désir qui nous attache aux objets, à la jeunesse, à la santé, à la vie. Mais la douleur et l'existence peuvent cesser par le nivarnâ et pour atteindre à ce dernier il faut détruire en soi le désir, se détacher de soi-même, se renoncer à soi-même et écarter tous les obstacles qui s'opposent à la suppression du désir. »

Hegesius d'Alexandrie résume sa doctrine dans cette formule : « Ce n'est qu'à l'insensé que la vie paraît être un bien ; le sage n'éprouve pour elle qu'indifférence, et la mort lui paraît tout aussi désirable ». Voir aussi les œuvres de Leconte de Lisle. Chateaubriand, (*René*) Gœthe, (*Faust*) Musset. *Les Confessions et Souvenirs et Notes biographiques* D. Nisard, Senancour Obermann. Calmann-Lévy, 1888.

2. « Les pessimistes m'agacent, parce qu'il n'y a pas d'attitude qui soit aussi rarement sincère. Je ne conçois que le pessimiste qui se tue. Les autres, les amuseurs de galerie, sont de mauvais pitres. La vie est en nous comme une chose qui est. Ne pas manger d'espoir est aussi bête que de ne pas manger de pain. Quiconque accepte la vie en doit tout accepter — l'espoir comme le reste. J'ai connu une dame — qui se croyant diminuée par l'obligation d'exonérer son intestin tous les jours — s'entraînait à ne se présenter où vous savez qu'une fois tous les trois jours. D'où entérite, etc. On se donne également des maladies d'espoir rentré. Espérons comme nous respirons, les deux mots sont frères. Je prendrai pour devise « sperare et spirare ». *Bulletin du progrès médical*, 1911, Raoul Lecouteur.

3. Lire dans *Morale et éducation* de P. Félix Thomas, F. Alcan, éditeur, le chapitre consacré à l'exposé et aux causes du pessimisme et la doctrine

importe de retenir, c'est que chez la plupart des neurasthéniques, ce pessimisme s'atténue sous l'influence d'une excitation joyeuse un peu forte. La misanthropie qu'ils présenteraient parfois serait le reflet de la fatigue dans la vie de relations comme le pessimisme dans le domaine de l'intelligence. Cette misanthropie n'existe pas, à notre avis. L'on est obligé de constater que ce misanthrope recherche la société de ses semblables et qu'en outre, il peut être un causeur disert et brillant aux chandelles. J'avoue ne plus comprendre. Non, la misanthropie doit s'expliquer ainsi : au moment où il est particulièrement obsédé, lorsque l'obsession s'impose à son esprit, le neurasthénique, nous le verrons plus loin, cherche à se donner de bonnes raisons pour ne pas se tourmenter d'abord, puis n'y plus penser ensuite. Interrogez-le à ce moment-là, il ne répond pas, ou s'il répond, ce sera d'une façon désagréable. C'est que tout à la pensée, à la phobie qui occupe son esprit, il fait un effort surhumain pour lutter contre l'idée parasite et la chasser de la conscience. Croit-il y avoir réussi, il recherche la conversation et la société de ses semblables, croyant ainsi éloigner davantage l'idée qui le poursuit et le tenaille. Il sait en effet que, dans certaines circonstances, son attention a été détournée de ce qui l'accable par la fréquentation de ceux qui l'entourent. Regardez-le triste, morose, répondant par monosyllabes, il s'isole dans une pièce, loin des siens, loin même de ceux qu'il aime avoir généralement autour de lui. Face à face avec ce qui l'obsède, il reste songeur, répète à mi-voix les raisons qui militent en faveur de l'une ou l'autre détermination entre lesquelles il oscille, c'est-à-dire entre la réalité du fait qui le tourmente ou ce qui n'est, au contraire, que le produit de son imagination ; puis, lorsqu'il croit avoir trouvé les raisons qui plaident en faveur de la détermination qui l'inquiète le moins, regardez-le, sa figure s'anime, il redevient allègre, il a même,

qui en découle le « struggle for life » ainsi que la conférence faite par Lebiez à la salle d'Arras sous le titre : *Le fort mange le faible* (page 75).

pendant quelques minutes, les apparences de la joie et revient vers ceux qui l'entourent ayant l'air d'avoir oublié son air maussade d'il y a quelques minutes. Il sent parfaitement la bizarrerie de sa conduite; aussi paraît-il ne s'être aperçu de rien et cherche-t-il à faire oublier ce qu'elle pourrait avoir d'odieux par mille attentions et une gaieté artificielle où il met toutes les ressources de son esprit, cherche à plaire et à se faire pardonner. Voilà, il me semble, à quoi se réduit cette misanthropie.

Celle-ci n'est, à bien penser, qu'une réaction de défense au même titre que sa recherche de la société la minute d'après. Peut-être, sous l'influence de sa sensibilité maladive, se replie-t-il parfois sur lui-même et médite-t-il sur la méchanceté des hommes et des choses, mais quoi, personne ne peut nier le mal physique, le mal moral.

De ces constatations, il souffre davantage qu'un autre pour un temps; mais s'il fuit le monde, c'est sans amertume et sans rancune car, ne l'oublions pas, il est de la graine dont on fait les philosophes et saura sortir de sa thébaïde pour tendre la main à qui lui paraît digne de pitié.

Emotivité

C'est à leur constitution que les neurasthéniques doivent cette émotivité particulière que l'on rencontre chez un grand nombre d'entre eux. La plupart sont timides; cette timidité revêt la forme suivante : vient-on à prononcer une parole, à rappeler un fait qui en fait rechercher l'auteur dans un groupe, la pensée leur vient-elle qu'ils vont ou pourraient se trouver dans telle ou telle situation désagréable, attire-t-on par une réflexion, par un geste, l'attention sur eux, aussitôt une sensation de chaleur subite empourpre la face, le cou, le thorax, le bassin et les extrémités se couvrent d'une sueur froide[1]. Les yeux deviennent plus brillants, les oreilles bourdonnent et résonnent de coups violents dans le tympan, et le cerveau congestionné est incapable de penser : le tout s'accompagne de vertiges, tandis que le malheureux, atteint de cette infirmité, n'a qu'une idée : fuir[2]. Il se rend compte qu'il est ridicule et rougit d'autant plus que sa coloration anormale le désigne à l'attention de tous. Parfois il oppose à la timidité un moyen de défense : la colère ; mais le plus souvent, il déploie des ruses extraordinaires pour éviter cette congestion qui lui est des plus pénible. Aussi préfère-t-il les temps froids aux temps chauds qui donnent une raison d'être à sa coloration, ou plus souvent, il fuit le monde et recherche la solitude. Le neurasthénique est souvent un timide, c'est aussi un inquiet[3]. Remarquons d'abord que les individus les

1. Je dois également signaler une sudation anormale sans cause appréciable de tout le corps, surtout des extrémités, laquelle s'accompagne souvent d'une sensation de refroidissement. Les mains sont humides et glacées de même les pieds alors que la température est moyenne ou même élevée.

A rapprocher aussi les modifications de la circulation, perçues par la conscience : alternatives d'augmentation et de diminution de la tension artérielle, le tout en rapport sans doute, avec la circulation capillaire périphérique et viscérale, laquelle doit présenter des spasmes ou au contraire des vaso-dilatations, lesquelles influent sur l'hydraulique du cœur. Il y a, si je puis m'exprimer ainsi, une véritable chorée circulatoire.

2. La timidité a été étudiée en détail par Hartenberg dans son ouvrage : *La Timité et les Timides* et si mes souvenirs sont exacts, par Pitres et Régis, et L. Dugas, *La Timidité*, F. Alcan, éditeur. La peur de rougir, Hoshem, *Paris médical*, 5 juillet 1913.

3. Paul Guigou a bien décrit ce mal qu'est l'inquiétude :

Il est mort, il est mort son tourment est calmé.
Il était anxieux de rencontres fatales,
Peureux de l'aventure en l'ivresse de mai,
Il aimait trop l'amour et n'avait pas aimé,
Mais pleurait, écoutant les flutes nuptiales.

(*La maison solitaire*).

Ame d'automne, née en l'automne des âges,
Aux yeux toujours partis en de lointains voyages,
Cœur errant et fidèle et partout attaché.
Le charme de la mort et celui de la vie
Mêlaient leur influence en toi, cœur inquiet.

(*Sous la lune d'automne*).

Interrupta. PLON ET NOURRIT, *Éditeurs*.

plus normaux peuvent avoir de l'inquiétude dans certaines circonstances de la vie, mais, précise et passagère chez ceux-ci, elle est, chez ceux-là, vague, sourde et continuelle.

Parfois elle atteint un degré de plus et s'accompagne d'une sensation physique douloureuse. C'est alors l'angoisse anxieuse, l'une des sensations les plus pénibles que l'on puisse éprouver [1]. « Toujours, écrit Goncourt [2], à la date du 8 novembre 1881, l'attente des choses embêtantes et la sortie de mon chez moi dès le matin, des journées pleines de prévisions pessimistes pour le restant de ma vie ». Il semble que l'on est sous le coup d'une catastrophe, d'un événement tel que la vie en sera bouleversée complètement; le cœur bat précipitamment, les bruits en sont claqués et métalliques, il y a une véritable danse des vaisseaux, la temporale flexueuse est animée de battements, le pouls est dur, tendu, dicrote, légères sueurs au front, à la région dorsale, aux extrémités qui deviennent froides. Sensation de contriction au niveau du larynx, dans la région précordiale, avec impression pénible d'un poids au niveau de la poitrine, les mouvements de la cage thoracique sont diminués d'amplitude, enfin même sensation au creux épigastrique. Le patient sent le contenu de son intestin devenir liquide; il y a des gaz, de la diarrhée, de la pollakiurie et de la polyurie. En outre il est envahi par un sentiment de peur irraisonnée, mais à l'inverse de l'inquiétude habituelle, lorsque le neurasthénique lutte contre cet état, il découvre toujours, et se donne à lui-même une bonne raison pour craindre; il lui faut faire un véritable effort pour se convaincre d'agir.

J'ai eu l'occasion d'observer le fait suivant : le malade étant obligé de par ses occupations de sortir le matin; cette première sortie était toujours, pour lui, accompagnée d'inquiétude; dans les moments de dépression il ressentait en

1. C'est l'attente anxieuse de Freud. *La névrose d'angoisse* de Krishaberg.
2. « En ce moment-ci j'aimerais aller une huitaine dans une campagne où le facteur ne viendrait jamais (Goncourt, *Journal*). » Fasquelle, éditeur.

outre, une véritable angoisse qui n'était pas celle qui accompagne l'agoraphobie; d'abord imprécise s'apercevait-il alors, du non-sens de ses alarmes, aussitôt surgissait dans son esprit une phobie variable, mais ayant surtout pour sujet le contenu des journaux et les nouvelles pénibles qu'il y pourrait puiser. L'angoisse anxieuse sans objet se transformait en une obsession accompagnée des mêmes symptômes physiques que précédemment d'une durée plus ou moins longue.

Une forme particulière de l'inquiétude est le sentiment d'abandon [1]. Une circonstance se présente-t-elle, un départ, une modification dans le nombre des gens qui l'entourent, le neurasthénique a la sensation du naufragé abandonné dans une île déserte. Son premier mouvement est un désespoir égotiste : que va-t-il devenir, que va-t-il faire? Les hommes et les choses lui sont défavorables, il ne peut lutter contre eux. Il se sent petit et accablé, moins vis-à-vis de la société que de la nature.

J'ai vu ce même état mental se produire chez un phobique un jour d'hiver [2], au ciel lourd de neige, sur une place dé-

1. « Le terme de sentiment de « détresse » employé par Hartenberg me paraît bien convenir aux impressions subjectives accusées par les patients. Psychologie du Neurasthénique, Hartenberg, page 94 et *Journal de Psychoogie*, mars-avril 1905.

2. Il est curieux de voir combien le neurasthénique associe facilement la couleur de ses pensées à l'aspect triste ou gai de la nature; ainsi ces vers de Verlaine en sont un bon exemple ;

Il pleut dans mon cœur
Comme il pleut sur la ville.
. . . .
C'est bien la pire peine
De ne savoir pourquoi
Sans amour et sans haine
Mon cœur a tant de peine.

Qu'arrive au contraire la joie et le même auteur d'écrire sur un rythme vif et gai :

Le ciel bleu prolonge, exhausse et couronne
L'immuable azur où rit mon amour.
La saison est belle, et ma part est bonne,
Et tous mes espoirs ont enfin leur tour...

(*Extrait de La bonne Chanson*, Messein, *Editeur*).

sorte : véritable sensation d'écrasement où l'on se met à désirer d'être dans un réduit et de se pouvoir couvrir. De même l'annonce d'un événement redouté, produit un semblable effet : sidéré par la nouvelle apprise, on reste sans but, sans direction, sans espérance, tout s'évanouit ; espoir des moissons intellectuelles, rêve de gloire et de bonheur, satisfaction d'amour-propre et de conquête, affections du cœur, tout fuit, tout vous échappe. Il ne reste que le sentiment d'incapacité, de vide de la vie, avec cette certitude que la Providence ne vous a pourtant pas plus mal doué qu'un autre ; l'existence semble terne, grise, peu désirable. C'est l'une des manifestations concrétisées de cette hyperalgie aux émotions déprimantes que l'on trouve chez les émotifs. Elle se caractérise par ceci que le moindre geste d'une personne affectionnée [1] par le malade est mal interprété. Le neurasthénique oublie plus facilement une réflexion désagréable faite dans un moment de colère qu'un manque d'attention, et cela se comprend, car la colère fait souvent dépasser la mesure, de lui-même, l'auteur responsable reviendra sur sa déclaration ; il a mille raisons pour s'en excuser, tandis qu'un manque d'attention est voulu, la réflexion, la délibération interviennent dans la détermination.

Voici donc notre neurasthénique contrarié par un geste ou une parole souvent mal interprétée [2]. Dès lors son imagination va travailler sur cette donnée primitive. On a cherché à le froisser, et qui a fait cela ? Quelqu'un qu'il se figurait tenir à lui ; et, de cette constatation, il tire une immense

1. Souvent ainsi la main qu'on aime
Effleurant le cœur le meurtrit ;
Puis le cœur se fend de lui-même,
La fleur de son amour périt.

Le Vase brisé, SULLY-PRUDHOMME, A. LEMERRE *Éditeur*.

2. Très malheureux les nerveux en leurs amitiés, dans la préoccupation d'un ami dans sa mélancolie, ils se figurent trouver un refroidissement de son affection, et se font à ce sujet de folles circumvagations et d'imbéciles imaginations (Goncourt, *Journal*, juillet 1891). Fasquelle, Éditeur.

peine, puis il va plus loin, logique malgré tout dans son ressentiment, pourquoi tiendrait-on à lui ; il n'a rien qui puisse attirer ni retenir l'attention. Il se révolte alors car il sait posséder telle ou telle aptitude qui lui permettrait d'atteindre tel ou tel résultat. Oh! s'il y pouvait parvenir? Mais il prend conscience de son incapacité, de son aboulie. Sans doute, tels et tels ont réussi, mais ils ont trouvé des circonstances qui les ont favorisés. Puis, peu à peu, il oublie les amitiés précieuses qui l'entourent, le dévouement journalier des siens dont le souvenir s'estompe jusqu'à disparaître. Il est seul, bien seul dans la vie, incapable de rien produire, d'être utile, de mettre en œuvre ses qualités, dont, dans un dernier soubresaut de tout son être, il prend encore conscience, pris de dégoût pour une vie qui lui semble trop uniforme, sans but, sans joie, il envisage le suicide comme l'ultime ressource à ses maux[1].

Alors que le suicidé ordinaire en arrive à l'exécution pour échapper à une situation qu'il considère comme une impasse, ou, sous l'influence de sentiments qui l'étreignent et le poussent, chez le neurasthénique il n'en est généralement pas de même. Sans doute c'est bien l'ennui, les difficultés de

1. Voici résumée par M. Martha la réponse de Sénèque à Serenus qui lui avait demandé une direction de vie. Celle-là semble s'appliquer plutôt aux sujets décrits par Le Savoureux dans sa thèse sur le spleen, malgré tout je la place ici car elle représente le déroulement logique des idées par lesquelles passent certains neurasthéniques envisageant l'idée de suicide. « Pour s'échapper, pour se fuir, on se lance dans des voyages sans fin, on promène sa douleur de rivage en rivage et sur la terre comme sur la mer, on ne fait que s'abreuver des amertumes de l'heure présente. Dans cette défaillance morale, on finit par ne plus endurer ni peine, ni plaisir, par ne plus supporter sa propre vie. Alors viennent les pensées de suicide pour sortir de ce cercle où l'on n'a plus l'espoir de trouver rien de nouveau ; la désolante uniformité de la vie vous arrache ce cri : « Quoi! toujours la même chose. »

Printemps si beau, ta vue attriste ma jeunesse :
De biens évanouis tu parles à mon cœur ;
Et d'un bonheur prochain la riante promesse
M'apporte un long regret de mon premier bonheur.

(SAINTE-BEUVE).

l'existence, la non-réussite qui le feraient agir, mais chose curieuse, très rarement il ne se met en tête de rechercher les moyens d'exécution. Il pense au suicide, ou plus exactement, il s'imagine mort, se dédouble, se voit étendu sur sa couche funèbre, assiste à ses propres funérailles, mais surtout ce qui ravit ses oreilles, c'est le concert d'éloges posthumes que lui vaudront les dons qu'il possède, qualités qui n'ont pas été appréciées de son vivant, mais qui, après sa mort, au recul du passé, s'imposeront à tous sans exception. Il lui vient alors des idées d'ambition, d'activité; s'il pouvait laisser une œuvre d'ordre quelconque, mais anonyme, et dont le véritable auteur ne serait connu qu'après sa mort. Puis brodant sur ce thème, il s'envole avec sa chimère, le rêve pour une fois lui rendra service en l'entraînant loin de sa misère, et lui procurera l'engourdissement physique et moral, repos au milieu de ses angoisses, sorte de nirvanah passager promis par Boudha à ses fidèles adorateurs.

L'idée de suicide se présente aussi sous la forme suivante : le patient craint de se jeter par la fenêtre, mais ceci est plutôt une phobie que l'idée de suicide proprement dite. Cette forme se rencontre surtout chez les neurasthéniques passagers ayant comme unique *primum movens* de leur affection un excès de fatigue intellectuelle et morale ou une auto-intoxication d'origine gastro-intestinale le plus souvent.

Est-ce à dire que le neurasthénique ne se suicide[1] jamais? Pendant longtemps j'ai pensé qu'il fallait une infection, une intoxication surajoutée; actuellement j'admets que le suicide

1. Pour Camus (*l'Asthénie primitive*, page 71) le suicide dans l'asthénie serait aussi fréquent que dans la mélancolie et serait causé moins par la force de l'impulsion que par la faiblesse de l'obstacle. — Cette opinion se rapproche de celle de Deschamps qui croit à la fréquence relativement grande du suicide.

Traitant des réactions des douleurs inhérentes au doute, M. Sollier est amené à s'occuper des obsessions et parmi celle-ci de l'obsession du suicide, (*Le Doute*, par P. Sollier, F. Alcan, éditeur, page 222). Bien que peu fréquent, il est des cas dit-il où certains obsédés « lassés de la vie obo-

ne se rencontre jamais chez les neurasthéniques passagers, mais je crois que, bien que rare, l'idée peut être mise à exécution par les neurasthéniques constitutionnels (les seuls à mon avis), et ce fait n'a rien d'étonnant si l'on considère les manifestations morbides que leur vaut le mauvais fonctionnement de leur système cérébro-spinal.

Le caractère de l'émotif présente, homologue de l'hyperesthésie tégumentaire, une irritabilité bien spéciale étudiée précédemment et sur laquelle nous revenons ici ; de même qu'il réagissait par une hyperalgie morale aux émotions déprimantes, il peut aussi réagir en sens contraire. Une chose curieuse, c'est la sensation pénible que lui suggère le frottement ou le contact d'une personne quel que soit son sexe. Vient-on à le toucher, il se tasse, se fait petit, se tourne de façon à éviter ce contact ; s'il n'y peut parvenir, c'est une bouffée de colère qui le fait agir et parler.

Dans la vie cette irritabilité se fait jour pour une vétille ; un mot, une réflexion suffiront pour mettre l'émotif hors de lui. Suivant son tempérament il réagira de façon différente. Le bileux, sans élever la voix, fera des réflexions désagréables ; le sanguin ou nerveso-sanguin, se mettra dans une colère folle accompagnée parfois (même chez les mieux élevés) de gros mots et d'expressions ordurières ; le nerveux simple se dépensera surtout par des gestes et des cris, après quoi il tombera à plat et sollicitera humblement son pardon.

C'est chez les sujets de ces deux derniers groupes que l'on rencontrera ce besoin d'activité désordonné qui caractérise certains neurasthéniques. Il leur est impossible de rester assis tranquillement ; ils ont besoin d'aller, venir, ils ont des impatiences dans les jambes ; ne peuvent demeurer silen-

minable qu'ils mènent, finissent par recourir au suicide ». — Page 317 du même ouvrage il s'occupe de l'impulsion au suicide à laquelle finissent toujours par succomber « certains obsédés et douteurs non phobiques, comme les obsédés à impulsions génitales » ; dans les lignes qui suivent l'auteur explique par quel mécanisme.

cieux ; ils entreprennent plusieurs choses en même temps que, d'ailleurs, ils ne mènent jamais à bien.

C'est le type des éparpillés[1] dont Payot, dans son ouvrage sur l'éducation de la volonté, a donné une description tout à fait typique. Le fond de leur caractère est la mobilité, leur apparence d'activité n'est que la manifestation de leur instabilité psychique.

Comment donc expliquer cette hyperactivité émotive analogue à l'hyperactivité motrice des organes, s'alliant à cette dépression, cette sensation de fatigue physique intellectuelle et morale. Diverses explications en ont été données. D'après M. Janet « si un phénomène devient impossible, la force qui devait être dépensée pour sa production, est employée à produire d'autres phénomènes parmi lesquelles les crises d'agitations forcées et l'angoisse. Ce sont des dérivations de l'énergie primitivement libérée[2] ».

Savini[3], en étudiant le type constitutionnel sympathique me semble avoir donné une explication beaucoup plus précise : « L'expression des émotions, dit-il, est étroitement liée au fonctionnement des ganglions de la base du cerveau, de la couche optique surtout..... La couche optique représente,

1. Ce sont les agités dont Dromard oppose l'activité stérile à celle des vrais actifs. *Le Rêve et l'Action*. E. Flammarion, Editeur, page 29.

2. *Obsessions et psychasthénie*, page 555 et suivantes. F. Alcan, Éditeur.

3. Dans un article de la *Presse médicale* du 20 septembre 1913, M. Laignel Lavastine a étudié les sympathoses, syndromes conditionnés par des troubles du sympapathique et parfaitement explicables si l'on adopte la théorie de Savini. Voici un résumé de ces sympathoses qui peuvent être :

a) « *Sensitives* (névralgie solaire, rachialgie, algies à point de départ souvent ganglionnaire et à épanouissement viscéral, etc.) ;

b) *Circulatoires* : cardiaques (certaines angines de poitrine, tachycardies, bradycardies arythmies, palpitations) ou vasculaires (angiospasmes, crises hypertensives, congestions actives et les variations de pression, dont la fréquence et la brusquerie constituent une véritable *ataxie vaso-motrice*) ;

c) *Lisso-motrices*, dont les plus fréquentes sont oculaires (syndromes de Basedow, de Claude Bernard — Horner) ou *gastro-intestinales* (entéro-névrose muco-membraneuse, spasmes digestifs, œsophagiens, gastriques, pyloriques, intestinaux, coliques) ;

d) *Sécrétoires* externes (rhinorrhée, sialorrhée, diarrhée, crises sudorales)

par conséquent, un centre spécialement dévolu aux mouvements automatiques et involontaires, aux mouvements émotionnels ou psychiques qui ne se trouvent pas directement sous la domination de la volonté ; cette conception due aux observations de Bechterew [1], Nothnagel et Brissaud a été accepté par bien d'autres auteurs (Sternberg, Anton, Probst). Il n'y a pas que la catégorie des mouvements involontaires d'expression qui dépend des couches optiques, mais aussi les fonctions, ou plutôt les réactions organiques qui accompagnent d'habitude les émotions : accélération de la respiration, phénomènes cardio-vasculaires et secrétoires, comme la secrétion des larmes, mouvements de déglution de l'estomac, de l'intestin, de la vessie, etc. De cet exposé se dégage que, parmi les ganglions basaux de l'encéphale, c'est le thalamus spécialement qui représente le centre coordinateur des groupes musculaires préposés à l'expression des émotions et

ou internes (certains diabètes ou syndromes d'Addison ou de Basedow) ;

e) *Trophiques* (arthropathies des syringo-myéliques, la gangrène de Raynaud) ;

f) *Sympathoses complexes*, qui ne sont que l'association de plusieurs syndromes sympathiques univoques plus ou moins généralisés. »

Le professeur Grasset a réuni, sous le nom de *névropathie psycho-splanchnique* ou *cérébro-viscérale*, un ensemble de symptômes caractérisé par des troubles fonctionnels circulatoires, digestifs et respiratoires avec hyperesthésie, des obsessions à l'occasion de ces sensations cénesthésiques, l'exagération de ces sensations par ces obsessions même et la hantise phobique d'affections organiques correspondant aux troubles splanchniques ressentis. C'est, selon le mot de M. Grasset, la *psycho-névrose de tout le domaine du vago-sympathique.* » Reproduit d'après l'analyse donné dans le carnet du mois, 1914. Poinat, éditeur.

Ce type de caractère se rapproche à mon avis de ce qui a été décrit par M. Dupré sous le nom de constitution émotive (Encéphale, avril 1910 et *Paris-médical*, 7 octobre 1911).

1. Les voies suivies par les mouvements involontaires qui font contracter les muscles destinés à exprimer les émotions passent à travers les couches optiques, une des parties les plus profondes de la masse cérébrale. Le plan supérieur de la volonté et le plan inférieur des émotions ont là leur point de jonction, pour mettre en action les muscles qui produisent tous les mouvements caractéristiques des passions (Bechterew d'après Mosso, *La Peur*, p. 41). F. Alcan, éditeur.

que ce centre se trouve, à son tour, mis sous l'hégémonie de l'écorce cérébrale, laquelle exerce sur lui une étroite action tonique inhibitrice [1]. »

Une lésion organique des centres cérébraux ou des faisceaux qui les unissent aux couches optiques affranchissent celles-ci de leur action et produisent cette « labilité », cette « instabilité, » des couches thalamiques. « Or, ajoute l'auteur, étant donnée l'affinité très grande des centres nerveux pour les produits toxiques [2], il n'y a rien que de naturel à présumer que l'exercice en excès de la thyroïde ou une modification de ses produits, agissent sur les centres nerveux et produisent un effet analogue à ce que produirait une véritable section entre les centres cérébraux de l'écorce et les ganglions sous-corticaux [3]. » Cette donnée valable, pour la thyroïde, doit l'être pour tous les agents chimiques, physiques,

1. La constitution émotive comprend d'après son auteur M. Dupré les signes spécifiques suivants :

1° « Exagération dans leur instantanéité plutôt que dans leur vitesse des réflexes tendineux, pupillaires et cutanés ;

2° Hypéresthésie sensitive et sensorielle ;

3° Le déséquilibre des réactions motrices et sécrétoires ;

4° La tendance aux spasmes, notamment dans les muscles lisses ;

5° Le tremblement ;

6° Intensité et diffusion anormales des effets physiologiques et psychiques des émotions. Hypérémotivité, hyper-affectivité et affaiblissement volontaire. » (*La constitution émotive*, par Maurice Fourcade, Paul Dupont imprimeur.

2. Congrès de Londres (août 1913). MM. Guillain et Laroche concluent de l'étude des affinités de différentes toxines et de différents poisons, qu'un grand nombre d'accidents nerveux ou de troubles mentaux, dont la pathogénie échappe, sont sous la dépendance de la fixation de poisons sur certains territoires du névraxe.

3. Divisons le cerveau par la pensée en deux parties, l'une profonde ou inférieure située à la base des hémisphères forme la continuation plus directe de la moelle, c'est le centre des mouvements involontaires provoqués par les émotions, et l'autre, la partie supérieure, constituée par les circonvolutions doit être considérée comme le siège des mouvements volontaires. Chez l'enfant lorsque les cellules se multiplieront, il acquerra la volonté et la parole qui lui manquent..... mais la distinction entre ces deux parties des centres nerveux persistera toute la vie (Mosso. *La Peur*, p. 39). F. Alcan, Editeur.

biologiques et psychiques qui agissent à des degrés divers sur les cellules cérébrales. Tout ce qui est capable de modifier, diminuer leurs aptitudes fonctionnelles doit donner lieu aux réactions décrites par Savini en y ajoutant cette notion fondamentale, apportée également par lui, que l'aptitude à réaliser ce syndrome sous l'influence des conditions décrites plus haut est un habitus constitutionnel particulier transmis par hérédité similaire ou alterne, tout au moins congénital[1] différent d'intensité ou d'expression chez les membres d'une même famille.

Ce tempérament se rencontre, d'après Savini, surtout chez les femmes et chez certains hommes, constituant un stigmate de féminisme et par suite, de dégénérescence organique quoique la plupart des individus chez lesquels on le rencontre, possèdent une intelligence normale ou même supérieure (dégénérés supérieurs).

Je ne saurais, pour ma part, en tirer cette conclusion dernière. Oui il est des hommes qui sont femmes par certains côtés du caractère. Chez les vaso-moteurs de Savini (type fréquent chez les neurasthéniques constitutionnels) j'ai remarqué souvent chez eux un besoin de mise en scène : grands gestes analogues à ce que l'on constate chez les hystériques, besoin de se faire plaindre etc. Restés seuls, ils n'ont plus de raisons pour jouer cette sorte de comédie, mais, ce qui domine, c'est le fait lui-même dont ils se plaignent. De ce que ce syndrome se rencontre chez la femme, il ne s'ensuit pas, à mon sens, que sa constatation chez l'homme soit *ipso facto* le symptôme d'une dégénérescence d'ordre nerveux. Il faut admettre que l'immense majorité des femmes sont des dégénérées ou bien qu'il ne devient une tare que si ce caractère est rencontré chez l'homme. Admettons, pour un instant, cette

1. « Régis a fait observer la coexistence fréquente du tempérament arthritique et de l'émotivité, celle-ci exagérant leurs réactions vaso-motrices qui réagissent à leur tour pour accentuer leur prédisposition à l'artério-sclérose ». (Fourcade, *loc. cit.*, page 28).

théorie, mais où je ne comprends plus, c'est que vous considérerez comme un dégénéré, celui-là même dont l'instant d'après vous êtes obligé de reconnaître la supériorité dans le domaine de l'esprit [1]. Je trouve qu'il y a antinomie entre les deux termes et quoi qu'il soit d'usage, pour la grande majorité des auteurs de les réunir l'un à l'autre, j'avoue ne plus comprendre. Si c'est un type de caractère que vous considérez comme malade, j'ai alors le droit de demander par rapport à quel autre. Il faudrait d'abord me démontrer que le fait de vaincre ses émotions, de les réduire à rien, constitue une supériorité. Or ce sont précisément les êtres au cerveau le plus rudimentaire ou complètement déprimé chez lesquels on constate cette absence d'émotions [2], et, d'autre part, s'ils sont des dégénérés comment sont-ils supérieurs sur d'autres points. Il faut admettre alors que le cerveau ne forme pas un tout [3], car dans l'opinion contraire, nous devons croire qu'il fonctionne mal pour certaines choses, alors qu'il est de fonction parfaite pour tout le reste. Dans ces conditions, une partie seulement de ce cerveau est en hypofonctionnement et, dès lors, l'épithète de dégénéré, dont on gratifie son possesseur, est impropre. On est arrivé à confondre dans la même classe les fils d'alcooliques, des mentaux, bref, tous les débi-

1. « L'émotivité est surtout l'apanage des gens intelligents ; ils sont capables de tous les modes de l'activité intellectuelle; et quoique leur intelligence soit l'humble esclave de leurs sensations, elle tire sa supériorité de l'abondance même et de l'acuité de ses sensations : « dans le royaume des sensations, disait Arvède Barine, le superhomme c'est le névrosé ». D'ailleurs parmi les écrivains et les artistes supérieurs, dont nous connaissons le psychisme intime, ne trouvons-nous pas les plus belles manifestations de l'émotivité jusque dans ses formes les plus morbides ». Fourcade, *La Constitution Emotive*, page 33.

Il ne faut pas vouloir unir le caractère qui plonge au plus profond de l'inconscient et sur lequel nous ne pouvons guère agir et l'intelligence qui peut être développée, modifiée.

2. *Psychologie de l'idiot et de l'imbécile* de Sollier. F. Alcan, éditeur.

3. Je dois reconnaître que l'opinion peut se soutenir. Voir l'indépendance fonctionnelle des deux hémisphères. *Thèse de Bérillon* et dans un traité quelconque la classification des aphasies.

les dont le premier terme est le « *dégénéré supérieur* » pour en arriver au dernier qui est l'idiot. En somme, les aliénistes font de l'arriéré, le frère proche de celui qui ne s'en distingue que par le qualificatif de supérieur qu'ils ont daigné lui octroyer.

Le raisonnement m'apparaît trop simpliste, je crois plutôt que le *dégénéré supérieur* est l'homologue des individus les plus rassis[1] et n'en diffère que par l'absence ou l'amoindrissement d'une propriété inhérente à l'espèce humaine que nous possédons tous à des degrés divers et qui s'appelle le bon sens. Baptisons-le, si vous voulez, d'un titre d'allure scientifique et nommons-le « le contrôle cérébral ». C'est, dit Vittoz[2], une faculté inhérente à l'homme normal, destinée à équilibrer le cerveau inconscient et le cerveau conscient. Nous admettrons qu'il y a équilibre cérébral lorsque chaque idée, impression ou sensation, est contrôlée par la raison, le jugement, la volonté, c'est-à-dire qu'elle peut être jugée, modifiée ou écartée[3]. »

1. *L'homme normal* « le médiocre bien portant de *Lombroso* ». « Ce gaillard tout à fait réussi, produit de l'habitude, manquant de fantaisie, raisonnable, *orné* de toutes les vertus de la médiocrité, menant une vie honorable grâce à la médiocrité de ses exigences ; concevant lentement, et traînant avec une patience touchante tout le fardeau des préjugés dont il a hérité de ses pères. » Tardieu l'Ennui, *Revue philosophique*, 1900, p. 1, cité par Fourcade, dans *La Constitution Emotive*.

2. La rééducation du contrôle cérébral, Vittoz, Maloine, éditeur.

3. A l'appui de cette idée je dois citer ce passage des *Principes de Psychologie* de Spencer (1855). « Le mouvement moléculaire développé par un stimulant dans un centre nerveux quelconque tend à se propager toujours suivant la ligne de moindre résistance dans toute l'étendue du système nerveux. Les sentiments d'un ordre quelconque modérés ou violents qui de temps en temps surgissent dans la conscience sont les corrélatifs des ondes nerveuses qui sont engendrées sans interruption et sans interruption se répercutent dans l'étendue du système nerveux. Le courant nerveux constitué par cette onde engendrée d'une manière permanente agit simultanément sur les viscères et les muscl olontaires ou involontaires. Donc sans organe de régulation, d'harmonisation production irrégulière du flux nerveux, propagation et libération suivant la ligne de moindre résistance, c'est-à-dire par les centres psychiques inférieurs, d'où modification, altération, disparition des sentiments, de la motricité, sensibilité du fonctionnement des viscères. »

Eh bien ! ce qui manque aux dégénérés supérieurs, c'est précisément ce contrôle cérébral, ce grain de bon sens, différent de l'esprit, de l'intelligence, qui vous fait apprécier sainement les choses et vous situe dans la hiérarchie humaine dans la classe de cerveaux à laquelle vous appartenez moralement et intellectuellement [1].

Suggestibilité

C'est par l'auto-suggestion que le neurasthénique se crée un certain nombre de malaises. Il amplifie, exagère quelques modifications de son organisme que sa grande sensibilité font passer de l'inconscient dans le conscient. Se préoccupe-t-il de sa santé ? Il croit ressentir des symptômes qui restent négatifs et n'arrive pas à les matérialiser comme l'hystérique. Paul-Émile Lévy, dans son ouvrage sur « L'éducation rationnelle de la volonté et son emploi thérapeutique » nous montre que celle-ci peut modifier, faire disparaître non seulement une douleur morale, mais encore les manifestations pénibles ayant un substratum anatomique. Cette méthode consiste à maintenir dans le subconscient la sensation douloureuse; la volonté lui refuse l'accès près des centres psychiques supérieurs, seuls qualifiés pour apprécier le plaisir et la douleur, les deux termes extrêmes et derniers de l'acti-

1. L'émotivité n'est pas certes une preuve absolue de supériorité mais alliée à l'intelligence elle y contribue pour une grosse part confirmant ce que j'avance ; Regis termine ainsi son étude sur Jean-Jacques Rousseau : « il m'apparaît non seulement comme un grand écrivain, mais comme une « nature tendrement exquise, comme un être essentiellement doux et bon, « dont les défaillances morales relevaient de la morbidité plutôt que du vice ; « et qui, suivant la juste opinion de Brunetière, *puisa dans sa sensibilité « hyperesthésiée, avec le principe de sa névrose délirante celui même de son « talent...* Pauvre J.-Jacques ! t'étudier dans ton essence intime, dans la vie « de ton corps, de ton cerveau et de ton cœur, c'est voir ce que tu fus, « le plus humain, le plus délicat et le plus douloureux des génies. »

vité. Par ce même mécanisme, la volonté, en maintenant dans le champ de la conscience une sensation subjective, est capable de réaliser ou de faire percevoir une impression périphérique ou interne qui n'existe pas. Or, c'est sur le terrain de la sensibilité obtuse que le neurasthénique se crée ses fausses sensations. S'ensuit-il qu'il soit suggestible ! Oui et non. Il est d'un caractère confiant et, comme tel, admet assez facilement les affirmations qui ne l'intéressent que très indirectement. Mais lorsqu'il est lui-même en jeu, ou qu'il s'agit d'une chose ayant rapport à l'une de ses obsessions présentes, il n'en va plus de même. Il devient volontiers méfiant, il lui faut des affirmations répétées ; très confiant à l'égard de son médecin, il admet assez facilement les affirmations de ce dernier, et n'offre pas aux raisonnements qu'on lui fait la passivité du mélancolique ; il ne demande [illegible]à se laisser convaincre ; encore faut-il, cependant, épuis[illegible]s arguments et les objections qu'il présentera. Est-ce là une preuve de suggestibilité ; pas plus que lorsqu'un patient quelconque, après avoir consulté l'homme de l'art, accepte sans difficulté le pronostic de ce dernier.

Sans doute, le neurasthénique a une facilité particulière pour se suggestionner ; c'est ainsi que chez lui les phobies, les obsessions [1] sont fréquentes, mais il cherche à lutter contre elles et c'est moins de la suggestion qu'une manière de réagir propre à son cerveau ; jamais il ne réalise des symptômes physiques analogues à ceux de l'hystérie ; jamais de parésie ou paralysie. Jamais il n'a tendance à objectiver des phantasmes : ses idées déraisonnables.

Les tics et impulsions qu'il présente ne sont pas comme on le pourrait croire une conséquence d'une suggestibilité plus grande. Sans doute « une idée est un acte en puissance » qui tend à se concrétiser avec d'autant plus de facilité que les arguments de l'ordre sensible sont plus nombreux et

1. Si on lui demande d'affirmer la réalité de ses craintes il finit par convenir en général qu'il n'est pas très sûr.

plus impératifs ; mais cette poussée de mobiles n'est pas une conséquence de la suggestibilité plus grande[1]. La volonté, non seulement, n'est pas consentante, mais lutte faiblement. Pourquoi ne pas admettre pour expliquer tics, impulsions, manies, une activité réflexe considérable dans le domaine des actes, un mode de défense dans celui de la pensée ?

1. Babinski et Bouveret, *Emotion et Hystérie*, page 20, admettent certains symptômes secondaires liés à la suggestion mais alors ces derniers sont de véritables accidents hystériques; tandis que pour les autres la psychothérapie n'a qu'une action limitée analogue à l'influence produite par le médecin sur tout malade.

CHAPITRE IV

SYMPTOMES DE DÉFICIT DU MOI INTELLECTUEL ET DES ÉLÉMENTS FONDAMENTAUX DE SA LOGIQUE

Parmi les opérations intellectuelles (psychiques) proprement dites, nous allons voir des troubles se produire, juxtaposables aux troubles physiques. C'est par une diminution de leurs diverses qualités que se traduira le déficit intellectuel dont nous avons à parler. En présence d'un but que l'on se propose d'atteindre, la conscience évoque les mobiles que lui fournit la sensibilité ; l'intelligence y ajoute les motifs, discute les uns et les autres et nous indique les moyens à employer pour réussir, tandis que la volonté en dernier ressort compare et juge si nous devons oui ou non poursuivre et mettre en œuvre les procédés d'exécution et de réalisation. Sensibilité, intelligence et volonté sont les trois éléments absolument indispensables pour que nous puissions agir ». La statue de Condillac n'ayant pas de sensibilité, reste inerte, l'aliéné dont l'intelligence ne fonctionne plus devient aveugle, le neurasthénique sans volonté est un esclave impuissant. Nous aurons à rechercher chez lui le pourquoi de ces troubles intellectuels, ce qu'ils sont, quelle origine on leur peut attribuer. Sont-ils liées, comme le voudraient quelques auteurs, à une diminution des sensations des organes des sens[1]; l'œil, dit-on, apprécierait moins les couleurs, tout lui semblerait terne et plat, l'oreille moins apte à distinguer les sons aurait son acuité diminuée, l'odorat serait moins sensible aux odeurs, le goût perdrait sa finesse et la différenciation gustative disparaîtrait, enfin la sensation tactile devenue obtuse, le seuil extensif en serait amoindri.

Mais il faudrait démontrer d'abord avant d'accuser d'un défaut de sensibilité l'organe sensoriel que le fauteur de tous ces troubles n'est pas l'attention ; nous savons en effet que l'intensité des sensations varie avec l'attention, l'habitude l'exercice et sous l'influence d'autres facteurs. Pourquoi ne pas admettre que l'attention est la seule coupable. Ce qui tend à me faire admettre cette hypothèse, c'est la constatation que cette pseudo-diminution[2] de la sensibilité sensorielle coexiste avec une hyperesthésie de la sensibilité générale et spéciale. Certains neurasthéniques ont de la photophobie, une lumière vive les incommode, une couleur éclatante peut leur donner une activité temporaire (influence du rouge chez les ouvriers qui fabriquent les plaques photographiques). Le grand bruit des rues fréquentées, les éclats de voix, la fatigue, un choc, un heurt leur sont sensibles. N'est-il pas préférable de penser qu'une excitation donnée, perçue normalement par la conscience, ne l'est plus chez le neurasthénique, soit par suite de l'état de ses cellules nerveuses[3], soit par ce fait que son attention est diminuée, il faut donc pour que l'impression soit perçue, une excitation beaucoup plus forte. Celle-ci ne dépasse-t-elle pas la moyenne normale, elle sera parfois la

1. Hartenberg. *Psychologie des neurasthéniques*, page 107 et Pierre Janet *Les névroses*. E. Flammarion, éditeur.

2. Que je ne nie pas et qui peut exister parfois mais qui semble ne pas être à l'origine des troubles psychiques et n'être qu'une cause secondaire. Ce qui me paraît touché ce n'est pas l'organe sensoriel lui-même mais son centre recepteur cérébral.

3. Soit par suite de modifications anatomiques dans le premier cas ou seulement fonctionnelles dans le second peut-être par les deux causes en même temps.

source d'une sensation agréable, au contraire, va-t-elle au-delà de certaines limites, elle devient franchement désagréable et même pénible [1].

Cette diminution des impressions sensorielles ne saurait donc impliquer ce que M. Janet appelle la perte de la fonction du réel.

Les diverses descriptions qui en ont été données répondent à la réalité des faits [2]. C'est de préférence le matin par les temps gris ou peu ensoleillés, après une nuit d'insomnie ou une période de grande fatigue que l'on éprouve cette impression d'un cerveau encore embrumé. Tout semble ouaté, aussi presque toutes les impressions sont perçues par le cerveau à travers une sorte de brouillard. Cette même sensation est ressentie après un repas copieux ou action quelconque augmentant la pression artérielle, mais celle-là s'accompagne alors d'une tension de plénitude du cerveau, sensation d'un temps terne et gris aux flocons épais de neige en suspension qui semblent s'interposer entre le monde extérieur et la conscience mais alors un effort d'attention dissipe peu à peu ce malaise ; dans le premier cas, la volonté est impuissante. L'on peut rapprocher les deux états et attribuer le premier

1. Tout excitation moyenne est tonique, lorsqu'elle est trop forte elle devient déprimante (loi de Féré).

2. Quand on est très ennuyé la vie perd de sa réalité, il semble, qu'il y ait un nuage dans les images, les spectacles, les passants (*Journal* Goncourt). Fasquelle, éditeur.

Sans avoir été mort ; dit Amiel (*Journal intime*, 1881) je suis un revenant. Les autres me paraissent des songes, et je suis un songe aux autres. Voir aussi l'*Attente*, p. 271, par Hartenberg.

Nos perceptions peuvent être troublées sans que nos sensibilités le soient. *Le Doute*, par P. Sollier, F. Alcan, éditeur, pages 134 et 135. Dans le même ouvrage l'auteur discute la perte du sentiment du réel telle que l'entend M. Janet. Pour le premier et je me rallie à cette opinion « le conflit est entre la connaissance (du malade) et son sentiment ; il sait ce qui est réel, il ne le sent plus ».

Il y a lieu de remarquer que cette perte du réel qui suppose une diminution de l'activité mentale entière s'accompagne d'une hyperactivité de l'imagination chagrine, et d'une richesse d'idées considérable.

à une anémie, le second à une congestion ou à une intoxication des cellules cérébrales par des produits de déchets non éliminés dans le premier cas, à des produits toxiques dérivés de la digestion et charriés par le sang jusqu'au niveau de l'encéphale, dans le second [1].

Troubles de l'attention

L'attention spontanée et l'attention volontaire sont également diminuées : le malade a des yeux pour ne pas voir, des oreilles pour ne pas entendre, et beaucoup de faits extérieurs lui restent pas suite étrangers. Veut-il au contraire concentrer sa pensée, cette concentration n'est jamais très intense, elle reste superficielle et ne peut se prolonger. S'efforce-t-il de lire, il comprend à peine la page qu'il a devant les yeux et tout effort un peu soutenu le fatigue et donne naissance ou accroît la céphalée dont il est atteint. Les yeux se brouillent, la face se congestionne, et tout lui apparaît comme lointain, indistinct, à travers un nuage. C'est par des artifices qu'il arrive à fixer son attention. L'un des meilleurs à employer consiste à diviser le texte en un certain nombre de propositions, à les résumer en une seule phrase, soit en marge du volume ou à part en gros caractères sur une feuille de papier.

Ce défaut d'attention parait lié à la diminution de la mémoire et à cette propriété de l'esprit qu'est l'analyse. Dans les professions libérales, ce défaut d'attention peut compromettre la situation de celui qui en souffre, dans les métiers manuels être l'origine d'accidents du travail. Ce n'est pas s'avancer trop que d'attribuer en outre un certain nombre d'accidents de la circulation à ce défaut d'attention, à cet état de demi-rêve, deux états que l'on trouve associés chez le

1. Ou encore en faire l'une des conséquences du doute.

neurasthénique et qui traduisent encore et toujours la fatigue des cellules cérébrales origine de la maladie. Cette fatigue peut, d'ailleurs, être élective, et frapper de préférence celles de ses cellules dont l'usage est le plus fréquent, comme nous le verrons en examinant les troubles de la mémoire. Il faut rapprocher de la manifestation extérieure de ce processus pathologique cet état mental particulier dans lequel le neurasthénique se complaît ; ce n'est pas le rêve, c'est la rêvasserie ; l'esprit vagabonde d'une chose à une autre ; état vague, difficile à définir sorte de paradis artificiel et tout cérébral, analogue sans doute à ceux que crée le haschich, l'opium et ses dérivés. Là aussi les images sont estompées, enveloppées de vapeurs, le corps s'est comme immatérialisé, le malade est devenu un pur esprit, les émotions ne provoquent aucune réaction, rien ne l'incite ; tout ce qui frappe normalement les sens reste lointain, le cerveau perd contact avec le monde extérieur, seul à seul avec sa chimère le neurasthénique plane loin, bien loin de ses misères de chaque jour. Cette volupté, il la recherche pour la trêve qu'elle apporte à ses maux. C'est l'une de ses façons de réagir en même temps qu'il tue chez lui, en agissant ainsi, la véritable pensée, qu'il la dissout en quelque sorte et anéantit les dernières traces de sa volonté [1].

Troubles de la mémoire

Ceux-ci portent surtout sur les faits les plus proches ; le langage est lui-même atteint ; les noms propres d'acquisition ancienne ou récente sont oubliés ou mal prononcés ; il y a dans la conversation courante comme des impropriétés d'expressions dont le malade se rend parfaitement compte ; le terme exact le fuit.

1. Voir le *Rêve et l'Action*, G. Dromard. F. Flammarion, éditeur. *Les rêveurs passifs*, livre II, chapitre III, page 133 et pages 53-54.

Lit-il ? Demandez-lui de vous résumer sa lecture. Il en est incapable (remarquons d'abord que la mémoire n'est pas seule en jeu et que le défaut d'attention est pour beaucoup dans la diminution de celle-là). Malgré cette restriction, la mémoire n'en est pas moins réellement amoindrie.

J'ai eu la curiosité d'étudier sur un malade cet affaiblissement de la mémoire. Il présentait des variations suivant les jours (température, temps couvert ou clair, les préoccupations, l'état de fatigue physique, l'heure de la journée). Alors qu'il lui fallait d'ordinaire dix minutes pour apprendre un certain nombre de lignes, il en mettait vingt et jusqu'à trente suivant qu'agissaient les facteurs précédents, lesquels étaient différents suivant son état d'esprit. La mémoire est sûrement diminuée, mais dans les limites bien inférieures à ce que pourraient faire croire les faits : cet affaiblissement n'est important que chez ceux que j'appellerai les grands déprimés ; encore n'est-il que transitoire. C'est aux troubles de la mémoire que je rattacherai ces sentiments d'éloignement, de jamais vu [1], de dédoublement, d'étrangeté du moi.

Deux médecins de Rochefort : Bourrut et Burotte ont publié le cas d'un soldat d'infanterie colonial (revoir l'histoire

1. Il existe par ailleurs chez ces malades une sensation de déjà vu sur laquelle j'aurai l'occasion de revenir. C'est peut-être ainsi que l'on peut expliquer la fin des *Fantaisies* de Gérard de Nerval. Celui-ci, dans cette pièce, raconte qu'un certain air entendu par lui ramène en sa mémoire tout un tableau vieux de deux cents ans. C'est un château de brique ceint d'un grand parc, baigné d'une rivière coulant entre les fleurs. Puis, ajoute-t-il, il lui semble encore voir :

> ... une dame à sa haute fenêtre,
> Blonde, aux yeux noirs, en ses habits anciens...
> Que dans une autre existence, peut-être,
> J'ai déjà vue !... et dont je me souviens.

Une idée analogue à celle de G. de Nerval est exprimée par Paul Delair : (sentiment obscur d'une existence antérieure). Tout ce que je voyais je croyais le revoir », dit-il dans l'une de ses pièces.

Au dire de Sollier (Le Doute, p. 130) la sensation du déjà vu, du déjà entendu, du déjà connu est fréquente chez les douteurs obsédés.

dans Ribot[1]) chez lequel existait un dédoublement de la personnalité. Si par l'hypnose on le ramenait en arrière, il agissait, raisonnait d'une façon conforme aux circonstances dans lesquelles il s'était antérieurement trouvé.

J'ai pu observer également un cas d'étrangeté du moi. Après une maladie assez grave, convalescent, le patient se reconnaissait bien physiquement ; cela ne faisait pour lui aucun doute. Mais l'individu moral d'auparavant lui semblait absolument étranger, il ne pouvait les identifier l'un à l'autre ; de là un sentiment de malaise causé par « cette incomplétude ».

On sait que l'identité du moi après intervalle, se contrôle à l'état de santé de la façon suivante : « Le groupe de représentation qui constitue le moi à une époque plus ou moins éloignée est reproduit par la mémoire et se trouve en présence du groupe des représentations qui constitue le moi actuel. Il y a donc, en même temps, réunis dans la conscience ces deux groupes qui sont sensiblement les mêmes. Le jugement les identifie donc spécifiquement, et de là conclut à leur identité numérique. L'image du moi ancien est entièrement superposable au moi actuel et semble ne faire qu'un »[2]. Qu'une mémoire infidèle reproduise imparfaitement les représentations anciennes, je les considérerai comme étrangères, et d'autant plus qu'elles ne seront pas en tout semblables avec les représentations actuelles ; et j'en conclurai que cette remémoration imparfaite d'un état de conscience passé se trouve en dehors de moi, et, par suite, situé dans le monde extérieur.

1. Les maladies de la mémoire, par Th. Ribot. F. Alcan, Éditeur.
2. Psychologie. Boirac.

Troubles du langage

L'on peut rencontrer du mutisme partiel ou total soit par absence de pensée soit qu'il existe une difficulté pour le malade à trouver les mots, les noms propres d'abord, puis les termes techniques. Au moment des digestions ou après un effort physique ou intellectuel, une émotion, bref tout ce qui fatigue l'organisme ou, ce qui revient au même, libère trop brusquement ou en trop grande quantité de l'énergie nerveuse ; il peut exister également un vertige, une obnubilation, un état ébrieux qui l'empêche de parler.

Troubles de l'imagination

Nous avons vu que l'imagination représentative s'est troublée en s'hypertrophiant. Les images de la vie intérieure restent floues. Les associations d'idées se font mal, l'imagination créatrice [1] est elle-même atteinte et cela d'autant plus que l'inattention et l'état de rêverie décrits plus haut se surajoutent à ces troubles. Comment tirer quelque chose de précis, de net, de cet ensemble d'images, la plupart étrangères au sujet auquel on s'intéresse et d'autre part, si imprécises. C'est alors que celui des neurasthéniques qui désire réaliser un travail d'imagination l'abandonne ou lutte contre cette impuissance créatrice. Mais cette lutte épuise l'organisme, le cerveau rebelle reste stérile ; puis devant le spectacle de cette difficulté à produire, la tristesse et le découragement

1. Depuis trois semaines, j'essaie de travailler tous les soirs sans avoir pu écrire une page propre. Rien. Rien. Alors je descends peu à peu dans des noirs de tristesse et de découragement dont j'aurai bien du mal à sortir (Lettre de Maupassant à Flaubert) (cité par Hartenberg, page 116). *Psychologie du neurasthénique.*

font leur office après une tentative de révolte, une philosophie chagrine lui montre le néant de son entreprise, et finalement, la page reste blanche et le sujet anéanti.

Cette même imagination créatrice diminuée lorsqu'il s'agit de faire œuvre utile, est au contraire d'activité augmentée pour tout ce qui constitue les idées noires dépressives; il est vraisemblable que la fatigue des cellules détermine entre elles des associations incomplètes anormales, relie entre eux des centres habituellement séparés et aboutit à la production de réminiscences n'ayant rien de commun qui les puisse réunir, lesquelles éveillent des associations d'idées absolument inattendues.

Troubles de la volonté

Tout acte volontaire comprend les opérations successives suivantes : conception de deux actes contraires, cette notion étant déterminée par l'apparition dans la conscience d'une manifestation de la vie affective ; évocation des mobiles et motifs et délibération, enfin choix et exécution. Dans la neurasthénie, les unes et les autres de ces opérations sont atteintes. Diminution, tout d'abord, des manifestations de la vie affective, celles de la sensibilité chagrine étant augmentées.

Le désir d'agir chez le neurasthénique n'est conditionné que par les mobiles tirés de la sensibilité, et comme l'enfant, s'il hésite, ce ne sera pas sur la détermination à prendre, mais sur les moyens qu'il convient d'employer pour atteindre le but qu'il se propose ; encore ce pseudo-vouloir est-il, presque toujours, automatique ; c'est une impulsion. La sensibilité chagrine, l'égotisme donneront donc naissance à des actes impulsifs, alors que cette même sensibilité ne détermine par ailleurs aucun sentiment capable de mettre en mouvement le mécanisme de la volonté.

Apathique [1], rien ne l'intéresse des grandes idées ou grands sentiments ; viennent-ils à lui traverser l'esprit, à susciter l'image de l'action ; à quoi bon, se dit-il, tenter une chose qui ne réussira sans doute pas ; même si elle réussit, en quoi comporte-t-elle de l'intérêt ; elle ne m'apportera aucune satisfaction ; car à supposer que je réussisse, elle me semblera banale d'autant que MM. X. et Z. ont déjà essayé et presque réussi ce que j'essayerais peut-être en vain. Ne faire aucun effort est un mol oreiller ; et combien il est préférable, au lieu d'agir, de laisser vagabonder sa pensée [2]. Là tout arrive à point : fortune, richesse, satisfactions du cœur ; inhibé par polydéisme, et l'acuité d'un esprit d'analyse des antinomies, douteur par tempérament, il vit sa chimère qui le dispense d'agir et l'objective. Son existence, il la passe à attendre la réalisation de ce qui n'est qu'un rêve, car il est bien obligé de convenir qu'il faudrait encore un début d'exécution pour le concrétiser. N'importe il espère, éternel optimiste, en l'intervention bienfaisante d'une Providence inconnue et indéfinissable. Philanthrope du fait de sa sensibilité, il est individualiste par le caractère. Chez lui le rêve tue la volonté ; il désire et le désir n'étant qu'une appétence passive, n'a pas de tendance à la réalisation. Il y a trouble, dérivation d'un concept normal. Quel jeune homme ou homme jeune n'a l'ambition d'arriver à un but déterminé ; mais ce désir devient alors une idée motrice qui tend à s'accomplir ; le jugement, la raison indiquent ensuite les moyens d'exécution. Là, au contraire, les désirs restent passifs ; il n'y a

1. Et je m'en vais
Au vent mauvais
Qui m'emporte
De ci, de là
Pareil à la
Feuille morte.

(Extrait de *Chanson d'automne*. Verlaine.) Messein, Éditeur.

2. Hertenberg a décrit dans son roman l'*Attente* cette aboulie contemplative. Ollendorff, Éditeur, 1901.

pas, ou à peine, un début d'exécution. L'hystérique rétrécit le champ de sa conscience et de son activité, le neurasthénique restreint celle-ci, mais maintient dans celle-là, et même élargit, objective parfois, ses manifestations émotionnelles ; c'est sa réaction au milieu intérieur. C'est, en somme, ce même état de rêvasserie que nous avons déjà décrit ; mais ici il a un déplorable retentissement sur l'activité, les sentiments n'entraînent plus avec eux la tendance à l'acte, l'émotivité triste reste seule capable de galvaniser, je ne dirai pas la volonté, mais de provoquer les réflexes qui en donnent l'illusion au malheureux ainsi atteint.

A quoi faut-il attribuer cette manière d'être tout à fait spéciale ? Les motifs émotionnels habituels doivent être moins bien perçus qu'à l'état normal : d'autre part, leur évocation dans le champ de la conscience est moins nette et n'apporte pas cette tendance à passer de l'idée à l'acte, qui s'y trouve, pour ainsi dire, contenue et qui fait partie intégrante de tout concept : cette volition pouvant se traduire soit par un acte, ou, au contraire, par une inhibition. N'oublions pas non plus que les sentiments affectifs sont diminués. Le neurasthénique, le déprimé surtout est d'un égoïsme ou plutôt d'un égotisme féroce : parents, femme, enfants, tout lui est indifférent. Le cercle de ses idées ne s'étend pas, pour le moment, au delà du cercle étroit dont il est le centre. Dès lors il ne peut trouver en lui-même, des mobiles suffisants et d'intérêt assez évidents pour le sortir de son apathie.

a) Évocation des mobiles et motifs, délibération

Les motifs ne sauraient non plus exister : nous avons vu que les opérations proprement intellectuelles sont diminuées lorsqu'il s'agit du malade lui-même. Un autre est-il en jeu, l'émotivité à elle seule ne saurait le mettre en mouvement ; bien plus, son jugement lui donne mille bonnes raisons pour rester inerte ; qu'au contraire, la chose l'intéresse directement il n'en va plus de même ; c'est là, alors, que nous verrons les erreurs de jugement les plus considérables. La mémoire est affaiblie, par contre, l'association des idées est d'activité hypertrophiée. Comment arriverait-il à évoquer dans sa conscience l'ensemble des faits, des raisons qu'il doit consulter pour prendre une détermination.

Comment donc pourrait-il délibérer? Au reste, juger c'est prévoir : il est incapable de le faire, car il ne vit que du moment présent ; l'avenir ne saurait l'intéresser.

Mais la délibération elle-même ne se fait pas ou se fait mal, car, ne l'oublions pas, le neurasthénique est un irrésolu et il est tel à cause des manifestations que nous étudierons plus tard ; c'est-à-dire les scrupules « manies, obsessions, phobies, angoisses, réactions inhérentes au doute ou des douteurs contre le doute et son objet » (P. Sollier)[1]. Ayant, nous l'avons déjà constaté, peu de tendance à l'action, que sera-ce lorsque sur le point de se décider les doutes, les scrupules vont l'assaillir ? Au moment où il aura pris une résolution, son esprit inquiet lui en montrera d'un coup les inconvénients, les conséquences lointaines qu'il n'avait pas aperçues la minute d'avant; prend-il une détermination contraire, le même mécanisme se met à fonctionner, il se fait, dans l'esprit un véritable jeu de bascule, une véritable oscillation extrêmement pénible ; dès lors, la résolution à prendre est remise à plus tard. L'habitude se crée d'examiner les choses les plus sérieuses au dernier moment. Lorsque, pressé par le temps, il se déterminera, ce sera au hasard, le plus souvent, d'après la couleur de son esprit. Quitte à regretter sa décision aussitôt après l'avoir prise. J'estime,

1. « J'ai la terreur de l'action... Quand il faut agir, je ne vois partout que causes d'erreur et de repentir, menaces cachées et chagrins masqués. J'ai horreur d'être dupe ; surtout dupe de moi-même, et je me prive de tout pour ne pas me tromper ni être trompé. »

(Fragments d'un Journal intime.)
HENRY-FRÉDÉRIC AMIEL.

pour ma part, que cette façon d'agir est chose détestable, fatalement, l'irrésolution aidant, l'on arrive ainsi à agir sans réflexion. En outre de ces inconvénients d'une détermination insuffisamment mûrie, l'on émousse la volonté.

Faut-il admettre, comme le voudraient certains auteurs[1], un masque de l'irrésolu ; il paraît se rapporter aussi bien à l'étonnement, et j'ai souvent surpris des gens attentifs à un spectacle « avec un front aux rides transversales aux sourcils élevés, à la bouche entr'ouverte », exprimant plutôt l'étonnement, bref, le facies même que l'on attribue à l'irrésolu. Chez celui-ci l'activité mentale au lieu de n'avoir qu'un seul et unique but, se répand sans ordre à travers les centres divers de l'association et y éveille des idées contradictoires qui viennent encore ajouter à la détresse du sujet. L'idée ne s'accompagne plus des mobiles qui la légitiment, elle passe au second plan et c'est alors un véritable jeu de bascule entre celles qui se peuvent présenter à l'esprit..

b) Exécution

La délibération ne peut s'exercer en toute indépendance et nous avons insisté sur l'irrésolution qui empêche le choix. A supposer que le neurasthénique se soit déterminé vaille que vaille, il lui est particulièrement pénible de passer de l'idée à l'acte. Là encore, mille raisons pour ne pas agir. La volition entraîne comme conséquence un certain nombre d'actes à accomplir, or la fatigue physique et morale est la cause d'une répugnance à l'effort[2] qui, dans certains cas, peut être absolue[3].

1. Hartenberg. *Physionomie et caractère*, F. Alcan, éditeur, 1908, et du même auteur, *Psychologie des neurasthéniques*, page 88, le facies de l'inquiet.

2. C'est la manifestation exagérée d'une loi naturelle dite du moindre effort et décrite par Ribot dans son ouvrage *La vie inconsciente et les mouvements*. F. Alcan, Éditeur.

3. C'est peut-être, de tous les temps de la volonté le seul qui importe, car

Parfois, sous l'influence de certains sentiments, le neurasthénique a le courage d'exécuter les actes nécessaires à l'accomplissement de sa volonté. Doit-il, par exemple, faire une démarche, vous le voyez partir l'air décidé, le pas élastique, mais à mesure qu'il approche du but, cette belle assurance disparaît. Combien j'en sais, hélas ! qui, au tiers du chemin, faisaient demi-tour et rentraient au logis. Ici, il s'agit évidemment d'une inhibition dont le *primum movens* est l'émotivité du sujet. Toute décision comporte une majorité d'arguments qui détermine la volonté, mais à côté il existe aussi une minorité antagoniste : par suite de ce mécanisme d'oscillation intellectuelle précédemment décrit (base du doute, dit Sollier), leur apparition brusque dans la conscience inhibe l'acte volontaire, il se produit, si les mots n'étaient pas contradictoires, un véritable réflexe d'arrêt. Ce sont les émotions déprimantes[1] les plus inhibitoires, par conséquent, qui apparaîtront lors de la mise en jeu de la volonté. Celles-là se ramènent en dernière analyse à des réactions contre le doute, la timidité, l'inutilité de la démarche, la compréhension d'une infériorité physique et d'une infirmité morale, l'aboulie.

chez certains neurasthéniques ce n'est pas tant le vouloir proprement dit que le pouvoir qui est diminué. « La volonté, dit Ribot, constate une situation mais ne la constitue pas ». Dans certains cas, la volition doit rester intacte, ses pseudo troubles relèvent de l'asthénie concomitante. Dans d'autres cas, c'est comme le fait remarquer Sollier (*Le Doute*, Préambules, page VIII) « l'incertitude et l'indécision, le doute en un mot » qui empêche d'agir. D'où plusieurs catégories de neurasthéniques au point de vue de la volonté.

Les aboulíques par insuffisance de la volonté, par insuffisance motrice, par insuffisance de la sensibilité, puis les douteurs abouliques. C'est chez ceux-là qu'on rencontre à côté d'une volonté déficiente une énergie du vouloir peu commune pour un but à atteindre quelle que soit l'importance de ce dernier.

1. — Je reste immobile, semblable à l'enfant craintif qui, laissé dans le laboratoire de son père, n'ose toucher à rien, crainte des ressorts, explosions et catastrophes qui peuvent sortir et jaillir de tous les coins au moindre mouvement de son inexpérience.

(*Fragments d'un journal intime*)

HENRI-F. AMIEL.

Cette timidité a pour origine la honte d'attirer l'attention sur soi[1] et la crainte de paraître ridicule ; parfois, il s'y ajoute l'appréhension d'agir. Dans une première étape, le sujet est tout disposé à l'action, il y a un début d'exécution, puis, dans une seconde, il se dit qu'il va se trouver au milieu de plusieurs personnes disposées à railler (du moins le croit-il); peut-être va-t-il rougir, ce qui le rendra tout à fait grotesque; enfin, dans une troisième période, il se demande si la démarche qu'il tente est bien utile, peu à peu s'affirme cette conviction qu'elle est vouée d'avance à un échec.

D'ailleurs, il n'est pas destiné à réussir, il est inférieur ; et c'est l'œil terne, la tête inclinée, les épaules basses, roulant dans sa tête les idées les plus noires qu'il s'en retourne sans avoir rien tenté. Parfois, l'exercice de la volonté est entravé par des phobies, des relations de causes à effet injustifiées, de véritables manies mentales, des tics.

Les plus fréquents sont les suivants : l'un consiste à ne pas dire ce que l'on a dans la pensée, parce que la phrase ainsi dite pourrait entraîner comme conséquence le contraire de ce que l'on aurait constaté. Je m'explique : le neurasthénique a souffert d'une douleur quelconque, il sera difficile de lui faire avouer qu'elle a complètement disparu, car il est persuadé que le fait même de cet aveu suffirait pour qu'un être malfaisant, imprécis, ne lui fasse revenir la douleur absente.

C'est une inhibition verbale, mais il en est de motrices ; le sujet refuse de faire tel geste ou telle démarche, car il n'en saurait résulter pour lui que les plus grands inconvénients.

Chez le timide[2], nous trouverons les mêmes manifestations et l'inhibition aura pour origine la crainte, mais une crainte d'espèce particulière. Cet homme, brave en face un danger véritable, reste sans parler, sans bouger, dans le coin d'une pièce, a peur d'attirer les regards et désire, par une sorte de

1. C'est l'une des origines que lui attribue Hartenberg. Voir *La Timidité et les Timides*.

2. *La Timidité et les timides*, Hartenberg, F. Alcan, éditeur.

pudeur, échapper à l'attention. Il sera d'autant plus démoralisé qu'il y aura plus de paires d'yeux à le contempler. Ce qui l'inquiète ce n'est pas la qualité, mais la quantité de ceux qui le regardent. Il est pour le timide des actions de la vie ordinaire dont l'accomplissement est une vraie victoire sur lui-même. Entrer dans un café, un magasin, demander un renseignement dans une administration à nombreux employés[1].

C'est ce même sujet qui, petit, n'ose quitter sa mère, est médusé lorsqu'il lui faut répondre en classe aux interrogations d'un professeur, qui pourrait souvent résoudre les questions posées, mais n'ose pas, rougit lorsqu'une sottise a été faite, en est accusé et puni à la place du véritable auteur. Jeune homme, c'est celui que les mères de famille traitent de sauvage, les plus indulgentes d'original ; replié sur lui-même, il réagit en affichant un mépris du monde plus superficiel que réel. Dans la vie, c'est le même qui, malgré son envie, l'adhésion de sa raison, son vouloir, laisse échapper l'occasion favorable. C'est encore le même dit Hartenberg qui, pour conquérir « l'amante de son imagination, la femme de son choix, trouve l'éloquence inspirée qui enivre et séduit. Mais tout change dès que la femme existe », bien dire persuasif, audace, habileté s'évanouissent, « il ne reste rien d'un désir intense, d'un projet longtemps caressé, d'une affection souvent sincère et vraie. » La voix s'étrangle, le geste se paralyse, les jambes se dérobent, les yeux se voilent, « l'émotion éclate, brutale, ne laissant en tête qu'une idée, une seule, la fuite éperdue à tout prix. » Le timide mourra fonctionnaire, employé de situation modeste là où l'initiative n'a pas sa raison d'être ; sainte routine, tu es la déesse tutélaire de ces êtres falots qui vivent à l'écart du monde, loin de ses manifestations. Ce sont des individus aux goûts tranquilles, ennemis

1. Pitres et Régis. *L'obsession de la rougeur* (Congrès des aliénistes et neurologistes. Nancy, 1896).

du désordre. Pauvres gens dont personne ne connaîtra les intentions affectueuses, les élans généreux : « il est une partie de leur âme qui ne s'ouvre jamais aux yeux des indifférents », des pensées qui restent cachées ; bref, c'est ce qu'ils ont de meilleur en eux, « de plus tendre, de plus délicat [1], leur sensibilité vibrante de cœur aimant qui sera toujours ignorée ». Ce type de timide se rencontre dans l'existence, et beaucoup d'entre eux sont des neurasthéniques. L'on comprend combien tout acte volontaire leur doit être d'accomplissement difficile. Leur volonté est troublée dans ses trois temps principaux et la perception de cette aboulie par le neurasthénique n'est pas la partie la moins pénible de leur douloureuse histoire. Rien, je crois, n'est plus triste que la constatation, que le sentiment de son impuissance, elle accroît encore l'état de détresse du neurasthénique.

Troubles des opérations de synthèse

L'on constate également des anomalies dans les opérations de synthèse. Elles ont cette particularité de ne se présenter qu'autant que le neurasthénique est en jeu. Il envisage les événements « sans mettre au point sa lorgnette » [2], et les considère tantôt en raccourci, tantôt considérablement grossis.

Tel fait important n'obtiendra de sa part qu'un coup d'œil distrait alors que tel autre insignifiant absorbera son attention pendant des journées.

Au contraire, soumettez à son appréciation la conduite à tenir, comment agir dans des circonstances que vous lui indiquez ; ce ne sera plus le même homme ; vous serez étonné

1. L'*Attente*. P. Ollendorff, éditeur, 1901, Hartenberg.
2. Suivant l'expression du Dr Rauch.

de la sûreté de son jugement et vous vous trouverez bien, d'habitude, du conseil qu'il vous aura donné [1].

Cette logique dont il aura fait preuve, il ne faut plus en parler lorsqu'il s'agit de lui-même. Les opérations intellectuelles sont faussées, la comparaison n'existe plus, il ne compare pas; partant de là, le jugement se trouve également entaché d'erreur.

On rencontre chez lui, un mode de penser particulier, « l'oscillation mentale [2] » ; le sujet hésite à se déterminer. Penche-t-il vers une solution ? il n'en voit plus que les inconvénients et adopte la solution opposée, mais aussitôt et par le même mécanisme, il revient à la première, et cet état qui s'accompagne parfois d'angoisse se prolonge souvent pendant des heures.

Ce sont ces façons de raisonner, ces opérations inhabituelles qui constituent le doute lui-même, lequel représente la base psychique des troubles intellectuels et donne à la maladie l'un de ses caractères les plus pénibles.

L'on comprend tous les inconvénients que peut présenter une telle tournure d'esprit dans la vie de chaque jour. C'est en raisonnant faux, par le même procédé, que le neurasthénique se croit atteint des symptômes de la maladie dont on vient à parler devant lui ou dont il lit la description. Sans doute se rencontre-t-il chez lui un certain degré d'auto-suggestibilité ; mais la faculté la plus atteinte semble bien être le jugement et les opérations intellectuelles par lesquelles se réalise la concept des pensées. Il se laisse dominer par sa sensibilité maladive qui constitue le caractère émotif. Il juge d'après les mobiles, il pense, sent, réagit de même. Les motifs n'entrent pas en ligne de compte. A côté de cela,

1. « Ils sont, dit Sollier parlant des douteurs, pleins de bons sens et excellents conseillers pour les autres » (*Le Doute*, page 177).

2. *Le Doute*, par P. Sollier, page 4 et 5. « Oscillation ou remous et état affectif pénible sont les deux caractères fondamentaux du doute dont la présence simultanée est nécessaire pour qu'il existe. »

nous verrons combien le neurasthénique est logique lorsqu'il s'agit de ses obsessions et phobies : si vous admettez son point de départ, d'ailleurs, parfaitement admissible, souvent il vous sera difficile, dans l'enchaînement des idées, de découvrir le point faible de l'argumentation.

Chez certains neurasthéniques très déprimés, le jugement reste enfantin, la pensée est fantomale, si je puis m'exprimer ainsi ; tout semble se passer au lointain[1], le sujet ne prend, comme je l'ai déjà dit, jamais contact avec la réalité ; ses impressions comme ouatées, n'apportent à son cerveau que des incitations affaiblies et la comparaison ne saurait s'établir dans une conscience où les états présents n'ont pas plus de reliefs que les états passés fournis par une mémoire en déficit. Dès lors, le raisonnement, pas plus que le jugement, ne sauraient s'exercer suivant sa normale, de là ses défaillances, sa mobilité, ses incohérences, ses enfantillages, le décousu de sa conduite et une obéissance passive à ses impulsions, aux incitations de son émotivité.

Il y a lieu, semble-t-il, de diviser en plusieurs catégories les neurasthéniques.

Chez les uns, grands déprimés, l'on constate un affaiblissement de l'intellect proprement dit, dû peut-être, à un trouble profond du fonctionnement de la cellule. Celle-ci, complètement épuisée, est incapable de reprendre une activité temporaire sous l'influence d'une cause excitatrice quelconque.

Chez les autres le raisonnement et le jugement sont encore capables d'entrer en jeu ; mais, soit qu'il existe des contiguïtés anormales de cellules à cellules transmises par hérédité, soit que des idées parasites réalisent momentanément ces anomalies, l'individu ainsi atteint pense et raisonne mal. Que, au contraire (ce qui me fait penser qu'il s'agit d'un trou-

1. P. Hartenberg (*Psychologie du neurasthénique*. F. Alcan, Editeur, page 118) cite la lettre d'un de ses malades où cette sensation de vivre dans un rêve continuel est analysée et parfaitement rendue.

ble de la fonction) il soit question d'un autre, le raisonnement se rectifie automatiquement peut-être par l'action réflexe des centres psychiques inférieurs de ces centres sous corticaux, siège des émotions d'après les travaux les plus récents et dont l'action peut retentir sur tous les appareils de l'organisme.

Pour me résumer, je dirai que dans le premier groupe les troubles intellectuels ont pour origine la défaillance, l'épuisement, la fatigue, l'infantilisme du cerveau, alors que pour le second, la cellule est indemne, mais la fonction se fait mal.

CHAPITRE V

SYMPTOMES PSYCHIQUES QUI DONNENT A LA MALADIE SON CARACTÈRE PARTICULIER

Ce que l'on doit appeler neurasthénie

Les divers ordres de symptômes étudiés jusqu'ici peuvent avoir des causes d'origines différentes (intoxication, exogène ou endogène, dépense immodérée d'activité motrice, surmenage par excès de sensation), celles-ci agissent sur les cellules nerveuses pour les placer en hypofonctionnement. Contrairement à la théorie de Lange et Dumas pour qui les centres vaso-moteurs seraient d'abord atteints, après quoi les troubles de la circulation cérébrale provoqueraient tous les autres symptômes, il est probable que toutes les causes de surmenage épuisent l'écorce cérébrale dans sa totalité et réalisent ce syndrôme neurasthénique, mais les manifestations physiques et psychiques qui le constituent ont ce caractère commun d'avoir une durée transitoire et de disparaître plus ou moins rapidement sous l'influence d'un traitement approprié. C'est cet ensemble auquel les auteurs donnent le nom de neurasthénie acquise par opposition à ce qu'ils appellent neurasthénie constitutionnelle. A mon sens, comme je l'ai déjà dit précédemment, ce terme de neurasthénie devrait être réservé exclusivement à ceux chez lesquels cet état devenu permanent présente des améliorations et des rechutes temporaires conditionnées par des causes occasionnelles. Celles-ci agissent en dernière analyse pour aggraver ou, au contraire, améliorer le fonctionnement d'un système nerveux constitutionnellement mauvais, chez lequel évoluent les symptômes énoncés dans les pages précédentes auxquels s'ajoutent, *facteur capital*, ceux qui nous restent à décrire.

De même que nous connaissons des sujets qui présentent une fragilité particulière d'un système déterminé (circulation, sang, poumon) de même cette fragilité se retrouve chez les malades qui nous occupent dans les cellules si différenciées qui constituent le tissu nerveux, soit qu'elle comporte une modification de texture d'état moléculaire, ou simplement des conditions différentes de nutrition, excrétion, sécrétion de ces mêmes cellules.

On a voulu invoquer l'hérédité comme cause étiologique principale : les psychasténiques seraient les descendants de parents qui auraient été obsédés, aliénés, alcooliques ou hystériques, et, à l'appui de cette thèse, l'on relève chez leurs enfants des anomalies physiques (asymétrie faciale, irrégularités du système dentaire, malformations de l'oreille, stigmates de dégénérescence). Mais l'on est obligé d'ajouter que beaucoup de ces malades sont de constitution physique irréprochable. Sans nier cette relation entre le physique et le moral, il vaut mieux admettre au lieu de malformations étendues à tout l'individu, une anomalie anatomique ou fonctionnelle des seules cellules cérébrales[1]. Le système nerveux des enfants reflète celui des parents au moment de la conception ; il y a lieu de penser que ces derniers se trouvent souvent dans des conditions défavorables lorsque celle-ci se produit[2].

1. La seule insuffisance du système cérébro-spinal explique tous les symptômes, d'autant que les prétendus stigmates de dégénérescence chers à Lombroso et son école n'ont pas pour tous les auteurs l'importance qu'y attachent les premiers.

2. C'est une opinion analogue qui a été émise par M. Burlureaux, dans un chapitre de son livre : *La lutte pour la santé*, Perrin et Cie, éditeur.

« L'homme est ici moins sage que les animaux (dit Vincent d'Armentières) en ce sens qu'il se livre à l'amour à l'heure où il devrait plutôt s'en abstenir. Cette heure est surtout celle qui suit des repas copieux ou des libations déréglées, ou bien encore des fatigues et de fortes émotions ».

« On peut aussi assimiler à ces inconvénients les voyages de noces qui constituent une coutume détestable. En effet voilà deux êtres surpris par des conditions d'existence complètement nouvelles qui ont besoin de la sérénité du cœur et de l'esprit ; après les soucis qui accompagnent la période diplomatique du mariage, les fatigues et les émotions du jour des noces, on les embarque pour un voyage lointain où ils ne rencontreront que les ennuis de changer de résidence tous les jours, et des fatigues de toutes sortes. Procréer dans de pareilles conditions, c'est grandement s'exposer à infliger à l'enfant qui naîtra des tares capables d'arracher des larmes bien amères à ses parents », car qualités et défauts physiques et intellectuels lui sont également transmis, il est probable que ceux-là se développent qui répondent au moindre effort et aux tendances générales déjà données par l'hérédité. C'est ce qui explique, à mon sens, ces familles névropathiques dans lesquels un ascendant simplement nerveux donne, par une sorte de sélection, des descendants aux psychoses variées pouvant même aboutir à l'aliénation.

C'est chez ces prédisposés qu'une cause occasionnelle fait apparaître des troubles physiques et psychologiques permanents dont le dernier terme est le dédoublement conscient de la personnalité.

Sous l'influence de causes émotionnelles physiques intellectuelles, ces manifestations subissent des oscillations en plus ou en moins et peuvent même disparaître pour un temps mais la moindre raison les fait réapparaître car ce qui reste et ne se refait pas c'est l'insuffisance du système nerveux.

Obsessions

De tous les accidents neurasthéniques, les plus pénibles, sans conteste, sont les obsessions [1], les impulsions, les manies mentales, tics et phobies dont l'ensemble constitue le substratum même de la maladie (psychasthénie de Janet, neurasthénie constitutionnelle des autres auteurs et que Sollier considère à juste titre comme les conséquences du doute). Ces divers symptômes se succèdent entre eux et occupent toujours la conscience à des degrés d'intensité différente.

Si l'on considère le contenu de l'obsession on y trouve deux éléments : l'un intellectuel constitué par cette oscillation de la pensée qui est à la base de tous les phénomènes psychiques du neurasthénique [2], l'autre émotionnel analogue à la peur. Le premier produit le contenu idéatif de l'obsession, le second l'ensemble des phénomènes physiques dont le premier terme est l'angoisse qui ne fait jamais défaut. A l'état normal nous pouvons avoir accidentellement des obsessions, mais un simple examen nous les fait reconnaître absurdes et les élimine du champ de la conscience. C'est qu'elles ne s'accompagnent pas de ce trouble émotionnel pénible qu'est l'anxiété ; or celle-ci échappe à l'action de la volonté, elle a sa source dans la constitution émotive du sujet. Cons-

1. « Encore une fois, aucune langue n'est capable de faire comprendre une semblable torture, et rien en ce monde ne saurait donner une idée plus juste du désespoir des réprouvés : c'est un enfer anticipé. Cette souffrance est si étrange que le malade lui-même, lorsqu'il va mieux... croit s'être exagéré ses maux et cela jusqu'au moment où ces mêmes maux viendront encore le rappeler à la réalité. Ce sont bien ces malades qui pourraient s'écrier : « O vous qui passez par le chemin, regardez et voyez s'il est une douleur semblable à la mienne !... Ma force a été affaiblie... Mes yeux se fondent en larmes... oh ! peuples écoutez tous et voyez ma douleur. » (*Guide du nerveux*, p. 39). R. P. F. Raymond Beauchesne, éditeur, rue de Rennes, 117.)

2. Laquelle a pour origine elle-même le doute.

ciente et irrésistible, l'obsession, sauf peut-être lorsqu'elle est purement idéative, s'accompagne toujours de phobie.

Les idées obsédantes[1] jouent dans l'esprit du sujet un rôle qui n'est pas en rapport avec leur importance. Au début le malade les apprécie à leur juste valeur et cherche à en arrêter le développement tout en s'hypnotisant sur elle. Je m'explique : s'il lutte contre les manifestations de l'obsession, en même temps il ne peut pas détourner son esprit de l'idée qui donne naissance à celle-ci.

Suivant ses dispositions intérieures, les conditions extérieures, les obsessions apparaîtront en plus ou moins grand nombre pendant la journée. De multiples circonstances, parfois n'ayant aucun rapport avec les sujets qui obsèdent, surtout l'imagination et les associations par continuité ou contraste, peuvent les ramener dans le champ de la conscience. L'obsession est irrésistible en même temps qu'elle est voulue, car le malade y ajoute et cela volontairement des conditions qui n'y sont pas contenues et tendent à la légitimer.

La vue d'un meuble, la lecture d'un ouvrage, un air de musique, l'énoncé d'une circonstance la peuvent faire jaillir à nouveau alors qu'on la pouvait croire oubliée. C'est à cause de ces associations que l'obsédé retombe dans ses mêmes errements dans tous les endroits où les idées obsédantes se sont déjà produites. « Chaque objet, chaque coin de ma maison, disait un malade, représente la source d'obsessions multiples[2]. » Ce qui est particulièrement curieux c'est que l'obsession est irrésistible, ai-je dit, mais elle se développe également grâce au concours de la volonté et l'on voit ce fait paradoxal d'une attention volontaire accordée à une

1. L'obsession, pour M. Sollier (*Le Doute*, p. 261, F. Alcan, éditeur), est une manifestation inhérente au doute lui-même. « Elle est due à la persistance des impressions, par suite d'un défaut d'adaptation rapide et adéquat à la réalité ».

Page 183, même auteur. Lire *La maladie du doute et la psychasthénie.*

2. *Obsession et Psychasthénie.* F. Alcan, éditeur, et *les Névroses*. P. Janet, p. 34. E. Flammarion, éditeur.

idée contre laquelle lutte en même temps le sujet. D'autre part il considère comme vrai, réalisé, existant, le fait, la circonstance, objets de ses craintes et, comme je l'ai déjà rapporté, le douloureux de l'obsession est cette lutte entre l'individu et les circonstances qui le préoccupent ; c'est une inadaptation du moi aux nouvelles conditions d'existence qu'elles lui imposent, qu'elles soient supposées réalisées comme dans ma première hypothèse, ou au contraire qu'elles soient vraiment concrétisées et authentiques par conséquent. Il y a disproportion entre leur constatation et la répercussion qu'elles peuvent avoir sur la vie du neurasthénique.

L'obsession est douloureuse et est accompagnée, suivie ou précédée d'angoisse. « Cette folie lucide, dit A. Eymieu (*l'Obsession et le scrupule*, page 30. Perrin et Cie, éditeurs), constitue déjà par elle seule un instrument de supplice perfectionné. C'est une loi de l'esprit humain de tendre, par le mouvement même de la vie, par une poussée incoercible, à unifier son moi, à grouper en un seul tout synthétique toutes les données de la conscience. Le fou y arrive tranquillement en incorporant sa manie ; l'hystérique fait de même, et, dans le cas où le moi résiste, il en change, oubliant tout ce qui n'entre pas dans le moi nouveau. L'obsédé n'a pas cette double ressource, il subit la rupture de sa conscience en connaissance de cause, il en garde tous les éléments sans pouvoir les coordonner, il ne peut pas réaliser ce besoin, profond comme la vie, d'unifier son moi. Il se sent disloqué.. »

En outre, d'esprit délicat et cultivé d'habitude, le malade lutte contre l'obsession de tout son vouloir tendu. Combat sans espoir et sans issue. Résistance nécessaire cependant, sans cela ce serait l'effondrement de sa vie, car de la défaite qu'il ne veut pas même envisager résulteront des conséquences dont il s'affole. C'est une dissociation de tout son être entre ce qu'il voudrait faire et la façon dont il agit, une antithèse absolue entre ses aspirations et sa conduite. De plus, ajoute Eymieu

(*Obsession et scrupule*, page 33. Perrin et Cie, éditeurs), « cette torture est encore accrue par les comparaisons que les malades établissent, non seulement avec les autres dont ils voient ou croient voir la vie s'épanouir à l'aise en pleine lumière et en plein élan, mais encore avec eux-mêmes, avec ce qu'ils auraient pu être ou ce qu'ils ont été. Car il y a des périodes de rémittence où ils se sentent vivre, et où ils peuvent calculer ce que l'obsession leur gaspille de forces ; d'ailleurs l'éclosion de leurs idées obsédantes a été relativement tardive, nous le verrons par la suite ; leur jeunesse peut-être ou du moins leur première enfance en fut indemne, et ils se souviennent de tout pour s'en torturer. Ils répètent sans cesse, en avouant le rien de leur vie, qu'ils auraient pu la faire belle : « Je sens, dit l'un, une décadence intellectuelle qui n'est pas de naissance, car je n'étais pas comme cela, tout cela a baissé [1]. »

Comment va réagir l'obsédé ? Il cherchera tout d'abord à adopter l'une ou l'autre des solutions en litige en donnant la préférence à celle d'entre elles qui implique le moindre effort. Je m'explique : l'une est favorable et n'entraîne avec elle aucun acte, aucune modification dans le cours de ses pensées, aucune atteinte à l'état statique actuel de son cerveau et de son être, voilà celle qui lui convient. Par ailleurs la constatation de la réalité de la seconde le force à prendre des déterminations, voilà l'ennemie ; pour la vaincre il va chercher à créer un état de certitude *absolu* en faveur de la première. Et ce sont des récapitulations sans fin, des données matérielles et des conditions morales d'un acte ancien, ou même récent (que cet acte soit physique, moral ou purement intellectuel) ;

1. T. Ribot (*Psychologie de l'attention*, p. 125) les classe en 3 catégories : F. Alcan, éditeur.

1° Les idées fixes simples, d'une nature purement intellectuelle.

2° Les idées fixes, accompagnées d'émotions.

3° Les idées fixes à forme impulsive.

Les premières relèveraient d'un trouble de l'intelligence, les secondes de l'ordre affectif, les troisièmes de l'affaiblissement de la volonté

sa mémoire affaiblie où le débordement des associations laisse toujours une issue à la faveur de laquelle la seconde hypothèse restera toujours plausible. Alors même d'ailleurs que ses reminiscences seraient impeccables, sans un trou, claires et nettes, l'obsédé resterait insatisfait et dans un cas comme dans l'autre l'obsession au lieu de se dégrader s'augmente et il s'y ajoute cet état particulier extrêmement pénible d'un choix entre deux idées qui ne peut aboutir. « C'est que, dit Eymieu (*Obsessions et scrupule*, Perrin et Cie, éditeurs, p. 176), l'obsédé est aboulique par richesse d'idées[1], par encombrement de motifs et insuffisance de tension pour harmoniser ce tout trop complexe. « Vouloir, c'est choisir pour agir », c'est se « concentrer » dans l'idée d'un acte et le regarder à l'avance comme sien, c'est l'assimiler et l'incorporer à son moi, c'est finir la lutte des motifs et faire la paix dans la victoire. La volition « est un état définitif : elle clôt le débat ! Nous savons que l'obsédé ne peut pas clore. »

Pour ma part la volonté n'a que faire en la circonstance. Pour vouloir il faut voir clair, c'est à cette condition que le jugement d'abord, le choix ensuite pourront avoir lieu. La volonté ne saurait nous donner la notion des rapports les plus favorables entre le moi et le monde extérieur. Ce sont des conditions d'ordre psycho-physiologiques peut-être physico-chimiques qui peuvent nous renseigner. Or ce sont elles qui sont troublées chez l'obsédé, c'est cette oscillation de la pensée origine de tous ces troubles qu'il faut combattre. Vouloir ! mais le malheureux soutient une lutte perpétuelle et s'il ne peut clore le débat ce n'est pas faute de volonté. Sans aller aussi loin que Lœb pour qui toute manifestation psychique se résoud en une mutation chimique, n'est-il pas admissible de penser que l'obsession est fonction de la constitution du sujet, de cet état émotif particulier auquel se surajoute la faiblesse constitutionnelle de son système nerveux.

1. Pitres et Régis les classent en idéatives impulsives et hallucinations. Arnaud en impulsives et inhibitrices.

« Quelle est la conséquence de l'obsession? Elle entrave, disent Pitres et Regis, les opérations mentales régulières, et ne peut être rejetée par le sujet qui lutte contre elle. Etrangère au moi, ce conflit perpétuel entre le moi et l'obsession entraîne le dédoublement de la personnalité en deux éléments distincts et antagonistes : le sujet obsédé et qui résiste d'une part, et les idées obsédantes, d'autre part. »

Il est difficile de cataloguer [1] les obsessions, « il y en a autant de variétés qu'il peut exister de pensées dans un cerveau humain. » Elles ont ce caractère commun de se rapporter toujours à l'individu qui en est atteint et le tourmentent à cause du retentissement direct ou indirect qu'elles peuvent avoir sur son existence.

M. Pierre Janet sans vouloir les énumérer toutes a cherché à les répartir en quelques groupes principaux [2]. C'est ainsi

1. Les obsessions étant une conséquence de « cette oscillation » de ce rabâchage de la pensée, elles peuvent être aussi nombreuses que les pensées elles-mêmes.

2. Toutes ces obsessions ont été décrites par M. Ballet comme symptômes des psychoses et vraiment certaines me paraissent plutôt ressortir à ces dernières. Je ne crois pas personnellement que toutes puissent s'observer au cours de la neurasthénie vraie. Cependant il est possible que le fait se puisse présenter. Dans sa thèse sur les psychoses d'origine digestive, Georges Imbert cite des cas de psychoses hallucinatoires, manie et délire aigu, liés à des troubles de la nutrition et il conclut par les lignes suivantes qui peuvent expliquer et légitimer les faits cités par M. Janet :

« Malgré l'avis de certains neuropathologistes et psychiâtres modernes, qui refusent aux affections gastro-intestinales le pouvoir de créer des états névropathiques et qui à peine leur reconnaissent le droit d'aggraver, au titre de conditions occasionnelles, un syndrome mental préexistant, nous croyons qu'au cours des affections digestives on peut observer la plupart des syndromes psychiques possibles, depuis les petits troubles psychiques intermittents, compatibles avec la vie sociale, jusqu'aux syndromes mentaux continus nécessitant l'isolement.

« Ces divers syndromes s'observent avec prédominance chez les dyspeptiques d'une part et les hépatiques d'autre part : cholémiques, ictériques ou insuffisants hépatiques, mais ils peuvent également s'observer dans d'autres affections du tube digestif et notamment chez des constipés ou des sujets atteints de gastro-entérite ou de colite, etc.

« La nécessité d'un terrain névropathique pour l'établissement d'une psy-

qu'il distingue, (je ne saurais pour ma part les faire toujours rentrer dans le cadre de la neurasthénie) les obsessions et impulsions sacrilèges, il s'agit le plus souvent de crimes religieux « fantastiques et irréalisables » (voir *Obsessions et psychasténie*, page 9) [1].

Ce sont les idées les plus en contradiction avec les pensées normales du sujet qui vont apparaître dans son esprit.

Or donc, celui-ci sera tourmenté par le doute sur la véracité des choses révélées au moment même où il fera un acte de foi, celui-là qui d'abord cherchait un réconfort dans la Providence pensera combien il lui est difficile de résister aux tentations et, comme un éclair, la pensée viendra de se retirer de la lutte en s'abandonnant au démon. Tous mêleront la divinité et les lois religieuses à leurs obsessions alors même qu'elles n'ont aucun point commun.

Après les idées religieuses ce sont les idées morales qui sont les plus habituelles parmi les obsessions, lesquelles s'accompagnent d'impulsions vraies ou de phobies d'impulsions qui, elles, ne se réalisent pas. Les premières représentent un désir, les secondes une peur ; après un combat plus ou moins prolongé les uns se réalisent, les autres n'aboutissent pas. L'une des plus fréquentes est l'impulsion à frapper les gens ; elle se rencontre surtout chez les personnes pour qui cette action serait odieuse à cause du sujet même qui en serait victime. Les mères obsédées et impulsives ont une tendance

chose digestive est admise par presque tous les auteurs. Les nerveux, les surmenés, les héréditaires nerveux sont surtout frappés. Certes, une affection digestive massive entraîne presque toujours la psychose malgré la résistance cérébrale, mais chez les prédisposés il suffira souvent d'un moindre accident digestif pour perturber l'âme. C'est pourquoi il n'y a pas toujours parallélisme entre la gravité de l'affection digestive et l'intensité de la réaction cérébrale. »

1. A. Eymien dans son ouvrage obsessions et scrupules fait rentrer dans ce groupe des manifestations morbides analogues à celles citées par M. Janet. D'autre part elles sont liées pour le premier auteur à des insuffisances physiologiques qui se résument dans les symptômes neurasthéniques (pages 105 et suivantes).

à frapper leurs enfants; et je me demande si cet état d'esprit n'explique pas également le nombre assez considérable d'attentats contre les prêtres.

Parmi les autres obsessions il faut citer celles qui ont pour objet la honte de soi, enfin et surtout les questions de sexualité. Cela se conçoit, car la puberté est la plus importante des modifications de l'âge adulte et c'est vers cette époque qu'apparaissent les premières manifestations du doute à l'occasion des conflits de la morale et de la sexualité.

Parfois l'obsession peut rester purement intellectuelle (remords, désespoirs des confessions estimées incomplètes : voir le Musée des béguines de Rodenbach) ou elle se modifie et l'idée obsédante est réduite à la seule impulsion qui constitue alors un véritable tic (écholalie, coprolalie, onychophagie); ces deux formes constituent pour Janet les formes incomplètes de l'obsession.

Les unes et les autres s'accompagnent d'angoisse. Chacune d'elles occupe entièrement la conscience et en chasse celle [1] qui, la minute d'avant, préoccupait le sujet. Parfois elles sont très nombreuses, souvent liées par d'étroits rapports, ce qui explique le rôle joué par l'association des idées dans leur apparition. Exemple : Un malade se préoccupe de savoir s'il possède ses réflexes tendineux, puis il s'inquiètera de la faiblesse de ses membres inférieurs; ses pupilles s'accommodent-elles à la lumière ? N'a-t-il pas perdu ses cheveux ? Obsession idéative. En telle année ne peut-il pas avoir eu un contact infectieux ? Toutes ces idées ont un lien commun, le sujet cherche les divers symptômes du tabès, puis, chose illogique, s'inquiète de savoir s'il n'a pas contracté la syphilis à une époque postérieure.

L'obsession est continue [2] et à son paroxysme pendant le jour, mais souvent, elle persiste subconsciente pendant le sommeil. Les seuls moments de repos sont constitués par les

1. Deux, trois, parfois quatre et plus qui reviennent à tour de rôle.

2. (P. Janet. *Les Névroses*, p. 17. E. Flammarion, éditeur.

courts intervalles de temps que met l'obsession qui succède à la précédente pour atteindre à son tour sa limite extrême d'intensité.

L'obsession peut être idéative[1], c'est une idée de maladie, une crainte de toucher un objet, un remords imaginaire. De toutes les obsessions cette forme s'accompagne au *maximum* d'un état anxieux qui, généralement, fait son apparition après celle de l'idée fixe.

J'ai rangé dans cette catégorie l'obsession scrupuleuse qui se combine assez souvent avec l'obsession impulsive et l'obsession inhibitive ; l'une et l'autre le plus souvent, d'ordre sexuel. Je développerai, dans un chapitre spécial, cette question.

Freud, Renaudin incriminent les troubles de la vie génitale, l'un comme origine exclusive, l'autre comme l'une des causes les plus fréquentes des obsessions accompagnées d'angoisse [2].

Tous ces états morbides seraient d'après Ribot sous la dépendance de l'attention et constituée, par la prédominance fixe et permanente « d'un état ou groupe d'états qui ne peuvent être délogés de la conscience ». *Psychologie de l'attention*, F. Alcan, Editeur, page 117.

Dans ce cas l'attention spontanée devient un véritable tyran, auquel tous doit obéir. Les idées ne s'associent que dans un sens ; la conscience rétrécie en quelque sorte n'admet que celles d'entre elles qui sont en relation directe avec l'obsession. Ce qui constitue le trouble c'est ce fait de ne pouvoir associer que des idées qui vous ramènent au même but. Nous verrons parmi les troubles intellectuels, qu'il existe

1. Dans certains cas elles peuvent se présenter sans s'accompagner de phobies. Les obsessions purement métaphysiques comme le problème du lendemain de la mort s'accompagnent de phobies successives ; les premières doivent être et sont très rares.

2. La théorie de Freud, fort discutable, est basée sur la psycho-analyse ; elle a trouvé un appui, semble-t-il, dans un récent ouvrage de M. Ribot : *La vie inconsciente et les mouvements*. F. Alcan, éditeur.

par contre une diminution de l'attention volontaire, qui, elle, est un produit de l'éducation.

La transition « est insensible de l'état normal aux formes les plus extravagantes de l'obsession ». Mais pour qu'elle devienne pathologique, apparaître et se développer, il faut certaines conditions physiques et mentales qui sont réalisées chez le neurasthénique. Simple phénomène d'attention au début, ce n'est que petit à petit qu'elle arrive à être hors de proportion avec le fait qui lui donne naissance. Il importe peu d'ailleurs qu'il soit réel ou imaginaire. C'est ainsi que les névropathes, en fixant leur attention sur une fonction ou un organe, arrivent à ressentir des troubles d'une fonction ou des douleurs dans cet organe. L'exemple le plus classique que l'on puisse choisir est celui des grossesses nerveuses ; de même à douleurs égales les nerveux ressentent davantage que ceux qui ne le sont pas.

Il existe également des obsessions de nature purement intellectuelle, l'arithomanie, l'onomatomanie, la résolution d'un problème insoluble (Grübelsucht des Allemands, manie métaphysique des Anglais). Un malade cité par Griesinger[1], atteint de cette forme a bien dépeint l'état d'esprit de l'obsédé. « Chaque fois que ces idées (métaphysiques) reviennent, je tâche de les chasser et je m'exhorte à suivre la voie naturelle de la pensée, à ne pas m'embrouiller le cerveau d'arguments très obscurs, à ne pas m'abandonner à une méditation des choses abstraites et insolubles. *Et cependant je ne peux me soustraire à l'impulsion continuelle qui martèle mon esprit, à la tendance immuable et fixe qui me poursuit et ne me laisse pas un instant de calme.* »

Je vois d'ici ce qu'on est convenu d'appeler les hommes rassis s'écrier : « ces gens-là sont fous », les plus indulgents : « ils sont dégénérés ». L'épithète de fou est imméritée même pour les auteurs les plus sévères, il n'existe qu'une différence

1. Ueber ein wenig bekannten psychopatische Zustand. *Arch. für Psych*, t. I.

de degré et non de nature entre l'idée fixe et l'idée normale.

Reste le qualificatif de dégénéré ; je me suis expliqué sur cette question. La vérité, c'est qu'ils ont une « constitution névropathique », ce qui ne veut encore rien dire, appelons-les plutôt des « insuffisants », ou, ce que je préfère, des vrais neurasthéniques types.

Le trouble, l'hypertrophie de l'attention est certain mais n'est-il pas possible d'admettre que cette déviation d'une fonction intellectuelle est liée elle-même à cette particularité du sujet, qui ne peut se déterminer par suite de cette oscillation de la pensée dont j'ai déjà parlé.

Dès lors l'obsession serait une réaction du doute lui-même ; bien mieux, chez les obsédés types, l'obsession serait le symptôme dominant mais jamais celle-ci n'aurait comme conséquence le doute, celui-ci restant au contraire l'élément primitif et primordial [1].

Avec ce que nous savons de la physiologie cérébrale il est possible de s'expliquer ainsi le mécanisme de l'obsession : A l'état normal toutes les parties du cerveau doivent entrer en activité ; si petite que soit l'excitation il doit obéir à deux des lois des réflexes, celles de l'irradiation et de la généralisation. Il est permis de se demander si sous l'influence d'un processus morbide certaines cellules ou groupements de cellules ne sont pas soit plus irritables, ou, étant restées d'activité normale tandis que leurs voisines sont épuisées, elles ne réagissent pas avec plus de facilité à une excitation devant laquelle les autres restent inertes. Au lieu de se diffuser, l'influx nerveux ne passe pas aux groupes contigus ou aux groupes homologues auxquels elles sont reliées et associées pour le travail commun. Il n'y a plus coordination entre les divers éléments constitutionnels.

1. Pour Eymieu, page 162. *Obsession et Scrupule. Librairie académique*, Perrin, « l'obsession est produite quand il n'y a plus de proportion entre la tension vitale dont on dispose et la difficulté qu'il faut vaincre, soit que la difficulté ait trop grandi ou que la tension ne soit trop abaissée. »

La théorie de l'interférence nerveuse formulée par Claude Bernard peut encore nous fournir une explication de l'obsession ; celles-là seulement des cellules de la corticalité entrent en jeu dont l'activité n'est pas éteinte par les excitations nerveuses qui annulent les premières excitations auxquelles elles viennent s'ajouter.

L'obsession n'est pas l'idée fixe, aussi n'est-elle ni « une catalepsie de l'intelligence » comme le voulait Esquirol, ni comme le prétend M. Ribot un phénomène analogue à la contracture ; car l'obsession se différencie de l'idée fixe et n'est qu'une des manifestations du doute.

Phobies

Les phobies constituent des états émotifs particuliers dans lesquels on trouve réunies une douleur vague, sourde, lancinante, une sensation d'angoisse, une peur, qui ne se manifestent que dans certaines conditions variables avec chaque individu [1]. « C'est, dit Fourcade (*La constitution émotive*, page 40), une *appréhension*, une crainte spécifique quelquefois instinctive, toujours irraisonnée et échappant au contrôle de la volonté. Chaque fois que le sujet se trouve en présence de l'objet de cette crainte, ou que le souvenir de cet objet lui revient à l'esprit [2], il devient la proie d'une *émotion profonde* qui s'accompagne de phénomènes anxieux. « Qui n'a « pas entendu parler, disait Morel, des accès fébriles que don« nait au savant Érasme la vue d'un plat de lentilles ? Celle « du cresson de fontaine causait au savant Scaliger des trem« blements nerveux ; Scénac cite des faits analogues à pro-

1. La phobie ne représente pas quelque chose de concret ; elle reste purement subjective et représente l'une des conséquences qu'entraînerait un fait s'il s'était réalisé.

2. C'est peut-être un réflexe conditionnel analogue à ceux décrits par Paulow.

« pos de Paoli et d'autres personnages. Pierre Bayle était « pris, dit-on, de syncope pendant les éclipses de lune. Le « roi Jacques II tremblait à la vue d'une épée nue, et la vue « d'un ânon, si l'on en croit la chronique du temps, suffisait « à faire perdre connaissance au duc d'Épernon. »

M. Janet [1] a donné une classification des phobies qu'il a réunies sous une cinquante de titres différents. Parmi les principales il cite la phobie des objets (des couteaux, de l'eau, de certaines couleurs), des mouvements, des actions, de certaines situations sociales (l'éreutophobie par exemple), « lesquelles seraient déterminées par la perception d'une situation quelconque en désaccord avec les sentiments du sujet. »

Il semble difficile de les vouloir classifier car tout peut être pour l'homme un sujet de peur qui varie avec la situation sociale et le développement intellectuel de l'individu. Ce qui fait le caractère morbide de cette manifestation c'est moins la disproportion entre sa cause et la réaction interne produite, que les manifestations qu'elle entraîne alors que cette cause peut ne pas être ; le phobique en effet craint non pas ce qui est mais ce qui pourrait arriver. Résultat paradoxal en apparence, le phobique peut être plein de courage en face d'un véritable danger ; c'est que dans de telles conditions il se trouve en face une conclusion. Au contraire sa phobie lui fait apercevoir des solutions diverses, des possibilités nombreuses et comme il les multiplie par suite de son sens critique très aiguisé pour les petits détails, il les rend plus lointaines, plus difficiles à prévoir et à combattre.

La phobie est d'habitude précédée par un stade prémonitoire dit pantophobique. Etat d'angoisse [2] vague, indéterminée, douloureux, sans objet précis. Exagération d'un phénomène normal, elle est une conséquence de l'émotivité même

1. *Obsessions et Psychasthénie.* Alcan, t. I, p. 108.

2. L'angoisse se traduit surtout par des symptômes physiques, nausées, constrictions du pharynx, sensations de poids à la région précordiale, troubles vaso-moteurs, circulatoires, respiratoires, agitations, contractures, etc.

du sujet. Ce n'est que secondairement que celui-ci rattache cette angoisse à une représentation mentale. Lorsque celle-ci précède l'on a alors l'anxiété[1] avec tous ses degrés. Enfin sous l'influence d'une circonstance favorable, le trouble émotif vague, indéterminé, se systématise pour aboutir à la phobie.

Contre leurs phobies les malades vont chercher à réagir. La première de leurs réactions consiste à éviter les conditions dans lesquelles celles-là peuvent se produire (l'éreutophobe fuit le monde, le phobique des contacts les évite). Ils remettent à plus tard l'acte qui leur inspire de la crainte ; sont-ils forcés de l'exécuter, ils vont développer des trésors d'ingéniosité, de précautions pour diminuer, atténuer la phobie qui en sera la conséquence ; ce qui a pour résultat d'en augmenter l'intensité.

Quelle est la cause des phobies ? Est-ce que, comme le veut M. Janet (*Les Névroses*. E. Flammarion, éditeur, page 160), elles ont pour origine un trouble de l'action dont les conditions d'apparition sont variées ; sont-elles la conséquence de la disparition des caractères (attention, effort, liberté et plaisir) qui rendent l'action complète ?

Je me permettrai de ne pas être de cet avis, malgré la remarquable argumentation de l'auteur. Je persiste à penser, quoi qu'il en puisse dire, que la peur constitue l'origine des phobies. Si l'on analyse les différents symptômes présentés par les phobiques, l'on remarque qu'ils sont rigoureusement juxtaposables aux manifestations de celle-là. Modifications du rythme respiratoire, des mouvements du cœur, tremblements, pâleur, rougeur, sueurs froides ou chaudes, tout s'y trouve, un degré de plus et c'est la paralysie qui ne permet ni de fuir ni de se défendre. C'est que l'empire de la volonté sur les muscles se trouve suspendu[2]. Nombreux sont les cas

1. L'anxiété présente des symptômes physiques moins prononcés.

2. Ce qui reproduira la phobie c'est l'émotion psychique qui se traduira par les symptômes expression de la peur. Étant donné ses conditions d'apparition, peut-être la mémoire et la conscience morbides peuvent-elles expli-

que l'on peut citer de gens qui sont morts de peur. Or si celle-ci est capable d'arrêter les organes nécessaires à l'existence, il lui est plus facile de paralyser un mouvement ou d'en empêcher l'exécution[1]. Quel qu'en soit le mécanisme, je préfère admettre que l'action des centres psychiques supérieurs, sous l'influence des situations particulières, de visions, de contact, d'objets soit inhibée, de là la disparition des mouvements volontaires nécessaires à l'action. Si l'on pousse plus loin l'analyse on s'aperçoit que la phobie elle-même est une conséquence de ce fait que le malade ne peut conclure. C'est une réaction émotionnelle et de défense (la peur)[2] contre ce trouble « cette oscillation de la pensée que nous trouvons toujours chez ces malades comme origine des manifestations morbides psychiques, conséquences elles-mêmes de l'insuffisance congénitale ou héréditaire du système nerveux.

Tics et manies

Les tics et manies constituent un moyen de défense[3] contre le doute, l'idée obsédante ou la phobie ; ils peuvent consister, non seulement en un geste mais en une suite d'actions complètes ; exemple : à la suite d'une carie dentaire, un neurasthénique prit l'habitude de regarder la dent atteinte dans une glace ; depuis lors cette action doit s'exécuter chaque

quer le mécanisme de celle-ci (voir *Problèmes de psychologie affective*, T. Ribot, pages 1 et 38. F. Alcan, éditeur).

1. Lange, *Les Emotions*, page 59, F. Alcan, éditeur.

2. Ce sont ces phobies de tous ordres ayant la peur comme base que Rollinat dans sa pièce *Les Frissons* (*Dans les Brandes*. Charpentier, éditeur), a si bien décrites.

3. Ce qui caractérise le tic c'est particulièrement d'être impératif. C'est une véritable impulsion contre laquelle le sujet ne saurait lutter, à laquelle il doit obéir sous peine d'éprouver une sensation particulière d'attente intellectuelle sans objet défini et de malaise physique.

soir, sous peine, pour le sujet, de ressentir un état de malaise qui ne disparaît qu'après l'exécution de cette manœuvre. Pour être précis peut-être faudrait-il l'appeler tic impulsif ou inhibitif, car c'est également une impulsion ou une inhibition.

De même, nous rangerons parmi les tics, les contorsions variées, le besoin de marche, lequel crée de véritables fugues conscientes où le malade va sans but, celui de parler ou d'écrire, déluge de paroles désordonnées et violentes. Ceci se rencontre surtout chez les jeunes gens (les éparpillés de Payot), parmi cette sorte d'orateurs chez qui, aux yeux du gros public, la loquacité est prise pour de l'éloquence; torrent de mots qui flattent l'oreille sans convaincre l'esprit ; phrases vides qui répondent bien à la mentalité générale, à cette mentalité qui préfère être bercée de phrases à effets, par l'harmonie des périodes, que de chercher dans un débit incorrect l'idée qui fait penser; il y faut ajouter certaines attitudes prises par le sujet et qui correspondent aux instants où l'obsession, la phobie sont plus intenses ; elles constituent une période de recueillement pendant laquelle le malade s'abstrait afin de concentrer toutes ses forces pour arriver à conclure. Chaque individu aura les réactions propres à son tempérament, les uns lutteront, figés dans leur immobilité[1] ; le combat restera purement intellectuel comme nous venons de le voir ; les autres réagiront par l'agitation, la dromomanie consciente, si je puis m'exprimer ainsi, la loquacité, des gestes désordonnés.

1. De même que les phobiques, ils coucheront par écrit les raisons qui les doivent faire agir dans un sens ou dans l'autre. Cette façon d'opérer constitue un mode de défense et « l'homme aux petits papiers » (voir Goncourt qui dans une page de son journal parle avec enthousiasme d'un médecin qui demandait à ses malades d'écrire ce qu'ils ressentaient et d'analyser soigneusement leurs sensations) n'a pris cette habitude que secondairement ; avant d'y inscrire les symptômes subjectifs qu'il éprouve, il y mettait ses raisons d'espérer afin de n'avoir pas à refaire continuellement ce travail pénible ; il lutte contre l'obsession en se reportant aux motifs d'espoir enregistrés dont le chiffre a d'autant plus d'effet sur son état mental que la somme en est plus élevée.

Nous devons rapprocher des tics les manies dont les premiers ne sont que la manifestation extérieure, car ceux-ci sont exécutés à la suite d'opérations psychologiques parfaitement conduites et volontaires. La liste des manies est aussi nombreuse que celle des obsessions. Elles représentent les précautions dont s'entoure le malade acculé à l'exécution d'un acte dont il redoute les conséquences. Parmi les plus fréquentes, la manie de l'ordre, de la symétrie (par opposition sans doute à l'oscillation de leur pensée), manies de la répétition : les uns recommencent un même acte, plusieurs fois parce qu'ils trouvent ne pas l'avoir accompli correctement, les autres iront vingt fois de suite vérifier si ce qu'ils ont observé est bien tel qu'ils se le représentent (manie de vérification). Ils feront répéter les affirmations susceptibles de les tranquilliser à leur médecin, aux personnes de leur entourage. Il en est qui attribuent une signification à une foule de choses peu importantes, à de petits mouvements. Certains esquissent les gestes de piquer, de frapper pour vérifier une impulsion à laquelle ils prétendent obéir. Le fait pour quelques-uns de vouloir faire un acte avec attention entraîne la production de mouvements contraires (manie des contrastes).

Le besoin de précision et de contraste crée un état d'esprit particulier qui entraîne la production d'une foule d'actions ayant pour objet de les protéger contre les maladies. La liste en serait trop longue pour les vouloir énumérer toutes. Je citerai seulement les malades qui se lavent les mains à chaque instant, ceux qui les frottent l'une contre l'autre et cette catégorie hélas ! trop nombreuse, de ceux qui empoisonnent leur vie au nom de l'hygiène ; la nosophobie et surtout la syphilophobie sont bien souvent l'origine de véritables tics.

Mais en outre le malade cherche à se remémorer le passé[1],

1. Ce sont sans fin des évocations, des remembrances pour savoir s'ils ont bien agi de telle ou telle façon ; ils en objectivent, pour ainsi dire, et en concrétisent les détails matériels, se remémorant les gestes faits, les paroles prononcées. Parfois, l'effort demandé à la mémoire produit le curieux effet

ou à se raisonner sur l'avenir qui lui paraît sombre. Il va donc chercher à reconstituer l'un, à deviner l'autre et ce sont des hiéroglyphes sans fin au dos d'une enveloppe, sur un chiffon quelconque, travail illisible, rempli de signes conventionnels (le papier se pourrait perdre et cette manie connue le rendrait ridicule), inutile, car il ne se relit jamais et en serait d'ailleurs incapable.

Les esprits scrupuleux exécutent des séries d'actions qui à leurs yeux sont des compensations ou des expiations de faits délictueux ou considérés comme tels. Il en est même qui expient à l'avance des fautes futures qu'ils savent devoir commettre. L'on se rend compte de l'état d'esprit de ces malheureux qui se sentant incapables de lutter contre ce qu'ils considèrent comme étant une faute, cherchent par avance à les expier. De là l'origine de grimaces, de mouvements bizarres, de gestes désordonnés, de phrases saugrenues, de mots grossiers ou absurdes prononcés à voix basse, exécutés ou prononcés par les malades pour éviter de faire une action, d'avoir une idée coupable ou se les faire pardonner.

Enfin chez certains malades, il peut se produire de véritables crises, ils marchent à grands pas, agitent les bras,

suivant : le malade en vient à douter des circonstances et des détails de l'action considérée et arrive à nier presque son existence. Il reste l'esprit en détresse, doutant du témoignage de ses sens. A ce moment, il ne persiste dans la pensée que cette idée de doute s'accompagnant d'une sensation étrange de vide, de dédoublement, de pur esprit délivré de ses attaches corporelles.

Cette manie essentiellement pénible s'accompagne d'angoisse, mais celle-ci doit être rattachée à la phobie produite par les idées qui ont déterminé cet état d'esprit. Cette phobie peut avoir pour objet la santé du sujet ou de quelqu'un de son entourage ; elle peut être sexuelle et se présenter également sous la forme de jalousie. Je sais un neurasthénique âgé de 50 ans qui constate chez lui de la faiblesse des jambes ; ayant entendu parler du tabès, il se figure être atteint de cette affection ; pendant plusieurs jours il repassa et quelquefois encore maintenant, repasse en sa mémoire tous les rapports sexuels qu'il a pu avoir, cherchant à en reconstituer les circonstances exactes et à peser les chances qu'il a eues d'avoir été ou non contaminé.

font avec leurs membres des mouvements d'acrobate, puis se jettent à terre, se contractent en cercle, surtout crient, mordent, cherchent à briser ce qui leur tombe sous la main, puis retombent sans force en une demi-somnolence, sans perte de connaissance. Mais ils sont parfaitement conscients, ils ne détruisent que les objets sans valeur, ne se blessent pas malgré leurs mouvements désordonnés.

Bien mieux, ils peuvent quand ils le désirent, arrêter instantanément leur crise surtout à l'entrée brusque de quelqu'un devant lequel ils ne tiennent pas à jouer cette presque comédie.

Comment expliquer cette conduite ? le cerveau, avons-nous dit, est un réservoir d'énergie, peut-être sa capacité d'emmagasinement est-elle très faible, l'énergie s'y trouve à l'état instable et libérée sous l'influence de la moindre impression [1]. Dans ce cas ces tics, ces manies sont une conséquence de la constitution émotive du sujet. Les centres supérieurs n'exercent plus leur contrôle sur les couches optiques et les autres ganglions qui règlent la sensibilité. On peut admettre également que la tension d'accumulation de l'influx nerveux est supérieure à la capacité du cerveau, « l'agitation est un moyen de dérivation pour libérer l'énergie sous la forme de mouvements. » Ce ne serait qu'une réaction normale employée par les inquiets et devenue pathologique du fait de son intensité [2].

1. Il est intéressant de rapprocher cette dernière hypothèse, de ce que nous savons des corps radio-actifs. Tous les corps le sont, comme l'a démontré G. Le Bon, mais tandis que certains le sont spontanément et continuellement, le plus grand nombre a besoin d'une excitation légère extérieure. Après quoi, il faut à ces corps un certain temps pour récupérer leur radioactivité.

2. Ceci a été décrit pour la première fois par M. Janet (*Obsessions et psychasthénie*). Bien des fois j'ai eu l'occasion de constater la justesse de ses observations sur ce sujet.

Les algies et les « dysgnosies »

Les algies ont ceci de particulier de ne pas répondre à un territoire nerveux normal, et de ne déceler à l'examen le plus attentif aucun substratum anatomique [1].

En outre, elles sont remarquables par leur fixité pour un même malade. Lancinantes pendant le jour, elles n'empêchent pas le travail journalier, elles s'arrêtent la nuit, et apparaissent au même point, aux mêmes heures de la journée.

Ces algies revêtent des aspects divers depuis la simple sensation tactile jusqu'à la douleur arrachant des cris. Elles se rattachent souvent à une idée fixe dont l'origine est une organopathie, laquelle peut avoir complètement disparu. Hors de proportions avec les signes somatiques, elles sont rebelles aux traitements thérapeutiques les plus variés qui restent absolument inefficaces.

Tantôt continues, elles sont perçues dans certains points du corps alors que ceux-ci sont immobiles où elles apparaissent quand l'organe entre en mouvement. J'ai décrit dans les stigmates physiques leurs principales manifestations et n'y reviendrai pas.

Il n'existe pas de véritables anesthésies et l'indifférence au plaisir et à la douleur, aux modifications climatériques est liée surtout à l'état d'apathie des malades, au doute qui dirige leur esprit alors que la difficulté de compréhension de la lecture et de la parole est peut-être lié à l'inattention [2].

1. Il est à remarquer que les tics et manies se manifestent par des troubles qui portent sur l'ensemble d'un appareil et non pas sur une partie isolée. C'est la fonction entière qui est troublée.

2. Les topoalgies ou neurasthénies monosymptomatiques ont été décrites par M. Huchard puis par M. Blocq dans un numéro de la *Gazette hebdomadaire* de 1891.

Pour A. Deschamps ce serait des douleurs par insuffisance nerveuse.

Mais à côté se présentent ce que Janet appelle les dysgnosies. La perception insuffisante entraîne avec elle « toute espèce de sentiments bizarres. Les choses apparaissent lointaines, petites, séparés par un voile, un mur ». L'auteur cité a constaté par des expériences précises que la sensibilité est intacte et semblable à celle de l'homme sain ; pour lui tout est déterminé par le « sentiment d'absence de la réalité ». Il est probable que la perception des objets extérieurs n'est pas complète, il lui manque un élément de certitude qui fait douter ou plus exactement diminue le relief de l'image mentale. Par une sorte d'automatisme le malade introduit cette notion du doute qui forme le fonds de son caractère et la représentation est jugée irréelle par suite de son défaut d'intensité. Il ne faut incriminer ni la mémoire, ni l'attention, c'est un défaut de quantité et non de qualité qui l'empêche de s'imposer à la conscience.

Doute

Le doute est à l'origine des obsessions, phobies, tics, manies, il traduit dans la vie ordinaire cette anomalie de l'esprit du neurasthénique incapable de départager les tendances contraires qui se peuvent faire jour dans sa conscience. La majorité des tendances favorables se trouve transformée en une minorité non pas même lorsqu'il s'agit de passer de l'idée à l'acte, mais alors qu'il s'agit d'une simple ligne de conduite à adopter.

Si certains philosophes considèrent le doute comme un procédé scientifique pour arriver à la découverte de la vérité, encore ne le recommandent-ils que s'il constitue un procédé transitoire pour arriver à une conclusion. Par contre nombreux sont les auteurs qui en ayant souffert dans les circonstances ordinaires de la vie en ont compris tout le désespoir[1].

1. Cette phrase de Tolstoï dans *Anna Karénine* est un bel exemple de doute métaphysique : « Je ne puis vivre sans savoir ce que je suis, et dans quel but

Le doute brise l'énergie de l'âme, dit Benjamin Constant; c'est une malédiction, ajoute George Sand; il ressemble à ces mouches importunes qu'on chasse et qui reviennent toujours, ajoute J. de Maistre.

C'est qu'en effet il a pour substratum même « l'oscillation de la pensée ». L'esprit n'arrive pas à une conviction formelle. Obsédé, il trouve son obsession ridicule, mais il s'en préoccupe sans cesse. Il y croit sans y croire et en est à son propos dans cet état pénible qui constitue le doute pathologique.

Au chapitre des manies nous avons décrit quelques-unes de celles qu'il détermine. Incapables de résoudre la question qui les tourmente, les malades s'en remettent parfois au sort pour les tirer d'embarras. Le cas le plus connu est celui de J.-J. Rousseau[1] cité dans tous les traités. Pour savoir si oui ou non il devait être damné, il décida de jeter une pierre contre un arbre, si celle-ci le frappait c'était le signe qu'il serait sauvé. Inutile d'ajouter qu'il réussit parfaitement ayant eu le soin de prendre de telles mesures qu'il ne pouvait pas ne pas l'atteindre.

Legrand du Saulle cite également un exemple resté célèbre[2]. Un malade obnubilé par cette question d'apprécier si les femmes qu'il rencontrait étaient laides ou jolies, se faisait

j'existe ; puisque je ne puis atteindre à cette connaissance, la vie est impossible. »

Le doute surgit aussi chez les consciencieux au déclin de la vie lorsqu'ils considèrent le chemin parcouru et la conduite qu'ils ont cru devoir suivre.

« J'ai vécu, j'ai rêvé ; n'aurai-je fait qu'un rêve », dit Jean Lahor dans *l'Illusion*.

> La douleur et la lutte, et mon labeur humain,
> Et la joie, et l'ivresse, ou la gaîté si brève,
> Tout ne fut-il pour moi, mortel, qu'un songe vain ?

Lemerre, éditeur.

Le Doute. Sully-Prudhomme.

1. J.-J. Rousseau. *Les Confessions*, I, livre VI, p. 437. Edition, 1839, XV.

2. D'après Janet, *Les Névroses*. E. Flammarion, Éditeur, page 53 et aussi Gilbert Ballet. Traité de médecine, article *Dégénérescence*. Enfin Legrand du Saulle : *Traité de médecine légale*.

accompagner d'un domestique dont l'unique service consistait à répondre à ses questions d'une façon précise. Ayant dit maladroitement qu'il ignorait si la buraliste du chemin de fer était bien ou mal, cela suffit pour déterminer une telle angoisse que l'on dut renvoyer le domestique faire le voyage pour qu'il put répondre et arrêter ainsi la crise.

Je ne puis reprendre toutes les manifestations du doute dont j'ai parlé dans les chapitres précédents. Qu'il me suffise de dire que tous les symptômes psychiques des neurasthéniques ont le doute pour origine, puisque tous les objets, tous les faits de la connaissance impliquent la croyance, qu'il s'agisse du moi ou du monde extérieur et que toute croyance peut être le point de départ du doute. Variables comme sujets suivant la situation, le tempérament du douteur, les doutes d'ordre moral, religieux ou sexuels sont les plus communs, de même que leur apparition est commandée par l'âge du sujet. C'est en effet aux deux extrémités de la vie qu'il est le plus fréquent, parce que d'une part c'est vers la puberté qu'apparaît l'instinct sexuel facteur primordial de l'activité humaine, c'est à la vieillesse d'autre part que se montrent ou plus exactement se développent sans rivales les préoccupations du lendemain de la mort. La plupart des auteurs prétendent qu'avec les années, le doute n'aurait plus cette acuité qu'il revêt dans la jeunesse ; pour ma part je n'en crois rien, et les réactions qu'il occasionne ne sont que plus fréquentes et plus intenses à mesure que l'on vieillit (chez le neurasthénique bien entendu).

Il arrive à tout le monde de douter accidentellement. Il y a d'abord apparition d'une idée antagoniste de la croyance habituelle du sujet. Puis celui-ci la rumine. Dans une autre période il y a lutte entre les deux idées[1] ; enfin l'une devient

1. Depuis que ce chapitre a été écrit, j'ai eu connaissance d'un travail de M. P. Sollier, *Le Doute*, F. Alcan, éditeur, où ce sujet est traité magistralement. Je ne saurais trop en recommander la lecture aux douteurs et aux inquiets.

maîtresse de la conscience dont l'autre est chassée. Chez le douteur habituel il n'en va pas de même. D'abord le sujet de ses doutes est souvent futile et sans importance. Ils sont nombreux, il doute comme il respire. Jamais en outre il n'arrive à se décider entre les deux idées antagonistes.

L'émotivité [1] qui constitue le fond de son caractère est la condition favorable par excellence au développement du doute; ce sont les sentimentaux, les sensibles qui y sont les plus sujets, puis après le domaine sensible c'est celui de l'intelligence puis de l'activité qu'il envahira. Suivant la prédominance de leur intellectualité, c'est tantôt leurs sensations externes ou internes, leurs sentiments, leurs représentations du passé ou de l'avenir qui seront les causes les plus fréquentes de leur doute.

Remittentes, intermittentes ou périodiques, les crises de doute sont variables d'intensité avec l'état de fatigue physique ou moral. Les sensations, perceptions, émotions, mémoire, association des idées, imagination sont les causes qui déterminent les crises.

L'aboulie n'est pas à mon avis à l'origine du doute, elle peut coexister avec lui, mais ils peuvent aussi exister séparément ; mieux même, dans certains cas les deux termes peuvent s'opposer. Et d'abord une remarque préjudicielle : dire d'un individu qu'il est aboulique c'est affirmer son impossibilité du vouloir et son incapacité de passer à l'acte. Or dans les actes automatiques la volonté n'existe plus et cependant le sujet agit. Chez l'hémiplégique la volonté est conservée mais il est incapable de remuer le membre paralysé. Or le douteur veut de toute sa volonté, ce qu'il ne peut faire c'est passer à l'exécution, c'est agir, ce qui implique la croyance à laquelle il ne saurait arriver. Est-ce à dire que doute et aboulie doivent s'exclure? Non, il est possible que

1. C'est qu'elle représente par excellence le domaine de l'inconscient affectif sur lequel nous avons peu de prise.

les deux phénomènes se mêlent et se combinent mais l'un n'est pas forcément la conséquence de l'autre. Ils sont fonction de l'état mental du sujet.

Dissociateur et inhibiteur, le doute est d'origine émotive à sa base ; par son intensité il retentit sur la personnalité qu'il peut dissocier et entraîne des réactions émotionnelles, intellectuelles, qui constituent les diverses manifestations morbides étudiées précédemment par l'apparition de deux idées opposées d'intensité égale autour desquelles roulent toutes les opérations intellectuelles subséquentes. La tension d'esprit qu'elles nécessitent, a comme conséquence la fatigue qui, retentissant sur le cerveau, entraîne en un cercle vicieux le travail de la pensée qui réagit à son tour sur les deux idées maîtresses pour les renforcer. Les oscillations de la pensée qui constituent ce conflit se produisent involontairement et s'accompagnent d'un état d'angoisse plus ou moins prononcé.

Scrupule[1]

Chez les neurasthéniques, les idées religieuses sont fréquemment le sujet de leurs préoccupations. Elles peuvent marquer le début de la neurasthénie ou au contraire se manifester au cours de la maladie comme de simples épisodes au milieu de nombreux autres troubles ; parfois elles semblent se systématiser et constituer ce qu'on a appelé « la maladie du scrupule[2] ». Leur prédominance ne saurait cependant suffire pour légitimer cette désignation nouvelle. Les scrupuleux rentrent dans le groupe des douteurs. Le scrupule constitue l'un des chapitres du doute, lequel lui-même est une entité

1. *Clara d'Ellebeuse*, par Francis James, étude sur le scrupule.

2. *Les déviations du sentiment religieux au cours de la psychasthénie.* Garban. Vigot frères, Éditeurs.

bien définie[1], toujours à la base des symptômes psychiques de la neurasthénie. « Le sentiment religieux au lieu de constituer une « idée force » un principe puissant pour la conduite de la vie devient pour l'individu scrupuleux, par suite d'une éducation mal dirigée, un pouvoir négatif créateur d'angoisse, de désespoir et d'aboulie (Garban, *Les déviations du sentiment religieux au cours de la Psychasthénie*).

J'ai accusé la mauvaise éducation, en effet c'est dans le jeune âge, au cours de l'adolescence qu'en apparaissent les premiers symptômes, qui dépistés, devraient être surveillés étroitement si l'on ne veut voir ces tempéraments tomber dans la neurasthénie.

En ce sujet si délicat qu'est le scrupule, je ne saurais prendre un guide plus sûr, que le R. P. Fr. V. Raymond, l'auteur du *Guide du nerveux et du scrupuleux*. Je me contenterai de résumer ou de citer le remarquable chapitre dans lequel il traite cette question avec la triple compétence que lui vaut son caractère de prêtre, d'observateur sagace et expérimenté et de théologien.

Qu'est-ce donc que le scrupule : C'est l'incertitude de la moralité ou de l'immoralité (dans son sens de contraire à la morale) des actes accomplis ou à accomplir.

Le scrupuleux exagère sa responsabilité ou la croit engagée hors de propos. Par un phénomène de balancement en quelque sorte, il commet certains actes, en néglige d'autres dont l'exécution ou la non-exécution est bien plus répréhensible que les faits dont son esprit se préoccupe et s'effraie. Une forme fréquente, mais passagère de cette maladie du scrupule sont les reproches que s'adressent généralement ceux qui viennent de perdre un être cher. Souvent, en effet, ils se tiennent responsables d'un dénouement qui aurait pu être

1. Ce n'est que l'une des manifestations dans le domaine intellectuel de l'insuffisance du système nerveux et de la constitution émotive qui toujours l'accompagne.

évité, se figurent-ils, s'ils avaient pris des soins plus minutieux ou montré un esprit de décision qu'ils n'ont pas eu. Cette mentalité s'explique bien par la dépense nerveuse qu'occasionne la grande douleur morale à laquelle se joint souvent le surmenage physique. Cet état d'âme accidentel[1] devient permanent chez quelques neurasthéniques. Le scrupule à la longue retentit sur les actes les plus ordinaires de la vie courante, augmente les phénomènes inhibitoires et contribue au développement de l'aboulie.

D'après Surbled[2] « le scrupule est une phobie, la crainte maladive du péché et par suite de la damnation, de l'enfer. C'est une crainte instinctive, erronée, déraisonnable mais qui tient et s'impose; c'est, à bien dire, une véritable obsession. Elle dépend du trouble nerveux encéphalique, du nervosisme et ne saurait être considéré comme une simple perturbation de la conscience ou de l'âme ».

« Le père Quadrupani[3] dit que le scrupule obscurcit et affaiblit l'esprit, trouble la paix, produit la défiance, éloigne des sacrements, altère la santé du corps. Que de gens, s'écrie-t-il, ont commencé par le scrupule et fini par la démence ou même par le libertinage. »

Les individus en bonne santé, « d'imagination et de sensibilité réglées », ceux chez lesquels il existe une harmonie parfaite entre le moral et le physique, qui réalisent en le concrétisant le proverbe des anciens *mens sana in corpore sano* sont affranchis de ces scrupules.

Chez les individus scrupuleux, les maux dont ils souffrent, pour être subjectifs, n'en sont pas moins pénibles; sans doute l'imagination créatrice objective des entités qui sont consi-

1. Il y a des obsédés et scrupuleux occasionnels mais la maladie coïncide avec une dépression de forces suite d'infection, d'intoxication, de surmenage physique, intellectuel ou moral. Ces gens-là guérissent vite avec une hygiène appropriée et du repos.

2. *La Pensée Contemporaine*, 25 mars 1906.

3. Direction pour rassurer dans leurs doutes les âmes timorées. Ray, *loc. cit.* page 101.

dérées comme réalisées, mais les souffrances morales qui en découlent, les douleurs physiques qui s'y ajoutent ne sont pas produits de l'esprit. Il est à remarquer d'ailleurs que l'état physique marque les niveaux de l'état moral. C'est souvent dans un organisme déprimé par des troubles fonctionnels divers, surtout ceux du système nerveux, que naissent les scrupules, que les organopathies peuvent également créer de toutes pièces.

Il faut remarquer également que le scrupule a son maximum d'intensité lors de la puberté et aussi au temps de la vieillesse.

L'adulte a des désirs contre lesquels il lutte pour n'avoir pas de remords, le vieillard a des remords n'ayant plus de désirs[1].

Nous retrouvons chez eux le mécanisme même du doute, cette oscillation de la pensée portant sur l'avenir ou le passé sans que le jugement puisse arriver à une conclusion. Et que l'on ne vienne pas dire que le scrupule est le lot des infirmes intellectuels et des médiocres. Quoiqu'on en raisonne ce n'est pas être vulgaire que passer son temps à s'interroger sur des questions d'intérêt primordial au milieu de la lutte des appétits, et des compétitions d'arrivisme.

Sans doute on m'objectera que le malade agit ainsi par suite d'un utilitarisme insconscient et que sa recherche passionnée d'une faute commise ou à commettre et des circonstances matérielles de fait aboutissent en dernière analyse à chercher une sécurité. Mais elle est l'analogue dans l'ordre métaphysique de ce que chacun de nous s'efforce d'atteindre dans la vie de chaque jour l'assurance du pain quotidien et la tranquillité des vieux jours. L'une est plus immédiate mais combien l'autre est plus importante. Donc

1. Chez l'un la volonté peut et doit intervenir pour arriver à une conclusion ; chez l'autre elle est passive, mais dans un cas comme dans l'autre le plaisir et la douleur sont les deux facteurs qui servent de point de comparaison.

ce qui fait apparaître la morbidité de certains scrupules ce n'est pas le sujet en lui-même ni la peur qui l'accompagne, mais l'intensité de cette dernière.

Aussi lorsque Pruner (*Théologie morale*, t. I, chapitre III, Paris. V. Palmé, cité par le R. P. Fr. Raymond, Beauchesne, éditeur, 117, rue de Rennes, page 102) écrit que « les scrupules peuvent aussi venir des angoisses de conscience que l'on continue d'éprouver après une vie criminelle » je l'approuve complètement mais ne saurais souscrire à la dernière partie de sa phrase « ou des tentations de méfiance et de désespoir ». Je ne voudrais pas dans une question, à laquelle je ne connais rien risquer d'émettre un avis en désaccord avec des enseignements que je revère mais il me semble pouvoir conclure avec le R. P. Fr. Raymond que dans ce cas la peur qui accompagne l'oscillation de la pensée, lesquels constituent les facteurs du doute scrupuleux sont morbides l'un et l'autre, car je suis persuadé que les scrupules proviennent alors d'une maladie physique et varient selon la nature et le degré de cette maladie. « Ne pas l'admettre c'est prendre l'effet pour la cause et aller contre les faits qui sont purement du domaine expérimental, car les scrupules suivent la marche ascendante ou descendante de la maladie. Parce que cette dernière peut échapper à la vue ou à l'analyse il ne s'ensuit pas qu'elle soit purement imaginaire. Elle ne l'est pas plus que les maladies nerveuses. Elle découle du même principe, d'un principe morbide physique. Nier qu'elle ait une telle origine, c'est nier l'influence du corps sur l'âme et de l'âme sur le corps, c'est ne pas admettre le parallélisme psycho-physique ou la concomitance des opérations de l'âme et du travail cérébral [1] ».

C'est de l'imagination, dira-t-on: « Or celle-ci est dans une

1. *Le guide des nerveux et des scrupuleux*, Raymond, 1911, p. 103. Beauchesne, éditeur, 117, rue de Rennes. Voir pour l'influence du physique sur le moral. Cabanis. Flouchtersleben. *L'Hygiène de l'Ame*. Th. Ribot *Essai sur les passions*.

étroite dépendance de l'organisme. Au sens strict, dire d'un état d'âme qu'il relève de l'imagination, ce n'est pas dire qu'il est indépendant de l'organisme[1]. »

Mais à côté de ce que nous considérons comme morbide et lié à des modifications de notre organisme « le sentiment du péché renferme sans doute un élément très respectable, le scrupule, la conscience endolorie est troublée au moindre écart de son idéal » [2]. Et non plus « cette douleur intense » qui grandit « au point d'emplir la vie entière et de donner naissance à un vrai pessimisme moral [3] ». Nous sommes dès lors arrêtés par une grande difficulté. Où commence le normal, où finit-il. Quels sont les frontières de ce que nous appelons la maladie. En vérité, il n'existe pas de limites exactes. Celles que nous considérons comme telles sont bien artificielles, dressées qu'elles furent par ce que nous appelons l'intelligence et le bon sens.

Certains auteurs esquivent le débat. Pour eux tout sentiment religieux est pathologique[4] (Sergi). Il leur faut admettre alors que les neuf dixièmes de l'humanité sont des malades. Bien rares sont en effet, les individus dénués de sens religieux, et si comme le veulent les représentants de l'École psychologique contemporaine « le sentiment religieux est une émotion » avec ses trois éléments, intellectuels, moral et esthétique, j'ai aussi bien le droit de conclure que les malades se trouvent chez les gens irréligieux dont l'intelligence et la sensibilité sont incapables d'éprouver *ce qui pour les autres est une réaction émotionnelle*[5].

Nous avons considéré le sentiment religieux comme une

1. *Ibidem* en note de la page 103.

2. Garban, *loc. cit.*

3. Guyau. *Éducation et Hérédité.* F. Alcan, Éditeur.

4. A la page 117 de l'ouvrage de M. G. Dromard, *Le Rêve et l'Action*, E. Flammarion, éditeur, l'on trouvera un parallèle entre le croyant et l'irréligieux.

5. D'ailleurs chaque individu quel qu'il soit espère le bonheur, c'est-à-dire en fin de compte le maximum de plaisir, le minimum de douleur. Pour cette

émotion, nous admettrons avec Ribot et Féré que « les marques pathologiques », ce qui distingue le morbide du sain sera suivant les principes posés par le dernier auteur nommé.

1° « L'intensité extraordinaire des concomitants physiologiques d'une émotion. »

2° « Sa production sans cause déterminante suffisante. »

3° « La prolongation outre mesure de ses effets. »

Ceci nous permettra d'apprécier dans un champ restreint du domaine moral la validité du scrupule. En ce qui concerne le domaine religieux, j'avoue mon incompétence et ne saurais me risquer sur un terrain qui appartient aux représentants autorisés de la religion à laquelle se rattache le neurasthénique. Je m'en réfère à ce point de vue aux sages conseils que donne l'auteur que j'ai pris pour guide dans la rédaction ci-dessus. Il conseille d'agir sur le physique et le moral. « Tandis que le médecin cherchera à traiter les symptômes physiques, le prêtre, à l'aide des règles établies par les théologiens, devra, de son côté, travailler à la guérison des symptômes psychiques [1]. » Bien que certains auteurs conseillent au praticien de faire au besoin de la théologie avec son malade, je ne saurais trop m'élever contre une pareille pratique qui présente à mes yeux de multiples inconvénients. Vous ne devez pas risquer d'interpréter hors de propos des textes et être mis en désaccord avec vous-même par votre malade sur un sujet que vous ne connaissez pas ou connaissez mal. De plus, et ceci est aussi important, malgré toutes les ressources de votre dialectique vous n'arriverez pas à convaincre un scrupuleux-type. A ses yeux vous n'aurez jamais la compétence nécessaire. Le remède c'est une colla-

réalisation, il a des croyances qui représentent les formules de ce bonheur et lui servent de point d'appui pour sa réalisation.

En somme il n'est pas d'incroyant au sens strict du mot. Chacun d'entre nous a un idéal religieux politique ou moral qu'il voudrait voir réaliser.

1. R. P. Fr. Raymond, *loc. cit.*, p. 102.

boration étroite du médecin et du directeur de conscience qui sera traitée dans la partie thérapeutique.

Nous avons essayé de définir le scrupule, d'énoncer les règles qui permettent d'en diagnostiquer la morbidité, il nous reste à étudier les idées diverses des scrupuleux. Le thème habituel de ceux-ci est assez varié, idées d'auto-accusation, de persécution, de défense, d'idées érotiques. « Certains malades sont accablés des pensées les plus humiliantes, les plus honteuses, les plus infâmes contre la religion et ses ministres, contre les saints et contre toute espèce de pratique pieuse »[1].

Tantôt ils « sont pressés de plaintes, de révoltes intérieures, de mépris, d'injures, de haines, d'imprécations, de blasphèmes contre Dieu, le Très Saint-Sacrement, la sainte communion, la Sainte Vierge et les Saints. Quelquefois, ces choses sont si horribles que nous ne pouvons le répéter. Tout ce que l'homme bien portant peut se représenter de plus abominable, de plus impie, de plus sacrilège, les poursuit partout dans la prière, les exercices de piété ou la réception des sacrements[2] ». Ce sont généralement des idées érotiques qui s'associent et forment les « idées de contraste » de certains auteurs, ainsi nommées parce qu'elles sont en contradiction absolue avec les tendances du malade. Elles sont constituées par une pensée d'ordre élevé ou tout au moins respecté par le sujet à laquelle s'associe une idée basse et ignoble. Veut-il prier ? C'est une impureté, une grossièreté qui vient à la bouche ou dans la pensée du sujet (voir p. 17. *Les névroses*. P. Janet, un cas typique).

D'autres malades considèrent les symptômes qu'ils éprouvent, comme une manifestation d'abandon, de réprobation de la part de la Providence ; certains autres sont affolés par des

1. *Guide des nerveux et des scrupuleux*, R. P. Fr. Raymond, Beauchesne, éditeur, 117, rue de Rennes, 1911, p. 122.

2. R. P. Fr. Raymond, *loc. cit.*, p. 123. Beauchesne, éditeur, 117, rue de Rennes.

questions de métaphysique et cherchent une certitude. Et cette recherche se rencontre non seulement chez l'homme cultivé mais encore chez le paysan (*La neurasthénie rurale*, Belbèze. Vigot frères, éditeurs, page 125), c'est alors une vie lamentable, l'intelligence défaille, la volonté disparaît, l'état anxieux règne en permanence. Purement intellectuel, le scrupule va se traduire à l'intérieur par des mouvements, des paroles souvent blasphématoires, que le sujet regrettera la minute d'après et dont il se croira responsable. Lutte pénible et sans issue si on ne leur vient en aide.

Il ne faut pas croire en effet qu'ils sont des résignés ; bien loin de là, ils cherchent à se défendre contre leurs mauvaises pensées, et vont opposer aux tentations qui les obsèdent des mouvements antagonistes de piété. Mais la confiance, l'humilité, l'obéissance sont des vertus qui leur sont difficile à pratiquer. Le doute, l'horrible doute amène chez eux toutes les réactions qu'il traîne à sa suite. Purement intellectuelles d'abord, elles vont se traduire à l'extérieur et devenir motrices ; nous n'avons pas à revenir sur ces dernières, étudiées dans les précédents chapitres ; qu'il nous suffise d'ajouter qu'elles peuvent aller jusqu'à la crise avec mouvements désordonnés, contorsions, bris d'objets.

Cette forme du doute est particulièrement grave, car la foi n'est pas susceptible d'une démonstration mathématique[1]. S'il est possible de rassurer un claustrophobique, il n'en est plus de même dans le scrupule où le douteur pour se rassurer aurait besoin d'une certitude absolue. Rester scrupuleux ou perdre la foi, voilà les deux alternatives, à moins que pour s'étourdir et pour sortir de ce cercle dans lequel il est enfermé, le malheureux ne verse dans la corruption la plus grossière.

1. Bossuet donne une définition que je n'ai pas présente à la mémoire, mais dont le fond revient à ceci, que la foi c'est croire à ce qui ne peut être l'objet d'une démonstration. Or, le douteur n'a même pas la ressource de chercher à obtenir une certitude suffisante.

Il est à remarquer en effet que certains scrupuleux mal dirigés risquent de tomber dans la débauche. « Nous avons tenu à connaître, dit Garban[1], en parlant des scrupuleux, ce qu'étaient devenues ces âmes d'élite à la sortie du collège. Les uns sont restés de très honnêtes gens respectables à tous égards, gardiens d'une foi profonde, dévoués corps et âme pour leur Dieu, mais cerveaux toujours tourmentés, cœur fréquemment angoissé par le scrupule. Les autres, on évite d'en parler, ils ont renié leurs croyances, ils rougissent aujourd'hui de franchir les lieux saints. N'ayant plus de frein qui les arrête, ils consomment sans calcul les richesses amassées par leurs parents, vivent au milieu des filles et se grèvent de dettes dans des spéculations honteuses et désordonnées. » Incohérents et sans juste mesure ils ne savent plus faire la différence entre le malade et le sain. Comme un ressort trop longtemps comprimé qui se détend, ils se sont affranchis des règles de morale de leur enfance. Peut-être conservent-ils au fond d'eux-mêmes aux heures de douloureuse oisiveté le vague remords d'une existence inutile, mais ils le repoussent loin d'eux ; l'agitation de la vie de chaque jour les attire, les reprend, le sentiment religieux, puissance inhibitrice de leur enfance, a complètement disparu, l'idée force qu'il représente, mal dirigée, s'est évanoui peu à peu. Pauvres gens qu'une éducation plus ferme, une compréhension plus habile de leur caractère par le milieu familial aurait, sans doute, sauvé de cette sorte de suicide moral auquel ils se rendent de gaîté de cœur. Prédisposés héréditaires qu'une hygiène appropriée, intellectuelle et physique aurait remis dans le droit chemin, victimes pitoyables d'un manque de volonté, d'un défaut d'éducation, c'est pour vous que j'écrivis ce livre, que dans votre propre intérêt je vous conjure de faire effort. Le noir tableau de l'état d'âme du scrupuleux n'est pas certes produit de l'imagination, mais avec un peu de volonté, un

1. *Les déviations du sentiment religieux au cours de la psychasthénie.* Vigot frères, éditeurs.

bon directeur et quelques préceptes de vie sains et rationnels, vous verrez qu'il vous est possible de vivre encore heureux sans verser dans l'oubli de toute mesure [1].

Perversions et impulsions sexuelles

Le trouble du fonctionnement cérébral retentit sur les fonctions sexuelles. Il y a, nous le savons, une action réciproque du sens génital sur le cerveau [2], et une anomalie dans la pensée doit dévier l'instinct naturel. De là ces perversions telles que le sadisme, fétichisme, uranisme [3], masochisme, analysés par Kraft-Ebing [4].

Ce regrettable état mental est une exception chez le neurasthénique, il peut s'expliquer par les idées de contraste qu'entraîne le doute (p. 314. *Le Doute*, Alcan, éditeur). M. Sollier étudie les impulsions sexuelles et donne page 316 un exemple après en avoir démontré le mécanisme de perversion sexuelle chez un douteur; c'est d'ailleurs la frigidité qui domine plutôt chez les neurasthéniques déprimés. Les autres ont l'instinct sexuel conservé; enfin une troisième catégorie présente des modifications dont l'ensemble prime les symptômes concomitants et donne à l'affection une allure particulière que nous allons décrire, mais les deux aspects qu'elle peut revêtir ne s'accompagne que très rarement de l'une des perversions ou impulsions précédemment nommées.

1. Ces caractères n'ont pas changé à proprement parler. Les mobiles qui ont influé sur de tels revirements nous échappent, mais l'intelligence n'y est pour rien et les motifs que celle-ci fournit sont étrangers aux déterminations prises.

2. Les sécrétions (surtout testicules et ovaires) introduisent les représentations adéquates aux fonctions correspondantes et réciproquement (*Journal de Psychologie normale et pathologique*, 1908. Sécrétions et représentations par Sollier).

3. Gley. *Mélanges de psycho-physiologie.*

4. *Psychopathia sexualis*, 1901.

Neurasthénie génitale

Chez la femme la neurasthénie génitale est toujours grave. La malade devient une presque impotente, incapable de quitter le lit ou la chaise-longue [1], de se livrer à une occupation sérieuse. Elle souffre de douleurs généralisées, l'intestin fonctionne mal, tout mouvement est une fatigue ; c'est une infirme sans ressort, sans volonté. La cause de ces manifestations pathologiques est une lésion plus ou moins grave de l'appareil génital, la malade s'affaiblit progressivement et succombe jeune à une maladie intercurrente.

Chez l'homme la neurasténie génitale n'est liée presque jamais, à l'inverse de ce qui se passe chez la femme, à aucune affection ou malformation des organes génitaux. Elle revêt l'aspect de la jalousie ou la forme d'obsession de l'impuissance ; elles se combinent d'habitude l'une à l'autre ; exceptionnellement grave, la dernière pourrait cependant aboutir au suicide chez certains individus... « L'amour, pour Janet, est une maladie [2] qui naît dans un moment de dépression nerveuse, puis évolue à la manière des psychoses. »

Grasset (*Un médecin de l'amour au temps de Marivaux*) [3] le considère comme physiologique, c'est son évolution en un terrain névropathique qui le rend morbide ; en effet,

1. Voir l'étude de J. Batuaud sur la « neurasthénie génitale féminine » et dans le même volume, pages 203 et suivantes son étude sur la clinomanie neurasthénique.

2. « L'amour est une maladie, et le malade le plus sage, pour cette maladie comme pour les autres, est celui qui, n'ayant jamais lu de livre de médecine, ne sait pas ce qu'il a et souffre sans penser, comme une bête. »

Physiologie de l'amour moderne
PAUL BOURGET.

3. *Un médecin de l'amour au temps de Marivaux*. Boissier de Sauvages (1895), Montpellier, Coulet. Paris.

Catulle Blée dans sa *Ballade pour les amoureux à plaindre* sans aller

pour un terme du moins, les impulsions, les manies mentales, les troubles du raisonnement vont constituer la jalousie. « Être jaloux, en dernière analyse c'est douter ; si le jaloux savait, en effet, il pourrait agir, mieux même espérer oublier » [1]. Mais il n'en est rien, car son plus grand ennemi c'est lui-même, il souffre par autosuggestion.

Au début d'une liaison, il n'existe que l'indifférence ou la curiosité [2], puis les lois de la rumination mentale entrent en scène, le névropathe revit les heures passées, il découvre certaines qualités, se remémore certains faits qui l'enorgueillissent en même temps qu'il prend conscience de son humilité. Il apprécie la valeur de sa liaison et en considère le prix ; rêveur et inactif, il rumine sa passion, vit dans l'espoir des prochaines rencontres, tandis qu'entre temps, il repasse les faits et paroles de la dernière. Dès lors c'est un homme perdu ; par un lent travail inconscient, l'idée fixe s'impose à son esprit, le sommeil fuit ; celle-là s'ancre davantage, la jalousie

aussi loin considère que tout les fait souffrir : ce qui est bien un peu pathologique.

« Qu'ils soient de là-bas ou d'ici,
Gueux ou des Crésus de richesse,
Qu'ils aient la gloire à leur merci
Qu'ils soient fous ou pleins de sagesse,
De race vile ou de noblesse,
Poètes, épiciers ou preux
Vieux ou rayonnants de jeunesse ;
Tout est douleur aux amoureux. »

1. *Introduction à la médecine de l'Esprit.* M. de Fleury. F. Alcan, éditeur.

2. Rappelons ces vers de Musset qui montrent la futilité des causes qui les conditionnent bien souvent au début :

Et si d'aventure on s'enquête
Qui m'a valu telle conquête
C'est l'allure de mon cheval
Un compliment sur sa mantille
Et des bonbons à la vanille
Par un beau soir de carnaval.

Dans tout amour, il y a une grosse part du rêve, on le voit à travers le prisme de l'imagination, et d'autant plus aimable qu'il est plus lointain. C'est cette idée qu'à indiqué parfaitement M. Rostand, dans la Chanson de Joffroy Rudel (*La princesse lointaine.* Fasquelle, éditeur).

fait son apparition, le doute, l'horrible doute tenaille l'esprit, déchire le cœur, annihile la pensée, détruit la volonté.

C'est lui avec ses deux éléments constitutifs[1], un phénomène émotionnel d'oscillations anormales et des réactions intellectuelles et volitionnelles subséquentes, qui va amener le déroulement logique des faits. Au stade pantophobique prémonitoire va se substituer une obsession systématisée (la conservation du sujet aimé ou réputé tel) accompagnée de phobies qui, elles, varieront d'objets. Deux cas peuvent alors se présenter. Ce doute reste purement sexuel dans ses manifestations ou il s'y associe des préoccupations d'ordre religieux. C'est chez les malades du second groupe que l'on rencontre fréquemment ces réactions de défense qui constituent les compensations, expiations, serments, superstitions. C'est chez eux également que se développent les impulsions sexuelles. Le sujet en est relativement le maître mais une circonstance, un fait suffisent à les déclancher, puis par suite du mécanisme qui constitue le doute et contrairement à ce que l'on prétend, la mise en œuvre de son impulsion au lieu de lui procurer le calme et la satisfaction, amène par contraste des pensées antagonistes, les arguments qu'il a sacrifiés la minute d'avant à son impulsion.

Le doute reste-t-il purement sexuel, les tourments sont d'autre sorte mais n'en existent pas moins.

L'émotivité pénible exalte l'imagination, celle-ci objective en une sorte de délire les représentations charnelles les plus affolantes[2]. Le jaloux s'en nourrit, s'en repaît, il dissimule le plus souvent ou, au contraire, a des colères terribles vite apaisées. « Serments, promesses rien ne peut le convaincre, il n'y peut ajouter foi et prendre confiance en lui-même. Et

1. Voir *Le Doute*, P. Sollier, page 319, *le Mécanisme du doute*.

2. *Les deux étreintes*. Léon Daudet, Fayard, éditeur, page 80. Voir le passage où Claude Varnier errant à travers Paris peut supposer que l'une ou l'autre des maisons devant lesquelles il passe abrite sa fiancée Henriette et l'amant de celle-ci.

tout s'en va à la dérive. Prompt à la querelle, facile aux larmes, la vie devient un enfer, l'idée fixe, l'obsession le ronge et l'étreint. La mémoire se noie, l'esprit s'atrophie, le corps devient faible ; on ne vit plus, l'on végète. [1] »

C'est que, ajoute de Fleury, « s'il n'y a qu'un amour au sens philosophique de la chose, il peut évoluer dans un cerveau sain, énergique, équilibré, et il peut être alors pour l'homme un apport de vigueur nouvelle. Chez l'individu passionné [2], au contraire, dont la caractéristique est de souffrir et de faire souffrir, chez celui-là, l'amour est une maladie [3] qui le maigrit, le ronge, le rend triste et morose, l'amollit. C'est une loque à la vie perdue, aux enfants dégénérés [4].

Il est également un type de neurasthénique génital fréquent chez les jeunes gens que, tous, nous avons rencontré, décrit par Payot, sous le nom d'éparpillés, et dont Renaudin [5] a tracé magistralement le portrait dans un article des *Archives Médico-Chirurgicales de province* de septembre 1911 sous le titre : « Du rôle de la chasteté dans l'étiologie de la neurasthénie. »

L'auteur situe d'abord dans son milieu le jeune homme qui reste vierge, après avoir énuméré ceux qui, pour des raisons qu'il énonce, ne sauraient l'imiter.

1. D'après M. de Fleury, *Introduction à la médecine de l'esprit.* Alcan, éditeur.

2. L'amour moderne, ce n'est plus l'amour sain presque hygiénique du bon vieux temps. Nous avons bâti sur la femme comme un idéal de toutes nos aspirations. Elle est pour nous le nid et l'autel de toutes sortes de sensations douloureuses, aiguës, poignantes, délirantes ; en elle et par elle, nous voulons satisfaire l'insatiable et l'effréné qui est en nous (1866, *Journal des Goncourt.* Fasquelle, éditeur).

3. Je suis si bien guéri de cette maladie
Que j'en doute parfois lorsque j'y veux songer
Et quand je pense aux lieux où j'ai risqué ma vie,
J'y crois voir à ma place un visage étranger.
La nuit d'octobre. Musset.

4. *Introduction à la médecine de l'esprit*, M. de Fleury. F. Alcan, éditeur.

5. Je dois l'autorisation de reproduire cette remarquable étude à Mme Renaudin à laquelle j'adresse ici mes respectueux remerciements.

« Le jeune paysan catholique ne reste pas vierge : l'instinct est trop puissant chez lui pour ne pas prévaloir sur des formules qu'il a ânonnées sans les comprendre ; de bonne heure il culbute sur une botte de foin la fillette qui vient d'assister à la messe à côté de lui et dont la mentalité n'est pas plus compliquée. »

« Le jeune homme de la haute société, conservatrice par définition et cléricale depuis la Restauration, est également défloré de bonne heure : les Jésuites qui ont essayé de l'élever, l'ont vu d'un œil navré user ses fonds de culotte aux cours d'instruction religieuse comme à ceux de latin ou de mathématiques... Rien à faire de ces âmes mollasses que façonneront uniquement l'ambiance, la tradition... Or dans ce monde-là, on va à la messe, mais l'adultère fleurit ; le père ne craint pas de se montrer à l'église, mais il fait aussi de fréquentes apparitions dans les « temples consacrés à Vénus », comme on eût dit il y a cent ans... Où le père a passé, le fils passe aussi... On se fait une petite conscience moyenne où tout est si bien estompé que les heurts ne s'y remarquent pas. »

« Restent les jeunes bourgeois travailleurs, instruits de leur religion comme des matières du baccalauréat. C'est parmi eux que nous rencontrerons de préférence les jeunes hommes qui resteront vierges jusqu'à leur mariage... jusqu'à la mort s'ils se font ecclésiastiques. »

« Ce sont les analystes, les intellectuels chez qui la lutte constante contre l'image voluptueuse qui les obsède va constituer la neurasthénie. »

Celle-ci présente les symptômes suivants :

« Le réveil est pénible : pendant la phase crépusculaire, des idées sinistres traversent l'imagination du jeune homme ; il regrette de n'être pas mort pendant son sommeil ;... au fur et à mesure que ses notions se précisent, deux sentiments s'emparent de lui avec netteté » ;

« L'ennui : il songe combien l'existence est bête et vide ; »

la fatigue : il voudrait prendre racine, là, sur son lit, s'y incruster, ne plus bouger, attendre la mort libératrice...

« Seulement l'intellect est intact chez le neurasthénique : tout en caressant voluptueusement l'image de la mort, il « sait » qu'elle ne viendra pas le chercher comme ça ;... pour se donner du ton, il adresse mentalement, comme don Quichotte à Dulcinée, une invocation à sa belle, car le jeune homme chaste est chroniquement et éperdument amoureux, et il se décide à vaquer à ses occupations. »

« Les heures terribles pour lui sont celles qu'il va passer seul, le nez dans le Droit romain ou dans l'*Anatomie humaine* de M. Testut. Quel que soit le charme de ces études, elles ne peuvent captiver son imagination. Tout d'abord s'il s'est mis au travail trop tôt après le repas, il s'endort sur son livre, car il est d'ordinaire victime d'une hyposthénie gastrique et intestinale plus ou moins marquée. Au bout d'une heure d'un sommeil écrasant, coupé de cauchemars et de réveils brusques, il sort de sa torpeur, et pendant qu'il se frotte les yeux, les idées de suicide effleurent encore son esprit... Il reprend sa lecture à la ligne interrompue, mais impossible de fixer son attention ; entre ses yeux et le livre s'interposent mille images incongrues où il se trouve lui-même mêlé dans les positions les plus suggestives à d'idéales formes féminines ; parfois la forme se précise et prend les traits de la femme platoniquement aimée ; et c'est alors que le romanesque jeune homme s'efforce avec le plus de rage de repousser l'image voluptueuse... en pure perte d'ordinaire... Souvent découragé, épuisé par la lutte, il jette de côté son livre et reste affalé sur un fauteuil, regardant les heures s'écouler à l'horloge, songeant au néant de cette misérable existence pour qui s'interdit les seules joies qui vaillent la peine de vivre... »

« Après cela, retrouvons-nous notre déprimé en société, nous ne le reconnaîtrons pas, il est alors en pleine phase d'excitation : nul n'est plus bruyant et turbulent parmi les étudiants, ses camarades, il va très souvent au poste, et les petites femmes de ses amis le chérissent comme « un bon type rigolo et qui ne les cramponne pas pour coucher avec elles ».

« Des éclairs soudains de dépression traversent les phases d'excitation : ce sont tout à coup, succédant à quelque bouffonnerie, des tirades du plus noir pessimisme, ou bien le garçon tout à l'heure bruyant se retire à l'écart, et l'on ne peut plus en tirer un mot. »

« La phase d'excitation est toujours suivie d'une période de dépression maxima : volontiers le malade fait la critique de ces instants pendant lesquels il a oublié les tristes réalités de son existence : « Ces camarades qui criaient et chantaient avec moi, songe-t-il, quelles brutes totalement dépourvues d'idéal ! Et ces femmes à quatre sous qu'ils se repassent les uns aux autres, n'est-ce pas désolant de vivre avec ça !... Mme X... m'a laissé l'embrasser tant que je voulais, c'est vrai, mais si je lui avais demandé plus, elle m'aurait refusé, j'en suis sûr... Ah ! je le sais bien, ce ne peut être moi qu'elle aime !... »

« Quand le malade s'abstrait par hasard de ses obsessions amoureuses, le cours de ses idées n'en est pas plus gai pour autant : tantôt ce sont des préoccupations pour sa santé, tantôt pour son avenir ; il suppute avec terreur la rente annuelle qu'il lui faudrait pour élever une famille, se désole en pensant qu'il n'y arrivera jamais, car avec sa malchance habituelle sa situation ne lui rapportera rien et il sera trop heureux de trouver une fille pauvre qui veuille bien l'épouser. Des scrupules de conscience viennent aussi le tourmenter, dont le sujet principal est l'approche des sacrements. »

« Non seulement il n'est capable que par accès de l'effort d'attention que nécessiteraient ses études, mais le moindre effort physique lui est pénible, et puis surtout il a de la peine à se décider à faire quelque chose ; il faut qu'un camarade l'entraîne d'autorité aussi bien au travail qu'aux divertissements ; il est furieusement Triple-patte ».

« En sommes, chez les sujets qui m'ont servi de type nous trouvons :

— Les stigmates affectifs :

Fatigue avec répugnance à l'effort ;

Tristesse et ennui avec pessimisme et misanthropie ;

Émotivité, inquiétude, obsessions diverses, etc.

— L'asthénie psychique manifestée par la diminution de l'attention et de la mémoire.

— L'asthénie musculaire ».

. . . .

. . . .

Et l'auteur de conclure avec Remlinger.

. . . .

« Nous ne prétendons nullement que la continence soit impossible à observer et chose pleine de danger. Nous pensons, au contraire, que dans la majorité des cas elle se supporte mieux que ne se l'imagine le public, même médical, et ne présente pour la santé guère d'inconvénient. (Il serait même fort à souhaiter, pour l'avenir de la race, qu'elle fût plus à la mode chez nous). Nous nous demandons seulement si, à titre exceptionnel, l'ébranlement du système nerveux que déterminent les crises d'excitation génitale auxquelles elle expose n'est pas susceptible... d'une répercussion fâcheuse... »

Voilà je crois une appréciation juste et exacte de cette question si controversée de la chasteté. Dans quelques cas *très rares* il est logique et loyal d'admettre comme le pensait notre regretté confrère, que la chasteté peut être facteur de neurasthénie. Mais comme le voulait Renaudin, la neurasthénie est-elle constituée par la lutte entre l'instinct sexuel et la volonté. N'est-ce pas plutôt une obsession impulsive qui non satisfaite entraîne une fatigue des cellules nerveuses déjà anormales. Si l'activité physique est, en l'occurrence, le remède de choix, n'est-ce pas parce qu'elle permet la libération d'énergie et le repos d'éléments malades par dérivation de l'attention et éloignement de l'idée obsédante à laquelle le sujet ne veut pas obéir.

Vouloir faire de la chasteté une cause de neurasthénie, de « l'excitation sexuelle fruste chez les jeunes gens, les veuves, les fiancées », l'unique condition de la névrose d'angoisse comme le veut Freud, n'est-ce pas aller un peu loin.

Remlinger[1], d'autre part, rattache à la chasteté l'hypertension et l'artériosclérose, mais là encore ne prend-il pas l'effet pour la cause ? L'hypertension (par suite des relations entre la thyroïde et les glandes génitales, peut être, dans certains cas, la cause d'une antinomie dans la conscience ; mais la conclusion est contraire à la théorie de l'auteur.

La chasteté[2] est-elle, comme le prétend Freud, sauf les réserves formulées par Renaudin, responsable des troubles nerveux auxquels il attribue cette origine ? Je ferai remarquer qu'il existe toute une catégorie de ce que j'appellerai le génital[3] (le langage vulgaire le désigne sous le nom d'homme à femmes) créé, semble-t-il, uniquement pour l'acte sexuel ; de traits graciles et fins, de mouvements nonchalants et gracieux, aux idées ternes et frivoles, spécimens abâtardis du mâle ; sans, dis-je, m'appuyer sur cet exemple, je suis persuadé que l'exercice de la fonction sexuelle chez le jeune homme dépourvu de tout scrupule peut également engendrer et engendre une neurasthénie avec dépression intense, c'est-à-dire que le fonctionnement normal mais excessif de la glande génitale amène les mêmes symptômes dépressifs que la continence absolue et qui ne s'en différencient que parce

1. Continence et artério-sclérose, *Presse médicale*, 10 décembre 1908.

2. « Il y a plus de neurasthéniques parmi ceux qui laissent libre cours à leur sensualité que parmi ceux qui savent pour des raisons morales altruistes et aussi longtemps que ces motifs existent échapper au joug de l'animalité. » Dubois, de Berne.

3. Renaudin dans un article « les raisons du cœur » extrait des *Archives médico-chirurgicales de province*, novembre 1911, page 9 a décrit trois types d'hommes suivant les réactions intellectuelles qu'entraînent chez eux les impressions sexuelles parmi lesquels ce qu'il appelle l'amant qui répond au type du génital ici indiqué.

qu'ils sont plus intenses et que le sujet ne réagit, pour ainsi dire, plus. Il ne présente même pas cette apparence d'activité passagère que Renaudin accorde aux neurasthéniques qu'il décrit. De caractère instable, versatile, il reproduit, en le grossissant, le caractère féminin moins ses qualités et ne reste homme que par le bas-ventre. Sans parler de Flaubert pour qui toute satisfaction génésique, même unique, représentait la perte d'un volume, je rappellerai que les grands esprits, les grands travailleurs ont été surtout des chastes.

Th. Gautier raconte que Balzac leur recommandait de vivre dans la règle et le repos, si lui et ses amis voulaient avoir du génie. La recette ne serait pas, je crois, suffisante, mais il semble logique de conclure de ces diverses constatations que c'est moins la chasteté que la malformation ou le trouble fonctionnel congénital du cerveau[1] qui fait naître la neurasthénie et apparaître le conflit entre l'appel de la chair et la foi. Le neurasthénique est, en général, un sage au point de vue sexuel. Si le proverbe latin n'est pas toujours vrai, si, à la suite d'une instigation étrangère qu'il ne peut ou n'a pas pu écarter, il sacrifie à Vénus, si, parfois, il en retire « un relèvement temporaire de ses forces, de son état mental, il ne tarde pas à regretter ce surcroît de dépense et à prendre en haine la tentatrice »[2].

Enfin, il existe une neurasthénie génitale dans laquelle l'idée fixe obsédante se rapporte surtout à l'impuissance sexuelle ; c'est la plus grave qu'il soit donné de voir et son

1. « On a parlé, dit Fournier, indûment et à la légère des dangers de la continence pour le jeune homme. Vous avouerai-je que si ces dangers existent, je ne les connais pas et que j'en suis encore à ne pas les avoir constatés bien que les sujets d'observation ne m'aient pas manqué en la matière. »

Dans son ouvrage : *Le problème de la chasteté masculine au point de vue scientifique*, Escande affirme que la continence n'est pas anti-hygiénique, qu'il n'y a pas de pathologie de la continence. Il appuye ses affirmations sur les citations de physiologistes, de médecins, de neurologistes, de psychiâtres, qui s'appellent : Fournier, Ballet, Kraft-Ebing, Dubois de Berne, Mantegazza, Francotte, Queyrat, Féré, Morache, Dubreuilh, etc., etc.

2. *La Psychologie des neurasthéniques*. Hartenberg. — F. Alcan, éditeur.

amélioration est fort difficile. Elle s'accompagne d'une dépression intense qui mène à l'hypocondrie. L'origine en est double, tantôt il s'agit d'une femme fortement désirée ; par suite de conditions sociales ou autres les rencontres sont rares, le temps est limité, les emprises physiques et les occasions de celles-ci sont peu fréquentes, et le sujet, dans l'ardent désir d'une possession longtemps espérée, constate « que la chair est faible si l'esprit reste fort ». Ce cas se présente surtout chez les grands émotifs [1]. Dès lors, ceux-ci, par une rumination intérieure rendent permanent ce qui n'était qu'un accident avec cette particularité que l'inhibition ne se produit que vis-à-vis d'un seul sujet ; l'obsession n'est inhibitrice que pour la femme violemment désirée dont ils sont épris et qui a donné naissance à cette défaillance passagère. Souvent, il s'y joint des phobies, des impulsions, de la jalousie, du scrupule, lesquels réunis, font la vie impossible aux malheureux qui en est atteint [2].

Une forme moins grave et purement sexuelle sans épiphénomène se rencontre chez l'émotif proprement dit qui, sous l'influence d'une fatigue momentanée s'est arrêté, pris de court, au milieu de l'éternelle chanson. Il a suffi qu'un

1. « Quand les psychopathes urinaires se décident enfin à avoir des rapports sexuels, légalement ou non, ils ne débutent, en général, pas brillamment dans cette nouvelle carrière. La crainte qu'ils éprouvent, leur timidité naturelle, les appréhensions qu'ils ressentent leur enlèvent tous leurs moyens. Ils ne peuvent pratiquer le coït, l'érection étant insuffisante ou l'éjaculation prématurée ». Ce sont des « rateurs ». Bien que, ajoute Jules Janet, « ils ne s'exposent que bien rarement à la contagion sexuelle, il est remarquable de voir combien ces malheureux sont prédisposés à contracter les maladies vénériennes qui ajoutent encore à leur hypocondrie ».

(*Les troubles psychopathiques de la miction*, par Jules Janet. Lefrançois, éditeur, 1890, p. 105.

2. « On peut, dit de Fleury, devenir neurasthénique par abus de l'acte génital, mais on devient plus fréquemment encore névropathe ou mélancolique à l'occasion d'un amour platonique, où le désir perpétuellement éveillé n'aboutit jamais à l'accomplissement, à la dépense physiologique de la force nerveuse incessamment accumulée en nous par la vue de l'objet aimé. » (*Les grands symptômes neurasthéniques*, p. 328. F. Alcan, éditeur.)

jour « ses forces l'aient trahi, qu'il ait dû s'éloigner sous le regard narquois et peut-être déçu de sa partenaire[1] » pour que s'établisse, par le précédent mécanisme, l'obsession de l'impuissance.

J'ajoute que je n'ai jamais constaté chez la majorité des neurasthéniques cette frigidité[2] (sauf les tout à fait dépri-

1. *Psychologie du neurasthénique*. Hartenberg.

2. Les neurasthéniques, à l'inverse de l'opinion courante, sont souvent des sensuels timides et honteux. Je n'en veux pour preuve que l'exemple de l'Amaury de Sainte-Beuve. Triste et timide, sa timidité le rend embarrassé vis-à-vis de la femme. « J'avais fini, dit Amaury, par être d'une telle susceptibilité sur ce point, que la crainte de perdre contenance, si la conversation venait à effleurer des sujets de mœurs et d'honnête volupté, m'*obsédait* perpétuellement et empoisonnait à l'avance pour moi les causeries du dîner et de la veillée. »

Il a enfin surmonté sa sauvagerie et avoué son penchant à l'objet de ses désirs mais alors l'approche de la femme aimée l'enivre et paralyse son transport. C'est le même phénomène d'inhibition génitale que présentent avec Jean-Jacques Rousseau tous les grands émotifs. Tout se retrouve chez eux, jusqu'à la crainte de la laideur qui tourmenta Sainte-Beuve.

« De dix-sept à dix-huit ans, confesse Amaury, cette *idée fixe* touchant le côté voluptueux des choses, ne me quitta plus... Je m'avisai un jour de me soupçonner atteint d'une espèce de laideur qui devait rapidement s'accroître et me défigurer. *Un désespoir glacé suivit cette prétendue découverte...* »

Si ses frères de misère n'ont pas les mêmes craintes pour leur physique, ils se découvrent des tares morales ou intellectuelles qui, pensent-ils, les rendent indignes d'être aimés. Ajoutez à cela les scrupules, les conflits intérieurs de la chasteté, les crises de mysticisme. Alors apparaissent les manies mentales, les tics, les pactes (*Obsessions et psychasthénie*. Janet).

Souvent ils succombent dans la lutte et à la stupéfaction du monde qui ignore, se jettent dans la débauche dans laquelle ils croient trouver une accalmie à leurs maux, une excitation capable de galvaniser leur énergie. Vieux célibataires aux amours ancillaires, pères de famille sans autorité, qui plient devant celle de leurs femmes, et possèdent à la ville voisine une maîtresse de caractère plus doux ou plus habile, maris incompris qui cherchent ailleurs des satisfactions charnelles, c'est l'oubli qu'ils s'efforcent de découvrir dans la recherche d'un idéal que leur suggère leur sensibilité maladive.

Chez ceux où l'inertie de l'organisme est telle qu'il ne puisse faire les frais d'un ressaut d'activité, ce sont de longues rêveries où les images féminines se succèdent sans que l'attention du sujet se fixe sur aucune d'elles.

Si j'ai insisté longuement sur cette question, c'est que la pseudo-frigidité des neurasthéniques est une erreur. Cette méconnaissance, légitime d'ailleurs, puisque l'aveu par le malade est fort difficile à obtenir, peut avoir de déplo-

més) dont parlent plusieurs auteurs. Au contraire, il y a au début, tout au moins, une excitation génitale qui est employée par certains comme un dérivatif à leurs pensées. C'est après expériences répétées et par raison que, plus tard, le neurasthénique restreint au minimum et, parfois supprime complètement, tout acte sexuel qui peut parfois déterminer un état d'euphorie passager que fait payer, peu de temps après, une dépression plus forte : sa pseudo-indifférence n'est qu'un procédé d'épargne de l'effort.

rables résultats; elle est une épine irritative qui peut compromettre la guérison malgré les traitements les meilleurs.

Il est donc indiqué de faire tout le nécessaire pour amener la confiance du malade à un point tel, qu'il considère ces manifestations comme morbides et par suite avouables au même titre qu'un symptôme quelconque.

CHAPITRE VI

PÉRIODES DE DÉPRESSION

Il serait inexact de croire que les malades présentent continuellement l'ensemble des symptômes psychiques et physiques que nous avons décrits. S'il en avait été ainsi la vie eut été impossible pour ceux-ci.

La forme continue qui ne laisse aucun repos est rare et pour ma part, je ne l'ai jamais rencontrée. Ce que l'on observe d'habitude c'est l'apparition de paroxysmes au cours de périodes plus ou moins longues de tranquillité. Sans doute il existe encore des insuffisances, mais celles-ci sont en moins grand nombre et d'intensité telles qu'elles permettent un repos relatif et une certaine activité.

Puis, à la suite de modifications indéterminées, précédant et suivant les crises dont nous parlerons bientôt, il s'établit une période de dépression pendant laquelle le malade « semble les ruminer ». Tantôt celle-ci apparaît graduellement et se développe sans qu'on puisse lui assigner une origine bien déterminée; tantôt à la suite d'une émotion, d'une infection le malade devient triste et chagrin; dans l'un comme dans l'autre cas, la crise se manifeste, est suivie d'une nouvelle phase de dépression, après laquelle le malade reprend peu à peu l'état d'équilibre physique et mental antérieur. Il continue à présenter ces manifestations séparées par de longues périodes d'amélioration plus ou moins complète, cette forme serait une forme rémittente, mais je ferai observer que ces paroxysmes peuvent être peu nombreux, trois ou quatre, parfois moins, dans le cours de la vie. Evidemment ce sont des prédisposés; mais qui nous dit qu'il n'existe pas au moment de ces périodes un trouble sécrétoire, une infection, une intoxication légère et que cette forme rémittente est un accident banal chez un sujet plus sensible.

L'une des modalités les plus curieuses des périodes de dépression est celle dans laquelle elles se présentent sous une forme périodique. On a voulu en faire une maladie spéciale décrite par les Allemands sous le nom de « psychose-maniaque dépressive « (folie intermittente, circulaire, etc.).

Je ne me permettrai pas de trancher cette question. Je ferai seulement remarquer que l'état de santé n'est guère stable et que cette périodicité n'est que l'exagération d'un phénomène normal [1]. Il peut y avoir dans l'insuffisance des degrés et cette circularité n'est peut-être que la conséquence de la résistance plus grande du cerveau déficient. Il s'agit de savoir si le périodique mis au repos présenterait toujours ce stade de dépression.

Quoi qu'il en soit, la réalité de ces périodes de dépression est indéniable mais les circonstances qui en conditionnent l'apparition restent vagues. Les maladies infectieuses, les excitations de tous ordres jouent à ce propos un grand rôle, mais je crois que la fatigue physique et intellectuelle, les émotions dépressives par le même mécanisme, lequel s'applique d'ailleurs aux autres causes, en sont les principaux facteurs.

Crises

C'est au cours des périodes de dépression qu'apparaissent l'ensemble des symptômes qui en temps ordinaire se montrent plus ou moins isolés [2]. D'habitude le neurasthénique

1. La cyclothymie n'est peut-être qu'une forme normale du caractère légèrement exagéré.

2. Et peuvent même disparaître entièrement.

ne présentera, soit aucun symptôme, soit des phobies, des obsessions, des tics, des manies mentales, bref quelques-unes des manifestations psychiques et physiques décrites dans ce travail. Intermittentes, elles seront en outre d'intensité faible et ne se présenteront jamais réunies dans leur totalité même. Au moment des crises il n'en va plus ainsi ; continues, elles atteignent leur maximum de puissance, s'intriquent, se succèdent sans relâche, se groupent, laissant en fin de compte le malade sans force, sans courage. De durée variable il est difficile de déterminer exactement leur début et leur fin. Elles commencent soit à l'occasion d'un acte volontaire, d'une impression sensitive ou sensorielle, de certaines circonstances similaires à celles qui antérieurement ont conditionné les agitations mentales motrices ou viscérales, d'un effort pour rejeter ou adopter une idée [1].

Leur origine doit être recherchée, semble-t-il, dans l'épuisement transitoire d'un cerveau déjà insuffisant. Elles répondent aux poussées aiguës au cours d'une maladie chronique. Tout ce qui est capable de diminuer la résistance, de troubler le fonctionnement des cellules cérébrales déjà anormales peut être la cause de ces crises.

C'est qu'en effet ce fléchissement favorise le conflit des idées, les grandes oscillations de l'activité cérébrale qui conditionnent le doute et les réactions qu'il entraîne. Dès lors le malade se trouvant dans un état de doute perpétuel qui ne demande qu'à se faire jour, pourquoi ne pas admettre que des impressions sensitives sensorielles bien déterminées, des circonstances particulières antérieures sont capables de par les lois de l'association de réveiller et par suite de fixer aussitôt l'attention sur les obsessions et les accidents précédemment constatés.

1. Ce que M. Janet appelle l'effort de croyance. Voir sur ce sujet et le précédent *Obsessions et psychasthénie*. P. Janet. Alcan, éditeur, p. 239.

CHAPITRE VII

DES TYPES DE NEURASTHÉNIQUES LEUR THÉRAPEUTIQUE PERSONNELLE

Est-il possible de se faire une idée de la neurasthénie et du neurasthénique ? je crois nécessaire de revenir encore sur cette question. Nombreuses sont les causes qui peuvent entraîner transitoirement un ensemble de symptômes qui la peuvent simuler. Mais ce qui caractérise celle-ci, c'est l'évolution et la permanence de ces symptômes chez un émotif à constitution psychique spéciale. De même que la santé est l'adaptation constante de notre organisme aux agents extérieurs qui conditionnent le monde ; de même l'équilibre moral est la même adaptation du système cérébrospinal à ce même milieu extérieur[1]. Il est inutile de supposer à la neurasthénie un substractum anatomique acquis[2] ; il suffit d'admettre qu'avec la vie, les parents ont transmis[3]

1. Encore ne faut-il pas que ces variations soient trop brusques et trop étendues, ou sans cela nous pourrons assister à la transformation complète d'un caractère.

2. Il va sans dire qu'il peut aussi parfaitement exister, mais nous sommes incapables de constater les lésions qui le constituent.

3. « Dans notre cœur, qui croit par moments se connaître
« Le cœur de nos aïeux revit à notre insu ;
« C'est de leur être à tous que s'est formé notre être
« Élaboré longtemps avant d'être conçu. »
(Bany-Frédéric Plessis, Fontemoing, Éditeur.)

La Voix des morts. Sonnets philosophiques. D. Lesueur.

à certains d'entre nous, une facilité particulière à nos cellules nerveuses de réagir aux agents d'ordre externe. Qu'une cause occasionnelle vienne apporter un trouble passager à leur fonction, ce qui fut accidentel peut devenir permanent et s'augmenter par la répétition.

Que dans le cours de l'existence nous nous trouvions en présence d'une excitation émotive trop intense, nous ne pouvons plus nous y adapter et ce trouble de la fonction se traduit par l'émotivité. Nous l'avons vu, l'émotivité n'est qu'une inhibition fonctionnelle des centres supérieurs laissant le champ libre aux ganglions sous-corticaux. Ceux-là ne jouent plus le rôle de régulation qui lui est dévolu. Dès lors une excitation émotive va se traduire par une réaction motrice retentissant en vertu de l'irradiation des réflexes sur l'organisme entier, avec, suivant les lois de l'orientation individuelle, prédominance et localisation sur tel ou tel organe. On peut admettre même que si le trouble de la fonction précède la lésion de l'organe, celui-ci, par sa répétition et sa permanence, puisse développer directement des états organiques francs.

Nous pouvons donc considérer la neurasthénie comme un ensemble de troubles physiques, intellectuels et moraux ayant pour origine une insuffisance fonctionnelle des cellules cérébrales ou une anomalie anatomique, avec retentissement sur sa fonction et éclatant à la suite de causes émotionnelles ou d'ordre toxique ou infectieux, avec comme aboutissant normal un trouble plus complet qu'à l'état habituel des dites cellules et qui devient permanent [1].

Plus que dans toute autre maladie, il faut considérer chez

1. M. de Fleury (*Les grands symptômes neurasthéniques*, p. 260. F. Alcan, éditeur) fait remarquer que « ceux qui, victimes d'une très importante fatigue et sans hérédité, présentent les stigmates du mal de Beard, les convalescents d'une maladie épuisante sont simplement des déprimés du système nerveux. Pour devenir neurasthénique, il faut un certain degré d'hérédité nerveuse, une tare légère de dégénérescence ».

le neurasthénique le tempérament et le caractère de chaque individu, car ceux-ci imprimeront à l'affection une forme particulière, une prédominance de symptômes spéciaux. Chez l'un, la fatigue sera au premier plan ; c'est le fait de ces jeunes gens qui ont grandi trop vite, se sont livrés avec excès à un travail intellectuel intense ou de ces femmes[1] petites d'habitude, qui passent leur vie, couchées, les volets fermés ; chez lesquelles la migraine règne en permanence, qui usent la patience la plus résolue et la santé la plus robuste. Elles cherchent à apitoyer sur leur sort, et y réussissent trop souvent. La fatigue constitue, dans cette catégorie, le symptôme fondamental, les sujets de cette sorte ne réagissent plus ou presque plus. Égoïstes féroces, incapables de s'occuper, ils passent leur vie indifférents aux leurs, n'ayant qu'un but, satisfaire leurs petites manies ; qu'un désir : le repos, qu'une pensée : eux-mêmes.

A côté du type déprimé, en opposition avec lui, nous trouvons l'agité. De tempérament actif, celui-ci va, vient, sort, est renommé pour son activité, sa faconde, sa gaîté. Boute en train de toutes les parties, bonne fourchette, vaillant buveur, fumeur impénitent, il crie, gesticule, court, se donne l'illusion de l'action. Ceci aux lumières et dans le monde, mais regardez le même individu au réveil, ou même lorsque loin des yeux, il s'affale, las, écœuré. Tout lui semble triste, tout lui semble sombre, la vie lui apparaît vide de sens et de raison. Mais qu'arrive un tiers, il cambre la taille, tend le jarret, relève la tête, et remet son masque de joie factice, d'entrain et de sans-souci.

A la fatigue, nous avons vu s'ajouter l'irritabilité ; là encore nous allons voir deux types se dessiner. Chez l'un la

1. Ce sont les geignardes de Charcot, les clinomanes de Bathuaud. Fantasques parfois, elles ont les apparences de la douceur et de la résignation. Chacun de les plaindre, et de trouver, si la famille lassée s'en désintéresse, que celle-ci est bien dure pour elles sans se douter que l'entêtement ne leur fait rien céder de leurs petites manies.

dépression n'est pas telle qu'il ne puisse réagir : nous aurons l'irritable ou colérique. Il peste contre les hommes et l'ordre des choses. Toujours sous pression, rageur, vindicatif, il se met dans des colères folles, brise ce qu'il a sous la main ; violent, il frapperait volontiers ceux qui l'entourent, se trouve toujours lésé dans ses intérêts, réclame, proteste, déverse des tombereaux d'injures sur ses contradicteurs, se prend d'amitié pour les gens, les défend malgré eux, les place au Pinacle, puis n'y pense plus, ils lui deviennent indifférents, à moins qu'il ne les traîne dans la boue.

C'est lui qu'on rencontre partout ; criant, hurlant, protestant, brimant, réclamant, hors de propos, sans savoir pourquoi, pour rien, pour le plaisir. C'est lui qui, dans l'omnibus, malmène son voisin, injurie le contrôleur, parlera de procès, de ses droits méconnus, c'est le jamais content, jamais satisfait, le m'as-tu vu de la vie de tous les jours, l'envieux, le jaloux. S'il détient la moindre parcelle d'autorité, il est, en plus, plein de morgue et de lui-même.

Tout autre est son petit voisin, l'irritable chagrin : celui-ci est rempli d'acrimonie, se plaint de tout et de tous, mais ne peut avoir les colères du précédent. Pointilleux, susceptible, il voit toujours le mauvais côté des choses ; sarcastique, observateur, jaloux comme son frère le grand colérique, ils sont l'un et l'autre peu fréquents parmi les neurasthéniques et je ne les ai indiqués que pour servir de transition entre les précédents types et le suivant.

Celui-là est loin d'être heureux. Sur le fonds de fatigue, de dépression commun à tous les neurasthéniques, il greffe un syndrome anxieux. Le matin au réveil, il est déjà angoissé et cette angoisse reste pour ainsi dire permanente avec, cependant, des atténuations, mais sans disparaître jamais complètement. Il aura, soit une sorte d'anxiété générale irraisonnée, sans but précis ; soit une inquiétude systématisée ou limitée à un ou plusieurs objets s'accompagnant l'une et l'autre, d'un syndrome physique, palpitations, oppressions, angoisse précordiale, sueurs froides, sommeil entrecoupé et inégal. Les objets ou idées obsédantes auront un caractère d'autant plus général, intéresseront d'autant plus la collectivité que le malade se rapprochera davantage de l'état normal, sans y jamais atteindre (tourments de la santé de ses proches, appréhension de l'avenir).

Le tempérament n'est pas seul à influer sur la forme de neurasthénie, la culture intellectuelle [1] y contribue pour une grande part. Chez un esprit peu cultivé les symptômes d'ordre physique domineront surtout, chez un lettré, au contraire, ceux-ci pourront être très atténués, et ce sera un syndrome psychique que nous observerons.

L'âge [2], le sexe, le milieu, amènent également des modifications. De même chez un même neurasthénique l'état physique et mental pourra varier suivant les heures de la journée; les repas, la température [3], la pression barométrique ont leur importance [4]. La musique, suivant son caractère, provoquera l'excitation ou la mélancolie; les couleurs vives, un beau paysage, un bel horizon, bref, toutes les émotions sthéniques peuvent influer sur la tournure d'esprit du malade considéré. Je ne veux citer pour preuve de ce que j'avance que ce fait: l'irritabilité des ouvriers de la maison Lumière, forcés de travailler à la lumière rouge; le fait de remplacer cette couleur par le vert a suffi pour rendre à tous le calme et l'égalité de l'humeur [5].

1. C'est ainsi qu'on a pu décrire une neurasthénie particulière aux ouvriers, aux pauvres, aux campagnards.

2. *L'asthénie des enfants*. Paul Boncour et Jean Philippe.

3. « Les embêtements de la vie prennent l'été une intensité particulière (juillet 1886. Goncourt). » Fasquelle, éditeur.

4. « De même qu'un seul et même paysage », dit Höffding, « prend un air différent selon la lumière qui le baigne, de même, les *mêmes choses et les mêmes événements se présentent à nous de façon tout à fait différente selon nos différents états émotifs.* » *L'intelligence sympathique*, Finnbogason. F. Alcan, éditeur, page 99.

5. Arnozan cité par Grasset. Donza cite un cas analogue.

Malade et conscient de son état, le neurasthénique va chercher à se guérir. Mais, malgré son intelligence, en vertu d'une conception, courante dans le public, que la neurasthénie est une maladie indéterminée d'origine mystérieuse due aux modifications de la force vitale, de l'influx nerveux (tous mots qui ne veulent rien dire par cela même qu'ils sont vagues) il va, tout d'abord, s'adresser aux empiriques, et voici pourquoi : le médecin, à ses yeux, ne sait soigner que les maladies à base organique ; celui-ci ne peut donc lui être d'aucun secours. Restent les médecins neurologistes ; ceux-ci lui font peur, et pour lui-même et pour le qu'en dira-t-on ; combien il a plus confiance dans les réclames de X, ou de Z., à la quatrième page des journaux quotidiens, ou dans les sirops merveilleux, tisanes exotiques, recommandés comme panacées universelles ; produits et pratiques venant de l'étranger, particulièrement de l'Inde, l'Orient et l'Amérique attirent son attention et la retiennent sans préjudice des ceintures électriques destinées « à tonifier le fluide vital ». J'ai connu un homme d'esprit remarquable, père de famille, d'une vaste érudition scientifique, lequel avait payé trois cents francs l'une de ces mirifiques piles-ceintures. « Je sais, me disait-il, que cela ne peut marcher, la base scientifique en est fausse, aucun courant ne peut se développer dans un assemblage aussi disparate de cuivre et de plomb, mais, malgré tout, j'en ai fait l'acquisition. »

Entre temps, le neurasthénique tend à admettre la réalité des prédictions par les cartes, le marc de café, les astres. C'est d'habitude par l'astrologie qu'il débute, cela vous a une apparence plus scientifique. Traîné par les charlatans pendant des mois sans résultat, il finit enfin par s'adresser aux médecins qui, dans la grande majorité des cas, ne le guérissent pas davantage, soit que sa situation de fortune ou ses occupations l'empêchent de suivre le traitement indiqué, soit, surtout, que son esprit instable, inquiet, méfiant, lui fasse abandonner le praticien avant que celui-ci ait pu obtenir une amélioration ; soit que, enfin, il ait voulu une guérison absolue que nous savons ne pas être possible.

Ayant échoué dans ses tentatives thérapeutiques, le traitement des différents médecins n'ayant rien ou presque rien produit, le neurasthénique se rend compte qu'il doit s'adapter aux conditions extérieures et que, comme dit le populaire : il faut vivre avec son mal.

Le neurasthénique souffre d'abord physiquement, il est fatigué. Dès lors il va réduire l'effort[1] au minimum. Il est touchant à force de sollicitude envers lui-même ; assis et plus souvent couché, il en arrive à ne faire aucun mouvement ; il vit concentré en lui-même, ne lit plus, ne pense plus. Les mouvements sont imprécis, nonchalants, sa démarche traînante, les corps vertébraux sont tassés et leur ensemble incurvé, la tête est basse, inclinée sur l'une des épaules, les yeux ternes et sans expression, les muscles de la mimique mous, de contraction lente. Il se laisse vivre de la vie végétative ; riches, les neurasthéniques peuplent, sans en presque jamais sortir, les maisons de santé ; pauvres, ils contractent une maladie intercurrente qui les enlève : ils ne meurent pas, ils s'éteignent.

Voici ce qui concerne le déprimé, déjà apathique, chez lequel la neurasthénie a mis en relief les anomalies, les tares du caractère. Chez l'agité, il n'en est plus de même ; celui-ci ne cherche pas à s'accommoder et s'efforce de lutter con-

1. Ferrero. « L'inertie mentale est la loi du moindre effort. *Revue philosophique*, 1894, t. I, p. 169. » La répugnance à l'effort est primitive, instinctive et spontanée (voir Ribot, *La vie inconsciente et les mouvements*, pages 117 et suivantes, F. Alcan, éditeur). On retrouve même cette notion dans certains systèmes métaphysiques. « Sans doute cette conception de la vie présente et future n'est pas celle de la majorité des hommes, mais elle montre du moins qu'à l'opposite de ceux qui ont placé leur idéal dans le mouvement, il en est d'autres qui l'ont mis dans le repos : et il m'a paru curieux de faire voir comment un instinct très simple, très banal a pu, par le travail subtil des métaphysiciens et des théologiens, se transformer en une doctrine philosophique. » Même ouvrage, page 166.

tre le milieu ; il a remarqué que les excitations lui procurent un soulagement passager, il les recherche, ces excitations, les emploie tour à tour ou, au contraire, se borne à une seule d'entre elles. Les uns trouvent dans les médicaments dits d'épargne (kola, coca, thé, café) une vigueur factice. Certains boivent jusqu'à perdre la raison pour oublier. D'autres sont des mondains fervents, recherchent toutes les occasions de se fuir eux-mêmes. Enfin, il existe une catégorie de malades pour qui l'acte sexuel semble être le but même de leur existence. Leurs efforts, leurs désirs, leurs pensées tendent à trouver un vague idéal (espoir hypothétique et décevant) dans la variété des formes qu'ils poursuivent, mais la froide réalité se charge bien vite de les ramener au terre-à-terre de l'existence.

De désespoir, certains d'entre eux cherchent dans les rêves de volupté et d'activité que procurent l'opium [1], le haschich et la morphine, un moyen d'échapper à l'ennui morne et froid qui les poursuit. Les exercices physiques, les voyages tentent aussi quelques-uns. Mais tous après une période d'essai plus ou moins longue, se rendent compte que l'excitation obtenue est transitoire, et qu'ils ne s'élèvent que pour retomber encore plus bas. Heureux encore si, de leurs expériences, ils n'ont pas rapporté l'habitude d'une intoxication qui, se surajoutant, aidera à dissoudre, à fondre la personnalité.

Certains neurasthéniques supportent assez bien leur fatigue, leur psychisme leur est surtout pénible. Irritables, chagrins, d'une part, anxieux, obsédés, phobiques d'autre part, s'accommodent assez mal du contact de leurs semblables. Ils vont donc s'isoler volontairement, fuir le monde ; sensibles au moindre heurt, vaincus sans avoir lutté, découragés de tout effort avant de l'avoir tenté, ils ne peuvent ni s'accommoder

1. « Le vin, le haschich, l'opium, le tabac ont été libéralement offerts à l'homme par la nature, comme les bonheurs de l'oubli de vivre, comme des poisons contre l'ennui d'être » (Goncourt, *Journal*. Fasquelle, Éditeur).

au monde extérieur, ni entrer en lutte avec lui, et, par suite, le suppriment dans la mesure du possible. Riches et misanthropes, ils vivent loin du monde, doués d'une philosophie hautaine, d'indulgence railleuse et peu convaincue ; pauvres, ils font les révoltés aux revendications véhémentes et utopistes.

Le neurasthénique a cherché à s'adapter au monde extérieur, puis à lutter contre lui, enfin à le supprimer. Il lui reste encore, s'il est vaincu, espoir suprême, pensée dernière, un remède à ses maux : le suicide [1]. C'est une loi psychologique que le désir de vivre diminue avec les moyens d'existence, que l'instinct de la conservation de la vie s'estompe pour disparaître peu à peu lorsqu'elle nous reste seule sans les biens qui nous l'enjolivent et nous la font digne d'être vécue. Lassitude et repos [2] sont les termes qui reviennent

1. Parmi les poètes, Sainte-Beuve dans les Poésies de Joseph Delorme, tome I, page 25 a développé cette idée qu'il faut abandonner la vie

« Comme on laisse un ami qui tient mal sa promesse »

quand celle-ci ne vous laisse ni souvenir, ni espérance.

C'est cette même idée qui est développée par M. Guyau comme conclusion dernière de l'*Irréligion de l'avenir* (page 478), F. Alcan, Éditeur. Voir aussi la mort de la cigale, *Vers d'un philosophe*, du même auteur.

Il termine en ajoutant qu'il serait ridicule et grotesque d'avoir peur de la mort et que l'idée qu'à son lendemain nous serons renseignés sur tous les problèmes qui nous tourmentent doit nous être une consolation.

C'est une idée analogue à celle émise par Guyau, c'est-à-dire le besoin d'oublier et de dormir, ou plus exactement de dormir pour oublier, que développe A. Lacaussade dans sa *Rêverie*, Lemerre, Éditeur.

Certes cette philosophie sereine a sa beauté, sa conclusion hautaine a sa grandeur. Mais je ne crois pas qu'elle puisse jamais consoler un douteur d'ordre religieux. A ce caractère inquiet, raisonneur, donner comme fiche de consolation un grand peut-être !

Dans une page charmante, M. Deschamps (*Les maladies de l'Énergie*, page 312) tente de nous donner des espérances d'ordre analogue. Malgré mon admiration pour l'éminent maître, son raisonnement ne me satisfait pas. A toutes les conceptions philosophiques d'idéal le plus élevé je pense que l'obsédé, le scrupuleux, devra préférer l'opinion de Pascal : sa théorie du pari qui peut-être le mènera à la foi du charbonnier.

2. Thébaïde. *Rêverie d'un païen mystique*, Louis Ménard ; *Rêverie*, Lacaussade. Lemerre, Éditeur. *Rêver*, Duchesse douairière d'Uzès. *La Souffrance de l'Univers* (L'Essor Eternel), Henri Allorge. Plon-Nourrit, Éditeur.

sans cesse sous la plume des littérateurs pessimistes qui, souvent, ont traité ce sujet. Rien n'existe plus dans la conscience d'un organisme qui végète misérablement que le besoin ardent, la soif d'un sommeil éternel et profond. Il aspire à se dissoudre, à disparaître sans laisser de trace. Son esprit, phénomène bizarre, voit son corps inerte, glacé, reposer à l'aise dans la tranchée de terre qui constitue notre dernière demeure, tandis qu'au loin s'agite la longue théorie des êtres qui, dans le courant des âges, la viendront fouler tour à tour.

A cette diminution du goût à l'existence s'ajoute la constatation du triste état dans lequel se trouve le neurasthénique. Il remarque son inutilité, se grise avec amertume des raisons tirées de l'intérêt des siens, de son insignifiance qui le doivent pousser à quitter la vie, mais, sans se l'avouer, il est encore dupe, car s'il s'arrête sur cette idée avec complaisance c'est qu'au fond il n'est pas sincère avec lui-même ; il sait malgré ses travers qu'il a des qualités, pense au suicide moins avec l'idée de le réaliser que pour se complaire à la pensée des regrets unanimes que provoquerait sûrement sa mort. A cet individu terne, sans volonté et d'esprit brumeux, le suicide apparaît moins comme un refuge, comme une fin, que comme un moyen pour laisser à la postérité une relative renommée d'il ne sait trop quoi. Mais cela suffit pour alimenter sa rêverie chagrine et satisfaire son vague désir de mourir[1]. Car, ne l'oublions pas, sa réalisation est une exception, et j'estime que, lorsque ce cas se présente, il s'agit d'une impulsion irrésistible et inconsciente, alors que dans le suicide ordinaire, il s'agit d'une idée fixe laissant à l'esprit toute sa logique et toute sa lucidité dans les moyens d'exécution.

1. C'est ce qu'a bien fait remarquer P. Hartenberg, *Psychologie du neurasthénique*, page 223. F. Alcan, Éditeur.

DEUXIÈME PARTIE

CHAPITRE VIII

TRAITEMENT. — NOTIONS GÉNÉRALES

Dans une première partie j'ai décrit les symptômes les plus fréquents de la neurasthénie, mais je suis resté, je le sais, fort incomplet. Pourtant, je voudrais que celui qui en est atteint se rende compte de la fréquence de sa maladie, du nombre de ses frères de misère et en tire des motifs de consolation.

Ne pas se savoir seul, ne pas se figurer être une exception comporte déjà une certaine satisfaction égoïste, et un motif d'espérer; d'autant que nous avons les moyens suffisants, non pas de faire disparaître complètement les symptômes liés à notre constitution, mais de les rendre supportables et compatibles avec une vie même active. Je le sais, il faut une certaine dose de philosophie pour vivre, agir et penser au milieu d'idées décevantes, déprimantes et pénibles. Mais je suis sûr que, même dans les cas les plus graves, il est encore possible de faire œuvre utile, de s'intéresser à l'existence, de passer dans la vie autrement qu'en criant, pleurant, geignant. Sans doute la lutte est rude et l'effort devra être soutenu, mais le but à atteindre vaut bien la peine que l'on pourra se donner. Partons d'abord de ce principe que le médecin, malgré son dévouement, sa science, ne saurait à lui seul nous conduire à cette fin de nos efforts, de nos luttes, de nos désirs. Facilitons sa tâche. Il est une hygiène de l'âme et de la pensée comme il en est une du corps; cette dernière, le praticien nous en indiquera les grandes lignes et, dans une certaine mesure, il nous pourra édicter les règles qui doivent diriger la première. Il faut être éclectique et se dire qu'en ce bas monde il n'est rien d'absolu. Les rapports du physique et du moral s'intriguent trop pour les vouloir séparer. Au nom de théories, ne nous privons pas du secours que leur thérapeutique particulière peut nous apporter. Ne faisons fi de rien, il n'est si petit détail qui ne puisse avoir son importance et adaptons, à chaque cas particulier, les principes directeurs de l'art de guérir, sans nous interdire de puiser dans chaque conception pathogénique, ce qu'elle peut contenir de particulièrement heureux comme médication.

La thérapeutique du neurasthénique [1] doit être avant tout une œuvre d'équilibre; elle ne doit pas être exclusive, il n'y en a pas de spécifique. Les malades qui nous occupent ont une instabilité qui fait le fond de leur organisme et c'est à cet écueil que nous nous heurtons dans la pratique, car, réactifs délicats, ils accusent les modifications les plus infimes. D'où cette conséquence de se guider non sur l'intensité des symptômes, mais bien sur l'état de résistance de l'individu dans la quantité du remède à prescrire.

M. Richet a démontré qu'un régime déchloruré permettait de prescrire des quantités moindres de bromure dans le traitement de l'épilepsie par suite de ce fait que les cellules nerveuses ne sont encombrées ni de produits de déchets, ni de débris médicamenteux inutiles. Il y a donc avantage à ordonner soit la diète, soit des lavages avant de prescrire le produit pharmaceutique nécessaire de façon que l'appé-

1. Comme le voulait le professeur Bouchard elle devra être physiologique, c'est-à-dire fonctionnelle et s'adresser à la totalité du système atteint plutôt qu'à l'un de ses éléments. En principe elle ne doit donc pas être symptomatique.

tence naturelle des cellules pour ce produit ne soit entravé par aucun résidu médicamenteux ancien [1].

Dès que d'autre part la médication suivie a donné le résultat compatible avec l'état fonctionnel actuel du sujet (la transformation dans le sens du mieux d'un centre nerveux ou d'une cellule altérée fonctionnellement ou histologiquement est longue à s'accomplir), il faut l'interrompre sous peine de voir se reproduire les accidents qu'il avait d'abord fait disparaître; il ne faut le donner que « jusqu'à l'effet possible dans l'état actuel du sujet [2] ».

Enfin il faut préparer le malade à cette thérapeutique, lui en faire comprendre l'intérêt. Il ne suffit pas de vouloir guérir, il faut surtout savoir en employer les moyens qui sont pénibles, longs et minitieux. Effort continu, marche lente, patiente, vers un but imprécis, fragile, barré d'obstacles, coupée d'arrêts, de reculs incessants. Il faudrait après Coppée récrire *Une bonne souffrance*, pas la sienne, l'héroïque, l'autre, celle dont on ne parle pas, la ridicule, celle du malade dit imaginaire, faite de colères, de rages, de regrets, de déceptions, de résignations et surtout de douleur vraie.

Que chaque malade apprenne à connaître « l'instrument anormal qu'il possède et vive sa vie, c'est-à-dire qu'il proportionne celle-ci à ses forces; qu'elle soit restreinte, sans joie s'il le faut, qu'il soit patient, résigné, enfin qu'il puisse être indépendant moralement et financièrement ». Il lui faudra connaître le monde au milieu duquel il est obligé de vivre et savoir que celui-ci « est un mauvais milieu pour les malades qui traînent et ne se décident pas à faire comme tout le monde : guérir ou mourir [3] ».

« On ramasse sur un champ de bataille, dit Dubois, les blessés et les morts, mais l'on néglige les éclopés. » La pitié et le dévouement chez nos contemporains est de courte haleine

1. C'est la théorie soutenue par Huchard.
2. Deschamps, *loc. cit.*, page 302, insiste particulièrement sur ce point.
3. Grancher, cité par Deschamps, p. 311.

et je pense que la provision en est vite épuisée. Regardez un malade chronique, que de soins attentifs et nombreux ! Puis la maladie se prolonge ; cela gêne, quelqu'un qui ne peut ni lire, ni agir, ni s'amuser, alors vient l'indifférence que remplace bientôt l'irritation. A sa mort les intimes prennent un air de circonstance et l'on se congratule hypocritement avec cette phrase : C'est une grande délivrance pour notre pauvre ami qui souffrait tant. Personne n'aime à voir soufrir ; de quoi donc se plaindre ; une telle phrase honore l'humanité.

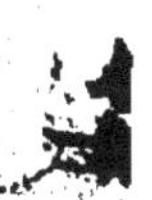

Pour le neurasthénique la chose est pire ; infirme sans être vraiment malade, tout ce monde s'irrite de l'entendre gémir avec de telles apparences de santé. Mais non il ne souffre pas, qu'il fasse un effort, et c'est peu à peu l'irritation sourde, puis les reproches et le mépris.

« Ne comptez pas sur le monde, dit Deschamps, ne gênez personne et ne demandez à votre entourage que le strict nécessaire. Vivez solitaire, méprisez l'opinion [1]. » Si vous réussissez dans votre cure tout le monde vous en félicitera et voudra y avoir contribué. Remerciez chacun et n'en croyez rien. Ne gardez rancune à personne ; le ressentiment trouble la digestion et puis vraiment ça n'en vaut pas la peine, vous avez mieux à faire.

« Vous étant ménagé dans la période active de la vie, votre système nerveux sera au même point que celui de vos contemporains, meilleur même, car il se sera amélioré en vieillissant. » « L'art d'être malade mène à l'art de vieillir » ; d'habitude le neurasthénique meurt vieux [2]. Que ceci lui soit une consolation quand la peur de disparaître le poursuit et l'étreint. Le mépris de la mort, dit-on, est le fait des forts. Oui si l'on veut dire par là qu'un sentiment quel qu'il soit, fait d'émotion intense, peut amener le dédain de la vie. Or le neurasthénique plus que tout autre est apte à le faire naître. Suivant ses opinions qu'il considère « avec calme l'instant où

1. Deschamps, *loc. cit.*, p. 312.
2. *Ibidem.*

il va s'éteindre » et vive comme s'il ne devait jamais mourir ou que l'espérance d'une vie meilleure lui donne le courage d'en affronter le seuil et de mettre avant tout d'accord, ses croyances et ses actions. Qu'en outre il se dise qu'il peut vivre autant et plus que les gens les plus vigoureux.

Ce qui précède bien compris, il importe ensuite de traiter les causes occasionnelles à la suite desquelles est apparue parfois la neurasthénie.

Les maladies infectieuses aiguës, à la période de déclin, ou chroniques, seront traitées par les moyens appropriés; c'est ainsi que les convalescents de grippe, fièvre typhoïde, suivront un régime tel qu'ils puissent retrouver leur équilibre physique. Les tuberculeux, paludéens, auront recours à la thérapeutique qui leur est propre. Les intoxications d'origine externe comprendront la suppression soit brusque, soit par étapes, de poisons exogènes. De même on traitera les affections viscérales à l'aide des remèdes que nous offre la médecine générale.

A peu près désarmés contre les affections du système nerveux, il n'en est plus de même en ce qui constitue les maladies liées à la nutrition. C'est ainsi que la diabète, l'obésité, la goutte, réclameront chacune un traitement particulier.

Les affections de l'estomac et de l'intestin, si fréquentes chez le neurasthénique, seront également soignées à l'aide d'une diététique appropriée. En parlant de l'hygiène de la table du neurasthénique, nous aurons à revenir sur cette question importante au premier chef, celui-ci ayant souvent, pour ne pas dire toujours, un estomac atone, diminué dans sa motricité, ses sécrétions, sa sensibilité.

Nous devrons intervenir aux époques de l'évolution humaine qui correspondent soit à l'éveil d'un organisme, d'une fonction, soit au contraire à la disparition progressive de cette fonction et à l'atrophie secondaire de l'organe. A cet âge de la vie de jeune homme qui s'étend de 15 à 25 ans où les sens s'éveillent en même temps que le cerveau se mûrit et perd la puérilité de la seconde enfance : période de croissance physique et de grand effort intellectuel, une alimentation fortifiante, une vie bien réglée sont à prescrire qui permettront de faire face aux nécessités de l'existence et de l'avenir[1].

« A cette date, au contraire, qui précède la vieillesse[2] où les individus les plus robustes constatent du grincement dans les rouages, où la femme devient inapte à la procréation, il faut conseiller d'éviter les intoxications, de même la fatigue et les émotions[3]. »

Enfin, les traumatismes et l'état dépressif créé par eux, toutes les causes d'origine émotive, devront être traités. Parfois, le début est la conséquence d'un souvenir du passé qui n'a plus sa raison d'être, mais nous savons qu'une impression très forte peut, d'un coup, créer l'habitude, sans qu'il soit besoin du mécanisme ordinaire de la répétition. Dans ce cas, il y a intérêt à ce que le malade se remémore volontairement le fait émotionnel primitif, et que, guidé par le médecin, il ramène dans le domaine de la conscience des phénomènes ayant leur source dans le subconscient. Il faudra faire appel surtout à ses qualités de jugement, et lui montrer par le raisonnement, que la relation de cause à effet établie par lui est fausse. Si, au contraire, la cause émotive persiste toujours, il faudra mettre en œuvre l'un des procédés de psychothérapie que nous exposerons dans l'un des chapitres suivants[4].

Hygiène des neurasthéniques

Tout d'abord une question se pose ; le séjour dans une maison de santé est-il toujours indiqué ? Nombreux sont les

1. *Etudes sur la croissance*, Springer. Alcan, Éditeur.

2. Il est probable comme l'ont soutenu certains auteurs (Fleury, Mendel, Bombarda cités par Hartenberg) qu'il existe un âge critique pour l'homme.

3. Deschamps, *Les maladies de l'Energie*.

4. C'est ce qu'un auteur a appelé, si mes souvenirs sont exacts, inhibition par intercalation.

partisans des deux méthodes qui se partagent l'opinion[1]. Sans vouloir médire ni des uns ni des autres, peut-être ne sont-ils pas absolument impartiaux. Pour ma part, je crois qu'en principe ceux qui préconisent la guérison en cure libre, ont raison ; il ne suffit pas, en effet, d'améliorer le malade en le soustrayant à son milieu, en le mettant dans des conditions artificielles ; il faut, au contraire, le réadapter progressivement à ce même milieu[2]. Mais d'autre part, il est des cas, chez les neurasthéniques irritables, en particulier, où le séjour dans une maison de santé, loin du bruit et des leurs (car le milieu familial est parfois néfaste) devient la méthode de choix.

Les inconvénients des deux procédés sont les suivants : les malades s'accommodent si bien à cette vie pseudo-artificielle des cliniques spéciales qu'ils n'en peuvent plus sortir. Nombreux sont les neurasthéniques dont la vie s'y écoule presque entière ; d'autre part dans le milieu familial, ils ne peuvent toujours trouver les conditions de paix et de repos, de tranquillité morale qui leur sont nécessaires. Disons donc qu'un séjour dans une maison de santé de deux ou trois semaines peut être utile chez les grands neurasthéniques, les irritables et les agités, à condition de ne pas se prolonger, de même pour ceux dont les conditions de logement ou autres sont en opposition avec la quiétude indispensable à leur guérison. Mais, ajoutons bien vite qu'on peut aussi s'améliorer et parfois mieux à un sixième étage que dans les maisons de santé les plus renommées.

Une question intimement liée à la première est celle de l'isolement. Personne n'en ignore les bienfaits.

« Toutes les fois que j'ai été dans la compagnie des hommes j'en suis revenu moins homme que je n'étais » (*Imitation*[3], chapitre XX, livre I), soucis, tracas, surmenage, voilà

1. Paul Émile Lévy, *Guérison en cure libre*. Camus et Pagniez, *Isolements et psychothérapie*. André Thomas, *Psychothérapie*.
2. M. de Fleury, *Les grands symptômes neurasthéniques*, page 396.
3. Traduction Lamennais.

ce que l'on trouve dans la vie extérieure. L'isolement, c'est le repos, c'est la reprise de son moi »[1]. Cherchez un temps propre à vous occuper de vous-même »... « Retranchez les discours superflus, les causes inutiles, fermez l'oreille aux vains bruits du monde » (*Imitation*). « Que pouvez-vous voir ailleurs que vous ne voyez où vous êtes? Voilà le ciel, la terre, les éléments ; or c'est d'eux que tout est fait » (*Imitation*, chapitre XX, livre II)[2]. C'est pourquoi, dit Nietsche, je vais dans la solitude... j'ai besoin du désert pour redevenir bon.

Sous une autre forme M. Barrès[3] donne le même conseil; enfin M. E. Tardieu, dans un travail sur la solitude et les solitaires, me semble avoir analysé excellemment l'état d'âme du neurasthénique et son besoin d'être seul : « Plus on est riche de nuances personnelles et plus on a de peine à s'apparier... Il y a une sensation enivrée de la solitude, un besoin d'être seul qui se ramène à la jouissance de soi... ; il s'y joint comme élément fréquent et pas toujours nécessaire, une défiance à l'égard du monde et une fatigue dans son usage[4]. »

1. *Imitation*, liv. I, ch. XX : « de l'amour de la retraite et du silence ».

2. Cité antérieurement par Deschamps, *loc. cit.*, p. 334 ; Camus et Pagniez, *Isolement et psychothérapie*. F. Alcan, Éditeur.

3. *Idem*.

4. Pour plus de détails, consulter Camus et Pagniez : *Isolement et Psychothérapie*. F. Alcan, Éditeur. *Aperçu historique sur l'isolement*, chapitre I, page 5 et suivantes et IIe Partie, *l'Isolement*, chapitre I, page 82 et suivantes.

Il semble que l'isolement soit pour certains individus un besoin, une nécessité; je crois même qu'il constitue le mode de vie normal et naturel de l'être vivant. Je ne sache pas que la solitude pendant une partie de la journée des travailleurs des champs soit pour ceux-ci une source de tristesse et de dépression; elle constitue au contraire le facteur principal de leur équilibre moral et physique. Gâtés par le progrès, incapables de s'arracher aux facilités d'existence qu'ils redoutent, c'est seulement chez les peuples à leur déclin ou dans le plein développement des civilisations trépidantes que l'on rencontre des hommes qui éprouvent le besoin de s'isoler. A côté des philosophes et poètes (Nietzche, *Aurore*, page 366. Zimmermann, *La solitude considérée relativement à l'esprit et au cœur*, trad. Mercier, 1788. Gloria soli (*Jeux de Fumée*. A. C. P. V. Stock, Éditeur, 1907). *La Citadelle*. (Seul. E. Haraucourt, Fasquelle, Éditeur), il faut placer ceux d'esprit religieux pour lesquels

Quand l'isolement doit-il être appliqué? Indispensable dans les formes graves chez les malades très débilités, chez les irritables, il doit être alors pratiqué dans une maison de santé pour les soustraire à un milieu familial souvent malveillant, toujours maladroit [1]. A défaut de la maison de santé, l'isolement peut se faire un peut partout, banlieue ou campagne avec près de lui soit un parent, soit, ce qui est mieux, un ou une domestique dévouée et intelligente.

Les cas moyens et légers se trouvent bien de pratiquer chez eux un isolement relatif afin de « diminuer les causes de fatigue, d'écarter les excitations sensitives, les conversations oiseuses, les propos grotesques des gens résolus à parler pour ne rien dire ». Evitez les entretiens inutiles et, pour jouir d'une grande paix, ne vous occupez pas de ce que font les autres. Fuyez les affections déréglées, la trop grande familiarité, la tentation, l'inconstance de l'esprit, vivez d'une vie intérieure, n'ayez d'autre but que le perfectionnement de vous-même » (*Imitation*, chapitres VI, VIII, XIII), « contentez-vous, suivant le conseil de M. Grancher [2] aux tuberculeux; d'une vie restreinte et toute faite de prudence, où les joies bruyantes et dangereuses de la vie mondaine sont soigneusement écartées, où la vie de famille sagement réglée, réponde à tout, suffise à tout. C'est la première chose qu'il vous faut apprendre si vous désirez obtenir un résultat » (Cité antérieurement par Deschamps, *loc. cit.*, p. 340). L'un des modes [3] d'isolement les plus parfaits en même temps que l'un des plus simples

la solitude constitue un moyen de se perfectionner car la vie du moine unit aux avantages de l'isolement celui de la règle.

1. « Quand, disait une femme à son mari, l'on est incapable de faire comme tout le monde, on doit avoir assez d'affection envers les siens, pour disparaître et ne pas empoisonner leur existence. » A la page 336 de son ouvrage, Deschamps cite un exemple similaire et aussi énergique dans son expression.

2. *Bulletin médical*, novembre 1895.

3. « Une femme me disait ce soir qu'elle croyait qu'un grand chagrin pouvait mourir dans la paix, l'isolement, le calme de la campagne, mais qu'à Paris, l'enfièvrement de la vie ambiante autour de ce chagrin ne pouvait que l'exaspérer » (mai 1891. Goncourt, *Journal*. Fasquelle, Éditeur.

est celui que l'on pratique à la Salpêtrière où le malade est isolé par des draps dans la salle commune [1]. Encore ne faut-il pas le trop prolonger sous peine de multiplier les obsessions, phobies, etc. J'écris pour des neurasthéniques, je laisse donc à chacun d'eux le soin de savoir s'isoler à propos dans les meilleures conditions et de déterminer le temps nécessaire de solitude pour diminuer leur fatigue, leur irratibilité ou leur neuro-excitation [2].

A côté des cas rares que réclament la maison de santé, la grande majorité des malades doit s'accommoder d'un genre de vie différent; et la question se pose :

Comment et où va vivre le neurasthénique? L'idéal pour lui c'est le grand air. Etes-vous dans une situation qui vous le permette? Je vous donne le choix entre la mer et la montagne à une altitude moyenne. La mer n'est pas également supportée par tous; chez quelques-uns elle produit le sommeil, chez d'autres au contraire, elle stimule l'activité et donne de l'appétit, mais aussi de l'excitation. Il y a donc une question de tempérament qui intervient et doit influencer vos préférences. Si vous êtes lymphatiques? Allez à la mer; un sanguin? un nervoso-sanguin? rendez-vous à la montagne [3].

Ne croyez pas que ces deux termes, mer et montagne, limitent vos moyens de guérison. La campagne vous sera également favorable. Mais je dis la campagne et non la petite ville ou la demi-grande ville ou la grande ville. Il est bien rare, même chez les plus pauvres, celui qui ne peut aller y

1. Camus et Pagniez, *loc. cit.*, p. 101 et 102.

2. Schreiber ne conseille l'isolement que dans les formes dépressives, avec anorexie et insomnie.

3. Ceci n'a rien d'absolu, tel excité se trouvera bien de la mer alors qu'un déprimé retirera un grand bienfait de la montagne. Il y a des différences de réactions individuelles dont il faudra tenir compte. En général climat légèrement humide pour l'excité ; sec et d'altitude pour le déprimé ; le candidat à l'asthénie à la mer, l'arthritique confirmé s'en trouvera mal mais rien d'absolu. D'après Deschamps.

passer quelques jours : ce sont les parents, les amis qui le pourront accueillir. A tous, pauvres et riches, jeunes et vieux, laissez le soin de déterminer, de choisir le lieu de leur séjour : souvent le malade a, pour diriger son choix, des raisons d'ordre intime ; vous devez le laisser se décider seul à condition d'éviter toute cause physique ou morale qui le pourrait affaiblir davantage. Que vous alliez en n'importe quel endroit, s'il vous est possible, prenez une maison retirée loin des bruits sur un plateau abrité ou même découvert. Une chambre au rez-de-chaussée ou si le malade peut marcher sans fatigue et ne craint pas de monter, à un étage quelconque exposée au Nord ou à l'Est l'été, au Midi ou à l'Ouest l'hiver, vaste, avec portes et fenêtres se faisant face, sans alcôve ni rideaux, le lit au milieu de la pièce [1]. Le malade, s'il n'en a pas l'habitude, s'entraînera progressivement à laisser la fenêtre ouverte lui-même, étant protégé par un paravent, un panneau mobile afin que l'air n'arrive pas directement sur lui. On peut encore ouvrir les fenêtres d'une pièce voisine, ou tout fermer s'il fait trop froid. Dans la journée lit pliant, chaise-longue, ou toile caoutchoutée étendue en plein air ; si le sol est sec, se coucher sur le sol. En cas de mauvais temps se placer sous un abri quelconque, grange ouverte, toile imperméabilisée [2].

Le matin au réveil, dans la journée et lors du coucher le malade fera quelques inspirations lentement et profondément, le thorax bien droit (que l'on soit debout ou couché), la tête légèrement renversée en arrière ; l'expiration sera relativement brusque et forcée et se fera par la bouche alors que l'air inspiré le sera par le nez. Ces divers mouvements se feront

1. Deschamps, *loc. cit.*, p. 345 et suivantes donne des détails très précis sur cette question que l'on fera bien de consulter. Les résultats que j'ai obtenus en suivant ses indications ont été toujours très favorables. MM. Vallot et Küss, dans une communication à l'Académie des sciences (1914), ont étudié l'influence du soleil sur l'organisme suivant l'altitude. Comme il fallait s'y attendre, plus celle-ci est élevée plus l'action est considérable.

2. Pour plus de détails, Deschamps, page 311 et suivantes.

la fenêtre ouverte. Ce petit exercice[1] apporte dans toutes les fonctions en général d'heureuses modifications, aussi le malade fera-t-il bien de le pratiquer régulièrement. Restent donc les pauvres diables à qui tout déplacement est interdit ; allons-nous donc les abandonner ? Non ! Il reste encore des ressources. Qu'ils habitent Paris ou la province, soit à l'intérieur de la ville même, soit dans ses environs immédiats, il est des emplacements découverts (jardins publics, bois, etc.); qu'ils s'y rendent et y passent une partie de leur journée. En hiver, par les temps froids, qu'ils en fréquentent les endroits les plus solitaires et y fassent des promenades[2].

Il est au cœur même des villes, des coins charmants, et je ne sais, pour ma part, rien de plus pittoresque que de suivre les quais de Paris. En raccourci, vous revivez l'histoire ; c'est l'Ile Saint-Louis, Notre-Dame, la place de Grève, le Palais de Justice, le Louvre. A suivre ce trajet, aux premiers bourgeons, par un clair soleil de mai, on se sent ragaillardi, on devient meilleur. Avez-vous la chance d'habiter un étage élevé et de dominer les alentours ; ouvrez vos fenêtres et respirez. Bref, faites le nécessaire pour vivre le plus possible en plein air ou au soleil, dont Poncet[3], de Lyon, a vanté, à juste titre les bienfaits. Constatez d'ailleurs qu'il est peu de neurasthéniques qui soient originaires des pays ensoleillés. C'est là où la terre est grise, le soleil morne, là où la nature elle-même est sans relief et sans couleur, que sévit la tristesse et la mélancolie, comme si la diminution de la tonalité

1. On pourra consulter l'ouvrage de Demeny l'*Education de l'effort*, F. Alcan, éditeur et une suite d'articles sur cette question publiés dans le *Paris médical* et la *Presse médicale* de 1914. Enfin je rappellerai toutes les méthodes de gymnastique sans appareil où se trouve décrits des mouvements des membres supérieurs qui augmentent la capacité respiratoire, il y a également des méthodes de respiration pour tuberculeux qui peuvent donner de bons résultats.

2. On peut recommander aussi les cures d'air sur les bateaux faisant le service des fleuves, rivières et lacs (Cures d'air et bateaux-mouches, *Journal des Praticiens*, 1908, n° 32).

3. *Les bains d'air, de lumière et de soleil.* Dr Monteuuis.

des teintes était un premier pas vers le noir, l'obscurité, qui éveille dans les esprits l'idée de la mort.

Vous allez en outre choisir un médecin[1] digne de confiance et possédant les qualités nécessaires pour vous diriger dans les circonstances difficiles et vous remonter. Il importe avant tout que l'homme de l'art possède une science médicale suffisante qui lui permette de distinguer les cas qui relèvent de troubles organiques de ceux où le traitement physique doit se doubler d'un traitement moral. Il faut des connaissances sérieuses de médecine générale pour ne pas l'employer à tort. « Choisissez pour vous conseiller un homme patient et bon, aimant son art, la psychologie et ses malades ; qu'il soit observateur, connaissant la vie et les différents milieux sociaux ; qu'il ait surtout du bon sens, de la patience et de la bonté ». Camus et Pagniez, *Isolement et Psychothérapie*. Alcan, Editeur.

Parmi ces qualités, qu'il s'intéresse à ses malades, qu'il sache les écouter. Je le sais, il faut avoir du temps, ce qui n'est pas toujours facile, mais rien de plus pénible pour un malade que de voir son médecin tirer sa montre ou regarder à chaque instant la pendule ; d'ailleurs rien de plus facile à deviner que quelqu'un qui n'écoute ou ne comprend pas.

Qu'il soit, dis-je, patient et bon et laisse à certains les allures magistrales et les argumentations sans appel ; guide affectueux et dévoué, qu'il sache tout comprendre. Qu'il apprenne à son malade à mieux connaître l'organisme défectueux qu'il possède et à l'utiliser au mieux de ses intérêts.

Enfin qu'il soit inaccessible au découragement. La maladie est longue et pénible ; qu'il s'inspire de cette idée que la pa-

1. Est-il utile pour le médecin traitant d'avoir été neurasthénique ? Les avis sont partagés suivant que l'auteur l'a été, l'est ou au contraire est indemne. Cependant M. de Fleury, très impartialement, admet qu'il est bon d'avoir été neurasthénique parce que celui qui ignore les tourments de cette névrose ne « comprend pas ses malades et ne saurait sympathiser pleinement avec eux ». (Voir M. de Fleury, *Les grands symptômes neurasthéniques*. F. Alcan, éditeur, p. 342.)

tience est à la base même du traitement qu'il entreprend, le neurasthénique, mieux que quiconque, sentira, devinera instinctivement ce qui ne peut parfois ni s'analyser, ni se deviner. On ne sait pas pourquoi, dit Emerson[1], « on n'a pas confiance en lui, mais on n'a pas confiance en lui » ; qu'il réponde comme caractère et rôle à ce passage de Lasègue : « Au-dessus s'élève le traitement direct de l'âme, seule puissance digne de la lutte que le médecin doit soutenir. Deux mots suffisent pour en résumer les conditions et l'énergie, la foi et la volonté. Par la foi, le médecin acquiert une force inébranlable ; par la volonté, il devient actif et travailleur. La foi n'est qu'une force virtuelle qui passe à l'acte par le vouloir[2] », car, dit Feuchtersleben[3], « la volonté domine et gouverne par sa seule présence, et une âme saine est aussi bien capable de guérir au contact une âme pervertie qu'un esprit dépravé est susceptible d'en gâter un autre ».

Que le neurasthénique choisisse un médecin dans lequel il puisse mettre toute sa confiance, toute sa foi. Le plus humble des praticiens de campagne lui sera souvent d'un plus grand secours que tel autre qui ne possédera pas au même degré ces qualités de science pratique, de bonté, de bon sens, sans lesquelles il n'est pas de bon psychothérapeute. Je m'en rapporte au malade aidé des conseils judicieux de quelqu'un de son entourage pour choisir et ne donner sa confiance qu'à bon escient ; qu'il se rappelle ce précepte « que celui-là peut réussir et faire fortune qui traite le mal physique par métier, mais que pour être utile au neurasthénique, il faut s'intéresser à son malade et être convaincu que la médecine de l'âme ne peut se séparer de celle du corps »[4].

Le médecin choisi, la confiance à son égard (quelle soit

1. Emerson. *Sept Essais*, p. 103.
2. Lasegue. *Études médicales*, p. 53.
3. Feuchtersleben. *Hygiène de l'âme*, p. 35, J.-B. Baillière, Éditeur.
4. Cité par Camus et Pagniez. *Isolement et Psychothérapie*, F. Alcan, Éditeur.

immédiate, c'est-à-dire naturelle ou acquise), devra être absolue. Par réciprocité le premier aura souvent avantage à montrer sa confiance au malade. « Ayez confiance dans celui qui n'est bon qu'à demi et il le deviendra tout à fait. Supposez des aptitudes chez votre élève et il les développera », dit Feuchtersleben.

J'ajoute que c'est le moyen d'exciter le vouloir du neurasthénique. C'est une marque d'estime dont il saura se montrer digne. Je ne pense pas, comme le veulent certains auteurs, qu'il y ait avantage à ce que le praticien soit distant et veuille passer aux yeux de son client pour une sorte de surhomme sans crainte et sans faiblesse. Pour ma part, je sais bon nombre de neurasthéniques ayant fréquenté les consultations d'illustres maîtres qui se firent un malin plaisir de noter et de répéter les petites faiblesses du grand homme. *Ab uno disce omnes.* Qu'auraient-ils pu dire des moyens et des modestes ? *Horresco referens :* je préfère ne pas approfondir.

Au contraire, je pense avec de Fleury, sans qu'il soit nécessaire de prétendre être passé par le même état, qu'il y a avantage à considérer et à traiter le neurasthénique sans pose et en ami. A notre époque, la médecine ne s'entoure plus de voile ni de mise en scène. Les disciples d'Esculape ne restent plus dans leur tour d'ivoire, nous les rencontrons dans la vie de chaque jour et leur influence est faite autant de leur esprit scientifique que de leur bonté et de leur douceur [1], ce qui n'exclut pas la fermeté : Rappelons la péroraison du premier cours de clinique de Dieulafoy : banale sans

1. « Vous verrez, à interroger vos malades, que l'humanité est meilleure qu'on ne le pense, et que s'il y a beaucoup de névropathes, c'est peut-être qu'il y a beaucoup de braves gens dédaigneux des philosophies subtiles, mais qui, parce qu'ils savent vivre et aimer, sont appelés à beaucoup souffrir. Enfin, à cette éducation, vous gagnerez cette autorité du cœur par laquelle, croyez-m'en, le médecin s'impose beaucoup plus à ses malades que par l'autorité de son intelligence ou de son savoir. » Leçon inaugurale du professeur Déjerine à la Salpêtrière.

doute, elle ne l'est que par sa vérité même, et pour nous, elle reste encore, dans tous les cas et toujours, la seule et la vraie ligne de conduite. Prenez donc un médecin sans pose et sans morgue; ayant confiance en lui, vous pouvez en exiger beaucoup, mais dites-lui en revanche, sans hésitation, ce que vous n'osez vous murmurer à vous-même. Demandez-lui, d'abord et avant tout, de pratiquer un examen complet et minutieux de vos différents organes. Y a-t-il une affection organique certaine, qu'il ne la nie pas, surtout si vous en connaissez l'existence et la nature ; qu'ils vous renseigne sur la lésion constatée et vous dise exactement l'importance que vous lui devez attribuer. Après avoir cherché quelle peut être la cause organique de la neurasthénie, il faut s'enquérir de la cause morale qui manque rarement et se surajoute souvent à la première. C'est là où une confiance absolue est de rigueur, car s'il est facile d'avouer un choc moral, la perte de parents, de mauvaises affaires, comme origine de l'état actuel, il en est d'autres comme une rupture, un adultère, une affection contrariée, dont l'aveu peut être particulièrement pénible. Que le malade se persuade de ce fait que, par profession, le médecin est toujours discret ; non seulement la loi, mais sa conscience (et nous avons supposé *a priori* qu'il en avait de par le choix fait), son intérêt même, lui interdisent de penser aux réponses qu'il a obtenues. J'ajoute que cette déclaration de circonstances ou conditions délicates peut être faite par quelqu'un de l'entourage. La chose elle-même peut rester, par son expression, dans le général, saufsi le traitement nécessite la connaissance exacte des faits. Enfin quoi que ce soit qu'il ait à dire, que le neurasthénique se persuade qu'il n'est pas le premier qui se présente dans ces conditions. Son état d'esprit est d'ailleurs tel que faire l'exposé des causes morales de sa maladie lui est relativement facile. Il n'en est plus de même lorsque guéri; amélioré, revenu à une plus juste appréciation des choses, il se remémore ce qu'il a exprimé, ce qu'il a fait devant son médecin, aussi le fuit-il et sa pseudo-ingratitude, son silence vis-à-vis de son guérisseur n'est bien souvent que la manifestation de la honte, de la pudeur de l'intimité violée pour le plus grand bien du malade, sans doute ; mais cette connaissance par un tiers d'une période de son existence où il fut diminué moralement et intellectuellement, constitue une infériorité et il en souffre, il lui déplaît de se rencontrer avec un témoin d'une passagère déchéance dont il rougit.

Cette digression terminée, j'insiste à nouveau pour que le malade soit de grande franchise[1] avec son médecin ; rongé souvent par un pénible secret, le fait de le savoir partagé le soulagera. Qu'il aille droit au but. A quoi bon attendre davantage et retarder ainsi le début du traitement. Que si le malade veut se rendre compte avant de se livrer plus complètement, qu'il prévienne franchement son médecin que, d'ici quelques jours, il indiquera ce qui lui paraît la cause initiale de l'état dans lequel il se trouve. Enfin s'il ne rattache ses troubles à aucun motif plausible, qu'il le dise également. Pierre Janet a cherché dans l'hypnose la raison subconsciente qui n'a pas été déclarée à l'état de veille. Cette méthode lui a donné, paraît-il, de bons résultats. Il semble cependant que, pour la plupart des sujets, l'action curative de l'hypnotisme soit nulle, et que ses inconvénients en doivent, dans la plupart des cas, faire rejeter l'emploi.

Autant que possible, que le malade réponde brièvement aux questions du praticien, qu'il lui expose sobrement et résolument les causes qui sont pour lui déterminantes de sa

1. L'importance de la confiance est de clarté évidente. Elle est indispensable en psychothérapie. Il est entendu que celle-ci ne saurait guérir seule au sens où on l'entend d'habitude. Mais elle permet chez les douteurs de déterminer certains sentiments qui peuvent dans les diverses manifestations du doute qu'ils présentent, de lutter contre elle avec succès.

MM. Camus et Pagniez. *Isolement et psychothérapie*. F. Alcan, éditeur, page 180, ont fait une étude de la confiance, à laquelle on pourra se reporter pour plus amples renseignements sur cette question.

maladie, les infections antérieures, ce qu'il peut devoir à l'hérédité pathologique ; puis les raisonnements, les déductions échafaudés en insistant sur ceux auxquels il attache la plus grande importance. La plupart s'appuient sur un petit nombre de faits mal observés et mal interprétés ; ce sera le rôle du médecin de les réfuter, d'en montrer la faiblesse et la puérilité. Que le neurasthénique ne demande à celui-ci que ce qu'il peut lui donner. Il ne peut être toujours à ses côtés, ni exécuter lui-même l'effort nécessaire à l'amélioration du sujet. Ce que ce dernier peut et doit exiger, ce sont les conditions physiques d'un bon fonctionnement des organes, et les arguments d'ordre scientifique, parfois moral [1], que le malade devra et saura mettre en œuvre.

Il doit, en outre, avoir le désir de se rétablir : beaucoup d'entre eux se sont habitués à leurs troubles morbides, à être plaints, gâtés par l'entourage des parents, des amis ; ces douceurs leur sont nécessaires ; ils s'effraient à l'idée de leur disparition et à celle de vivre comme tout le monde. D'autres sont désabusés des remèdes et des médecins, résignés, ils ne croient plus aux promesses de guérir qui peuvent leur être faites. A ceux-ci comme à ceux-là, la notion du devoir, la foi religieuse, les avantages de la santé clairement expliqués et documentés serviront d'arguments pour faire éclore en eux le désir, l'impulsion nécessaire à qui veut s'améliorer.

Auprès du neurasthénique, et doublant le médecin, en quelque sorte, je voudrais voir quelqu'un, homme ou femme, de caractère égal, de jugement sûr, bien équilibré, instruit et de bonne éducation, sachant allier l'autorité, pour être obéi, à la bienveillance, pour être aimé. Père, mère, mari, oncle, femme, sœur, peu m'importe, pourvu qu'il sache allier

1. *Manuel pratique de psychothérapie*, par Burlureaux. Perrin, Editeur, pages 273, 294, 311-312.

une fermeté intelligente à une bonté perspicace. Quoi! un directeur de conscience [1], alors? Parbleu oui [2].

Déjà l'antiquité romaine [3] nous avait donné l'exemple de certains philosophes [4] donnant des conseils sur la façon de se diriger. Au moyen âge il est des directeurs de conscience et des plus fameux, mais c'est surtout au XVIIe siècle, avec Bossuet et Fénelon, que cette institution atteint son plein épanouissement. A cette époque de vie orageuse, de caractères inquiets, la direction de conscience apparaît comme un bienfait aux âmes scrupuleuses. Je ne veux retenir de ces règles de vie que ce conseil de Fénelon [5] à Mme de Montberon que je voudrais voir mis en pratique par les consciences timorées : « L'unique remède contre le scrupule, dit-il, est la docilité, il faut obéir sans se permettre de raisonner. »

Faites choix dans votre entourage, neurasthéniques, d'une personne possédant les qualités énumérées plus haut. Qu'elle soit pour vous un appui, un réconfort dans les tristesses et la dépression ; aux scrupuleux, elle sera, en outre, un professeur de morale pratique. Enfin, à ceux qui ont le bonheur d'être encore croyants [6], je conseille de rechercher, parmi les

1. Prenez conseil d'un homme sage et de conscience ; et laissez-vous guider par un autre qui vaille mieux que vous, plutôt que de suivre vos propres pensées (*Imitation*, livre I, chapitre IV).

2. Quand mon cœur est plein de tristesses,
Si je pouvais les épancher,
Je croirais sentir mes détresses
Si pesantes se relâcher.
(*La nature et l'âme*, Ch. de Pomairols. Lemerre, Éditeur).

3. Annaeus Serenus, capitaine des gardes de Néron, épris de la vertu n'a aucun courage pour la conquérir. Il voudrait être actif et vaillant, mais se décourage au moindre obstacle. « Je t'en conjure, écrit-il à Sénèque, si tu sais un remède à cette maladie, ne me crois pas indigne de te devoir la tranquillité ; ce n'est pas la tempête qui me fait peur, c'est le mal de mer. » Sénèque, *De la tranquillité de l'âme*, I, Trad. Panckouke.

4. *Les moralistes sous l'empire romain*. Martha. Hachette, Éditeur.

5. Fénelon, *Œuvres complètes*, t. VIII, p. 608. Gaume, Éditeur, 1852.

6. Ch. Fiessinger (*Erreurs sociales et maladies modernes*, 4e partie, chapitre II, Perrin, Éditeur ; et aussi du même auteur *Science et Spiritua-*

représentants autorisés de leurs idées religieuses [1], un mentor qui les puisse guider en ce qui concerne le choix de la conduite à tenir dans les circonstances difficiles, ou l'appréciation de certains problèmes qui mettent en conflit les devoirs. Garde-malades et faiseurs d'énergie, il leur faudra aux uns comme aux autres, une affectueuse intelligence et ferme clairvoyance. Point n'est besoin de prestige ni de prestance, il suffit d'attention, de bienveillance et de bon sens. Sans doute leur tâche, bien des fois, leur sera lourde, mais, outre les liens de famille qui pourront unir l'éducateur et l'éduqué, n'est-ce pas un devoir de philosophie courante que de tendre la main à qui, dans la vie, a besoin d'appui. Nul n'est sûr, demain, de ne pas être pire comme santé que celui auquel il refuse aujourd'hui tout secours. Il est une fraternité à laquelle personne ne se doit dérober : c'est celle de la souffrance. Rendons-là plus légère à qui porte sa croix. Et si, comme on le prétend à tort, le neurasthénique vous paie d'une noire ingratitude, le bien se suffit à lui-même et porte en lui sa récompense.

Vous avez donc trouvé le ou les directeurs qui vous sont nécessaires et, aidé de leurs conseils, vous allez entreprendre la lutte. La plus grande franchise doit vous inspirer. C'est à eux, tout d'abord, que vous confierez les mille petites misères qui vous assaillent chaque jour. Si, après avoir lutté vous-même, vous êtes vaincu, faites alors appel à leur concours ; dans les circonstances plus graves, il vous restera le médecin.

Il faudra que l'un et l'autre, directeur et médecin, évitent de tomber dans l'erreur qui consiste à traiter de maladie imaginaire les souffrances réelles que vous endurez ; ce serait

lisme, chapitre III, Perrin, Éditeur). Dans ces ouvrages l'auteur estime que la guérison a comme moyen efficace le retour aux croyances religieuses qu'il considère comme une force morale capable de résister aux pires catastrophes.

1. N'ouvrez pas votre cœur à tous indistinctement ; mais confiez ce qui vous touche à l'homme sage et craignant Dieu (*Imit.*, chapitre VIII, livre I).

une maladresse doublée d'une dureté inutile. Expliquez-leur franchement ce que vous attendez d'eux, qu'ils se pénètrent bien de ce fait que vous souffrez réellement ; mais, avec la même franchise, dites-leur aussi de faire, dans certains cas, la part d'exagération inhérentes à certains tempéraments de neurasthéniques. Je fais allusion au type sympathique chez lequel domine parfois la pensée de se faire plaindre, sinon de se rendre intéressant. Il est entendu que ce grossissement est involontaire et que ce tempérament « met sa lorgnette mal au point ». Mais il y ajoute parfois un verre grossissant qui est inutile. Prévenez de cette possibilité, ce sera une précaution contre vous-même si vous étiez tenté d'exagérer. Soyez nature, croyez-moi ; les sensations que vous éprouvez sont assez pénibles pour entraîner par elles-mêmes la sollicitude de ceux qui vous entourent. C'est un gage de sécurité, de réussite, que cette franchise pour un traitement et une amélioration en cure libre. Agir autrement serait justifier votre séjour dans une maison de santé, et la crainte de la part du médecin d'une sollicitude familiale trop esclave et

1. Pour cultiver votre attention apprenez à voir. Apercevez un défaut de la tenture, une tache au rideau, l'asymétrie d'un meuble, une lame de parquet qui a joué. Mettez votre soin à tout regarder, à tout entendre, le bruit d'une porte, le roulement lointain d'une voiture, le sifflet d'un train, les mille bruits confus d'une ville pour une oreille distraite. Si vous sortez, ne laissez personne passer auprès de vous sans l'avoir vu. Regardez les boutiques, les affiches, les gens, les fenêtres, les persiennes. Puis habituez-vous au bout d'un certain temps à vous remémorer l'objet, la personne que vous avez vus, le bruit, le son entendus.

Accordez-vous au début un certain temps pour examiner, puis vous remémorer; peu à peu diminuez la durée du premier et faites appel à vos souvenirs à une époque de plus en plus lointaine.

Ainsi faisant vous arriverez à augmenter votre attention, à rendre votre observation plus rapide et plus sagace et enfin à cultiver votre volonté. D'après *Développe ta mémoire*.

La méthode de rééducation du contrôle cérébral avec ses différents exercices, préconisée par Vittoz est un moyen simple et facile de cultiver l'attention; et pour éviter les inconvénients que pourrait avoir cette concentration de la pensée, il suffit que les exercices soient courts et espacés. *Traitement des psychonévroses par la rééducation*. J.-B. Baillière, Éditeur.

trop timorée. Que vous faut-il encore pour entreprendre le traitement moral ? Deux qualités de première nécessité qui s'intriquent l'une l'autre et peuvent s'acquérir, je veux dire l'attention [1] et un début de volonté. Celle-là est une condition absolument nécessaire. Diminuée, parfois presque abolie chez le neurasthénique pour qui tout travail intellectuel est très difficile, sinon impossible, c'est souvent au prix d'une grande fatigue que l'on obtient un piètre résultat. Vous en devez comprendre l'importance ; sans l'attention on ne pourrait vous démontrer les erreurs de vos raisonnements, vous inculquer les conseils à mettre en œuvre, pratiquer, en un mot, la rééducation physique et morale, but final du traitement. J'ai donc pensé qu'il y avait intérêt, sans entrer dans les discussions théoriques sur le mécanisme de celle-ci, à répéter quels éléments la composent. Ils se réduisent en somme à ceci : il y a d'une part, dans la conscience, prédominance d'une représentation, tandis que toutes les autres idées, les autres images, en sont rejetées. Il découle déjà de cette constatation une première règle : c'est dans le silence, loin de tout ce qui peut provoquer une impression de vos sens, du monde et du bruit, que vous devez chercher à fixer votre attention. D'autre part, la prédominance d'une représentation dépend de sa durée et de son intensité. Faible, elle peut finir par s'imposer si elle se prolonge ; forte et courte, elle peut atteindre le même but que la première. En définitive, fixer l'attention consiste donc à maintenir une représentation dans la conscience et à en augmenter l'intensité. Pour renforcer la représentation nous pouvons y associer des émotions, des aversions, du plaisir, des désirs. Plusieurs fois dans la journée, aux mêmes heures, le malade s'exercera à fixer son attention par un entraînement progressif. C'est ainsi qu'il pourra, par exemple, se répéter les conseils de son médecin. De lui-même, il devra associer les émotions

1. Pour Obersteiner l'attention est un phénomène d'inhibition.

les plus capables de l'influencer. Il importe également qu'il emploie deux moyens puissants susceptibles d'augmenter l'intensité des représentations intérieures et de les rendre plus intenses.

C'est la répétition mentale d'une part, mieux, l'articulation à haute voix, et d'autre part, la transcription des idées de sagesse, de raison, de calme, proposées par le médecin à ses méditations[1]. Le neurasthénique doit attacher une grosse importance à atteindre ce but : fixer l'attention volontaire car, dit Binet « c'est l'attention volontaire qui exprime la maîtrise de soi, et est juste l'opposé dans le domaine intellectuel... de l'aboulie ». Or, nous le savons, cet état pathologique de la volonté est l'une des manifestations principales de la neurasthénie. C'est de lui que dépendent beaucoup des phénomènes accessoires constatés dans celle-ci ; nous avons donc intérêt à cultiver l'attention volontaire. Par entraînement progressif, il est possible de la développer et de lui rendre cette puissance qui en fait une condition essentielle de l'activité *réfléchie et de la mémoire.*

Thérapeutique des obsessions

Au point de vue thérapeutique, il est possible de classer les obsessions en trois groupes : Dans le premier rentrent celles qui effleurent simplement l'esprit et que ce dernier écarte facilement sans lutte ; dans la seconde classe, se placent les obsessions dont l'esprit se rend maître, mais après un combat corps à corps ; enfin la troisième comprend celles qui s'imposent à l'esprit avec une telle force qu'elles l'absorbent tout entier et prédominent dans la conscience à l'exclusion de tout autre représentation.

1. M. Bastian dans la *Revue philosophique* de 1892, pages 372-373, avait montré combien le langage et l'écriture renforcent par « le mélange d'impressions auditives et kinesthésiques » l'activité associationnelle à laquelle se livre notre attention.

Quelle conduite nous faut-il tenir en présence de ces différentes éventualités. La première hypothèse nous importe peu, puisqu'un simple acte de volition suffit à écarter l'obsession. La seconde et troisième catégories ont une importance autrement considérable, et ce sont elles que, dans la pratique, nous aurons toujours à combattre. Là encore, il y a des degrés. Des unes, un moment de réflexion permet de nous en rendre maîtres; des autres, malgré la défense la plus acharnée, nous ne pouvons nous débarrasser. Nous devons remarquer que l'idée obsédante est invincible par ce fait surtout qu'elle s'accompagne d'un état d'oscillation de la pensée. Notre raison envisage, sans le pouvoir ni le vouloir admettre, le bien fondé de l'obsession ; ce qui constitue le pénible de cet état mental c'est la lutte sans issue qui s'établit dans la pensée pour croire ou ne pas croire comme justifiée la représentation en litige, alors que dans l'obsession proprement dite, celle-ci est acceptée par une volonté passive. L'idée fixe chez l'inventeur, le chercheur, a le plein concours de la volition; chez le neurasthénique il n'en va plus de même : non seulement le vouloir n'est pas consentant mais il lutte pour éliminer l'idée parasite de la conscience. Est-il possible de le faire avec avantage. A ceci, je répondrai de la façon suivante : l'état physique du sujet influe sur l'obsession ; c'est ainsi que tout ce qui débilite l'organisme, tout ce qui atteint le moral pour le déprimer a un retentissement sur les idées obsédantes et leur importance. Il y a donc intérêt à suivre une bonne hygiène physique et morale qui permette à l'individu d'être dans de meilleures conditions pour la combattre.

Il est toujours possible, dans la majorité des cas ; sauf aux périodes de dépression absolue, d'en diminuer l'importance et de reconquérir cet état d'équilibre, instable, il est vrai, mais compatible avec le goût à l'existence qui constitue la vie du neurasthénique. C'est en pleine santé que l'obsession va se produire ou bien à la suite de fatigues, de préoccupations, de chagrins. C'est dans cette dernière hypothèse que le repos et les divers agents modificateurs du tonus nerveux sont surtout indiqués, sans oublier les entretiens psychothérapiques[1]; quelle que soit d'ailleurs leur origine, le traitement des obsessions sera toujours le même. Les obsessions surgissent brusquement, soit que la vue, l'ouïe ou tout autre sens devienne le siège d'impressions qui sont l'origine d'associations avec des faits passés, ou que nous établissions un rapport de cause à effet entre les idées évoquées par la sensation et une obsession antérieure. Cherchons d'abord à l'écarter, ceci ne suffit pas. Evitons alors de penser à l'idée obsédante et de nous la répéter, ne lui accordons nulle créance, considérons-là comme inexistante et refusons de l'examiner. Nous pouvons aussi chercher à remplacer cette obsession par une autre. Voici pourquoi : une obsession postérieure, lorsqu'elle se présente et qu'une autre occupe la conscience, est considérée comme sans importance immédiate et peut être envisagée sans tourment par le neurasthénique ; d'autre part, il arrive que, pour un certain nombre d'obsessions, il y a un temps de rumination entre le moment où l'idée apparaît dans la conscience et celui où elle devient obsédante. Pour éliminer l'idée parasite, évoquons par le souvenir une obsession antérieure et choisissons-là pour que, complètement développée, son intensité soit moindre que celle de l'obsession actuelle. Concentrons sur celle-là notre attention jusqu'à ce qu'elle se substitue à la première ; celle-ci aura alors disparu et l'autre ne sera pas si développée que nous ne puissions l'écarter complètement de notre esprit.

Il est encore possible de dissocier la représentation et de la reconstruire avec ses éléments de façon à en faire une nouvelle idée. Ou encore l'idée obsédante produit elle-même,

1. Il est entendu que la psychothérapie seule n'est pas capable à mon avis de supprimer une obsession, une phobie, mais grâce à l'influence du mentor, du médecin sur le malade, elle donne à celui-ci des points d'appui qui lui serviront dans la lutte.

de par les lois de l'association, une nouvelle idée qui, maintenue dans la conscience, peut la supplanter. Enfin l'obsession primitive peut se combiner avec une seconde, et chacune, lorsqu'elles conservent leur indépendance, forment par leur ensemble, un tout différent.

La culture de la volonté constitue un moyen de premier ordre pour lutter contre les obsessions. L'on sait son importance dans la conservation du souvenir et dans sa reproduction ; elle peut au moment où l'on est obsédé nous permettre d'évoquer des états de conscience qui détournent notre attention de la première ; de même il nous est possible de la faire disparaître en lui refusant toute considération.

Voici un autre procédé employé par Franklin pour sa culture morale qui peut aussi nous être utile. C'est l'oscillation, avons-nous vu, qui constitue l'élément pénible de cet état pathologique ; l'esprit ne peut arriver à prendre une détermination dans un sens ou dans l'autre. Prenez une feuille de papier, inscrivez d'un côté les raisons qui sont en faveur d'un avis, de l'autre ceux qui militent en faveur d'un avis contraire ; il est rare que celui qui vous tient le plus à cœur, ne présente pas une quantité plus grande d'arguments ; vous devez donc le choisir. Mais supposons qu'il n'en est rien, envisageons la situation telle qu'elle est, et admettons, comme réalité, ce que, précisément, nous craignons de voir arriver, écrivons les raisons que nous avons de ne pas abandonner tout espoir. Nous finirons par trouver un certain nombre d'arguments propres à diminuer nos craintes. Un exemple : je crains d'avoir une maladie de rein. Analysant les symptômes, d'abord au point de vue des troubles nerveux que je sais présenter, je puis trouver des arguments de tous ordres qui me font croire que j'interprète mal et n'ai rien. Je vais même plus loin dans les concessions, je suppose la lésion effective et je me remémore les gens de mon entourage qui, dans le même état de santé, avec la même affection, ont encore vécu longtemps ; enfin des diverses considérations envisagées, je conclus que les soins, le régime strictement suivi, l'état des autres organes rend possible une survie assez longue.

Arrivé à cette conclusion, de même que l'on condense en une phrase lapidaire les préceptes de conduite pour n'avoir plus au moment d'agir à refaire chaque fois les mêmes raisonnements et arriver aux mêmes principes, de même il faut par un chiffre concrétiser les raisons de ne se point tourmenter. Faites mieux, en quelques mots, indiquez les mobiles et motifs qui vous tranquillisent et notez-en les chiffres ou faites un résumé rapide, synthèse de ce long travail d'analyse. Ceci fait, ayez assez de volonté pour ne plus penser au sujet qui vous a préoccupé. Que si, de nouveau, il envahit votre esprit, évoquez le chiffre ou la brève analyse qui résument votre précédente argumentation et refusez d'y accorder aucune attention. Le sommeil efface parfois l'obsession[1]. Il importe, au préalable, de la combattre par la méthode précédente, de peur que, sans cette précaution, par une sorte de rumination subconsciente, elle ne se renforce au contraire, pendant cette période de repos. Déjà désagrégée en partie à l'état de veille, elle achève de disparaître au cours de la dormition. Si l'obsession est si forte qu'on ne puisse lutter contre elle, il faut essayer de la chasser, non pas complètement de sa pensée, mais de lui refuser l'accès de sa conscience pendant quelques courts instants par fixation de l'attention sur un autre sujet, capable de faire naître une émotion. Chacun suivant ses tendances, choisira la plus capable d'éveiller rapidement le sentiment auquel il est le plus sensible ou en antithèse complète avec l'obsession. Vous craignez la maladie, pensez à ceux réellement malades qui sont plus à plaindre que vous et ne se peuvent faire soigner. Etes-vous philosophe, pensez au rôle de la dou-

1. « Jour de tristesse et de découragement où l'on se couche dans la journée pour la vivre moins longue » (Goncourt, *Journal*. Fasquelle, éditeur).

leur ; d'esprit religieux, considérez la souffrance comme une expiation. Représentez-vous la santé, ses joies, ce qu'elle permet de faire, et dites-vous qu'elle mérite bien les efforts nécessaires pour l'obtenir. Mais concrétisez, ne restez pas dans le vague et l'indétermination, matérialisez votre raisonnement [1].

Le mouvement est un procédé excellent pour rompre les associations. Je sais des personnes qui peuvent lutter avec avantage contre l'obsession par ce moyen. Dès que votre esprit tend à s'obnubiler dans le rabâchage d'une idée, promenez-vous, allez, venez, ne restez pas en place, livrez-vous à une occupation manuelle ; le jardinage en plein air, la menuiserie, le découpage, le travail du cuir, la reliure et mille petites industries d'amateur faciles à faire et de peu de frais sont excellentes contre les idées obsédantes. J'insiste beaucoup sur ce genre de distraction qui détourne l'esprit et l'intéresse. Si l'obsession est aussi maîtresse, c'est qu'elle provoque à un haut degré, plus exactement qu'elle augmente « l'incuriosité ». Or la plupart de ces distractions d'ordre manuel dont je viens de parler, de réussite facile et immédiate, entraînent par cela même un élément d'intérêt capable de passionner le neurasthénique, de vaincre cette apathie qui constitue le fond de son état mental et par suite réalise les conditions les plus favorables pour le développement des obsessions. Cette distraction de l'esprit permet l'apparition d'idées nouvelles qui chassent l'idée parasite et, par le repos, mettent le cerveau dans des conditions plus favorables pour continuer avantageusement la lutte [2].

1. Si les obsessions sont bénignes, et que leurs paroxysmes soient peu fréquents, le changement de milieu, la campagne, les voyages sans fatigue (le malade étant accompagné), les exercices physiques peuvent retarder le retour des obsessions et multiplier les phases de répit. Malheureusement, si l'obsession est tenace, ces procédés ne donnent pas de résultat et l'exaspèrent.

2. M. Sollier pense que la lutte directe du douteur contre l'obsession ne fait que l'augmenter (*Le Doute*, p. 386) ; le meilleur moyen de les écarter est

Cherchez donc un travail manuel en rapport avec votre habileté afin que le découragement ne vous arrête pas dans votre entreprise. Si vous le pouvez et l'aimez, devenez collectionneur. Il est possible, avec de modestes ressources, de faire d'instructives et intéressantes collections. Vous détournerez ainsi votre esprit de préoccupations pénibles et trouverez de pures jouissances sans aucun regret, ce qui, pour un neurasthénique, est appréciable.

Enfin ceux qui ont un idéal religieux et philosophique y puiseront des arguments pour lutter contre les obsessions. Humble et soumis devant Dieu, ils se confieront à sa bonté et s'abandonneront à sa volonté. Philosophes spiritualistes, ils trouveront dans leur système des raisons d'être optimistes. Panthéistes et déterministes, ils se laisseront aller, jouets des événements, sans espoir mais aussi sans regret. Il n'est pas jusqu'à la philosophie (que je ne saurais admettre) de Nietsche, qui ne puisse servir dans la lutte contre les obsessions en galvanisant les énergies. A ceux réellement chrétiens, je ne saurais trop recommander la confiance et l'espoir en Dieu comme dernier et suprême argument qui s'ajoute pour eux aux raisons d'espérer.

Car seule vous savez, divine Providence,
En cette vie obscure, où sont nos intérêts ;
J'éviterai l'orgueil et la folle imprudence
De paraître, en priant, vous dicter vos arrêts.
Je remets en vos mains ce que j'ai, ce que j'aime,
Ce qu'un jour m'a donné, ce qu'un jour me prendra,
Le passé, l'avenir, et les miens et moi-même,
Pour en faire, ô mon Dieu ! selon qu'il vous plaira.

Je ne saurais mieux terminer ce chapitre que par ces strophes de « Bois Sacrés » de Frédéric Plessis [1], en ajoutant que

de les considérer comme des idées parasites, p. 387. Il ne faut compter ni sur les distractions, ni sur les raisonnements. Inutiles, ils sont parfois dangereux (p. 390) en donnant une base précise à l'angoisse jusqu'ici diffuse.

1. *Œuvres de Frédéric Plessis.* Poésies complètes ; Gallica, Fontemoing, Éditeur.

cet abandon au créateur n'implique pas que l'on doive abandonner la lutte. Ces vers, en effet, sont la paraphrase magnifique et chrétienne du « Fais ce que dois, advienne que pourra. »

Phobies[1]

Il peut y avoir autant de phobies qu'il y a de pensées ; elles sont donc innombrables et s'accompagnent d'un état d'angoisse très prononcé qui ajoute à l'inquiétude morale une souffrance physique.

La phobie peut être purement intellectuelle, sans avoir comme origine des impressions extérieures. C'est ainsi que certains phobiques se tourmentent de ce qui se produirait si certaines circonstances se réalisaient. Cette sorte de phobie doit elle-même se subdiviser : dans la première catégorie la phobie a pour origine l'interprétation de certains faits : ainsi la constatation de troubles fonctionnels peut entraîner le malade à se croire atteint de tabès, de paralysie générale, à craindre la folie : certains événements antérieurs ou récents seront démesurément grossis, mal interprétés ; il en tirera des conséquences qui n'en peuvent découler. Une lecture, une conversation, un article de journal portant sur la politique intérieure ou étrangère du pays, pourra instantanément ou rétrospectivement déterminer des craintes et des peurs.

Dans l'autre classe, le cerveau crée de toutes pièces sa phobie ; il suppose les conditions nécessaires réalisées et bâtit là-dessus les raisons de craindre ; dans un cas, l'esprit part de faits concrets, dans l'autre, il les concrétise et suppose

1. Lutter contre l'émotivité, puis sans discuter avec le malade l'aider par sa présence, ses encouragements, sa direction à passer outre à ses phobies (Sollier, p. 393). On peut d'après l'auteur donner quelques préceptes que le phobique garde par écrit.

réalisés tous les intermédiaires qui l'amènent au but de sa peur [1].

A côté de cette forme purement psychique de la phobie, il en est d'autres qui se manifestent soit par une action impulsive, soit par une action inhibitrice ; celle-ci est donc négative. Phobie inhibitrice, celle du malade qui prétend ne pouvoir toucher un objet, se rendre à un endroit donné, ni accomplir un acte déterminé ; phobie impulsive, celle de celui qui, craignant les microbes, passe sa journée à se laver les mains, ou se croyant spécifique, s'arrache les cheveux ou ceux de ses enfants pour démontrer le bien-fondé de son opinion.

S'il existe un substratum anatomique qui soit le point de départ de votre crainte, ayez une claire notion des troubles organiques qui vous préoccupent ? Demandez à votre médecin de rechercher les symptômes de l'affection dont vous vous croyez atteint; qu'il vous indique, si vous les présentez, par quels caractères ils se différencient de ceux de la maladie dont vous vous plaignez. Et qu'il vous montre par où pèche votre conclusion.

Contre les phobies purement idéatives, nous pourrons lutter avec avantage quand elles ont pour origine un trouble fonctionnel. On cherchera, par une médication appropriée, à le diminuer, le modifier ou, s'il est possible, à le supprimer. Avec ou sans troubles organiques, le praticien devra, dans des entretiens psychothérapiques, inculquer au phobique, les éléments nécessaires à une plus juste appréciation des faits et des événements. S'agit-il de phobie inhibitrice, suivez d'abord un régime de repos, soignez votre émotivité, puis, bien reposé, aidé, soit du médecin, soit d'un membre de votre famille, soit de ce que j'ai nommé un mentor, exé-

1. C'est ainsi que l'un des personnages du roman de M. Henri de Régnier, *Le Passé vivant*, est poursuivi par la pour d'une révolution prochaine, tandis que son fils, Jean de Franois, et l'ami de celui-ci sont des obsédés de la génitalité, surtout le dernier.

cutez résolument ce que vous ne pouviez ou n'osiez faire [1]. Un neurasthénique avait l'appréhension d'entrer dans la pièce où il travaillait comme comptable ; après une période de traitement, son médecin exigea qu'il retournât prendre la place qu'il occupait et le menaça de l'accompagner s'il était utile. Au jour fixé pour la reprise de son travail il put triompher de ses dernières hésitations et eut la volonté nécessaire pour vaincre sa crainte.

Il en va tout autrement de la phobie impulsive. On traitera le phénomène moteur de façon à le rendre de moins en moins fréquent. Un homme ayant la phobie de la carie dentaire devait chaque soir examiner ses dents; une circonstance fortuite lui fit changer l'heure de cette habitude maladive, et, petit à petit, il la fit disparaître, bien que parfois il soit encore obligé d'y satisfaire. Je recommande au début d'accumuler les obstacles contre la réalisation de la phobie. Si celle-ci a lieu plusieurs fois dans la journée, tâcher d'abord de supprimer une fois l'exécution de l'acte impulsif, puis augmenter le nombre des suppressions jusqu'à sa disparition complète.

Si l'impulsion ne se présente qu'une fois dans la journée, en retarder de plus en plus l'exécution jusqu'à l'heure du coucher. Il sera alors facile, profitant d'une grande fatigue et du besoin intense de sommeil, de ne pas la réaliser. L'on évitera ainsi la sensation d'anxiété qui accompagne la résistance à son accomplissement.

Cette sorte de rééducation devra s'accompagner d'une hygiène et d'un traitement destinés à combattre l'émotivité. Il ne faudra pas négliger de cultiver la volonté et d'améliorer, s'il en existe, les troubles concomitants. Enfin la psychothérapie pourra rendre de grands services. Je recommande à ceux qui entourent ou soignent le neurasthénique d'éviter le procédé qui consiste, pour calmer ou consoler les gens, à leur faire toucher du doigt leur impuissance pour empêcher le fait:

1. C'est ce que Hartenberg appelle la psychothérapie active. (*La médication martiale*, janvier 1914.)

« A quoi sert de vous tourmenter, puisque vous n'y pouvez rien », disent les conseilleurs. Cette prétendue philosophie est absurde et ne vaut guère, car si je ne puis rien contre quelque chose, j'ai donc toute raison pour en redouter la réalisation et votre réflexion, loin de calmer, augmente, au contraire, les appréhensions du malheureux phobique.

Ne raisonnez pas ainsi; dites-vous ou dites-lui, suivant que vous êtes le malade ou le conseiller, qu'à supposer même que le fait que l'on craint se réalise, rien ne serait encore désespéré. Appliquez ce que j'ai appelé la méthode de Franklin et les procédés employés contre les obsessions. Il peut arriver parfois, si vous êtes un prédisposé, que la lutte soit vaine et qu'une victoire soit bientôt suivie de l'apparition de nouvelles phobies; l'amélioration n'est alors guère possible. Mais leur multiplicité même sera un répit au cours du véritable martyre que vous endurez; phobique, vous pourrez remplacer par de moins pénibles celles de vos obsessions qui vous torturent davantage. Les croyances philosophiques ou religieuses restent le suprême secours et le dernier espoir au cours d'une lutte par trop inégale.

Les manies mentales seront traitées de la même manière que les obsessions; c'est là surtout que le mouvement sous toutes ses formes, représente un agent thérapeutique de premier ordre. Contre les tics on emploiera d'abord les séances de repos; le malade cherchera à rester immobile le plus longtemps possible, puis, lorsqu'il aura reconquis cette puissance sur lui-même, il s'efforcera d'exécuter correctement les divers mouvements des membres supérieurs, inférieurs de la tête et du tronc.

Les douleurs seront améliorées en suivant les conseils donnés par Emile Lévy dans son ouvrage : *La Volonté comme moyen thérapeutique.*

On trouvera un bref résumé du procédé employé contre l'insomnie[1] au chapitre consacré à celle-ci.

1. J'indique ici un procédé employé par Delsarte contre l'insomnie, qui

Doute[1] et scrupule[2]

Le doute, avons-nous vu précédemment, dépend directement de cette oscillation de l'esprit dont nous avons parlé. Le nombre est grand des questions qui peuvent donner naissance au doute. Cependant, il est possible de les classer artificiellement en trois catégories. (Doute métaphysique, moral, intellectuel).

Le doute peut avoir pour objet un acte dont on discute la moralité, religieuse ou sociale. La lutte contre le doute est difficile, et nombreux sont les échecs que l'on doit enregistrer. Le mieux est d'employer contre lui les méthodes indiquées pour les obsessions. Là plus qu'ailleurs, une personne de caractère ferme, de conscience droite et de franchise absolue peut vous rendre de grands services. Demandez, s'il vous est possible, conseil à quelqu'un de qualifié pour résoudre ces problèmes, de bon sens le plus souvent, et qui ne vous paraissent de résolution difficile que par l'état même de votre esprit. Priez-le de vous exposer clairement sa façon de voir et les raisons qui entraînent sa conviction; ceci fait, acceptez aveuglément la décision proposée et refusez de vous en occuper dorénavant. Ce n'est pas pour le neurasthénique qu'est fait le conseil donné par Montaigne: « le doute est un mol oreiller ». S'il s'agit d'un doute ayant pour objet l'exécution ou la non-exécution d'un acte, évitez de

consiste, étant bien assis, la tête droite, les yeux fixés devant soi, à faire 3 ou 4 profondes inspirations, à laisser doucement la tête tomber sur la poitrine, puis à fléchir le tronc sur les cuisses jusqu'à ce que la face atteigne les genoux. Faire les mouvements en sens inverse, et cela 4 à 5 fois de suite. Pour plus de détails, voir le système Delsarte américanisé et le traitement des états neurasthéniques, Dr Greugée, *Paris médical*, 23 mars 1913.

1. *Le Doute*, par P. Sollier, page 376.

2. *Mme Gervaisais*, E. et J. de Goncourt, E. Flammarion, éditeur, p. 55, lire le passage où le père Giansanti parle de la maladie du scrupule.

délibérer avec vous-même, sinon au début, sûr de l'avoir fait, vous vous persuaderez peu à peu du contraire. De même s'il vous est possible de procéder à une vérification matérielle, ne le faites qu'une fois, mais sans récidiver, sous peine d'être obligé de recommencer, sans pour cela arriver à une certitude. Pour le médecin, la tactique à employer sera la suivante :

Les oscillations du doute suivent celles de l'état général, il nous faudra donc relever la nutrition ; lutter contre les affections du foie, du rein, de la vessie, des ovaires, des testicules ou les troubles du fonctionnement de ces mêmes organes et les phénomènes vaso-moteurs s'il en existe. D'autre part, le doute étant d'autant plus intense que la fatigue est plus considérable, mettre le malade au repos absolu et l'isoler pendant un certain laps de temps.

Enfin il importe de s'entretenir aussi souvent qu'il est possible avec eux. Ce qu'ils cherchent,c'est à être rassurés. Mais pour cela il faut leur inspirer confiance. C'est là où la nécessité d'un directeur se fait sentir. Celui-ci devra être unique et choisi parmi les personnes que j'ai précédemment indiquées. Par sa situation même vis-à-vis du douteur, il est probable que ce dernier sera tout disposé à lui accorder sa confiance. Une règle absolue c'est d'avoir beaucoup de douceur à son égard, ne jamais rire de ses craintes, de ses phobies ; il faut au contraire lui montrer qu'on comprend son état, que l'on compatit à ses angoisses.

Il est inutile de chercher a lui démontrer par le raisonnement l'inanité de ses craintes, lui-même s'en rend compte. Ce qu'il désire c'est une certitude. Il est facile de se rendre compte aussi que le mentor doit éviter un double écueil. S'il veut être trop rigoureux dans ses raisonnements, il risque de se contredire, ce qui, étant donné l'esprit critique du douteur, peut amener celui-ci à n'en retenir que le côté pessimiste. D'autre part il ne faut lui dire que ce que l'on considère comme vrai et non pas lui soutenir des théories que les circonstances se chargeraient de réduire à néant.

Ce qu'il faut, c'est deviner en quelque sorte et énoncer sous la forme qu'il attend, d'après la formule qu'il a dans l'esprit, les raisons de se rassurer qu'il s'est donné à lui-même. On doit éviter de rester dans le vague, de faire appel à une philosophie optimiste qu'il ne peut avoir et encore moins comprendre.

Lorsque le malade a donné sa confiance, il importe de lui expliquer le mécanisme de son état. Il devra comprendre qu'il n'est pas un monstre moral, que toutes les manifestations qu'il présente ne sont que des conséquences inhérentes au doute ou des réactions contre le doute, de même origine, qui se succèdent les unes les autres et sont liées à la constitution de son système nerveux.

Ceci bien compris, il apprendra à se diriger lui-même, à considérer comme secondaires et sans importance, ses phobies, obsessions, impulsions et manies. Il prendra surtout l'habitude d'agir seul sans prendre l'avis du voisin. Il en est chez lesquels le premier mouvement est généralement le meilleur, qu'ils y cèdent ; pour d'autres au contraire c'est la décision après réflexion qui doit l'emporter ; suivant le caractère de chacun il faudra leur conseiller l'une ou l'autre méthode, mais ce qui importe c'est de les faire agir à tout prix. C'est, dira-t-on, une direction bien difficile à assurer que de les vouloir conduire. Que non, tout cela est question de tact, de mesure, d'énergie ; et la besogne du médecin sera simplifiée s'il sait apprécier le douteur et s'en faire comprendre et aimer.

Le scrupule moral ou religieux relève de la même thérapeutique. Le malade devra se rendre compte d'abord que cette mentalité particulière qu'il présente, qui lui fait apprécier les actes de certaine façon, s'accompagne, par ailleurs, d'une élasticité de conscience sans limite à l'égard de certains autres. Aidé du secours d'une âme droite qui lui montrera la disproportion entre le fait lui-même et la conclusion qu'il en tire, le neurasthénique touchera du doigt son inconséquence dans le domaine du raisonnement et devra augmenter sa volonté par les moyens qui seront indiqués. Il ne faut pas s'attendre à une guérison complète ; là plus que partout ailleurs l'état organique du sujet reste le point noir. Il a un fond de prédispositions constitutionnelles sur lesquelles nous n'avons que peu d'action. Par les agents thérapeutiques variables et variés, on calmera l'anxiété, tandis que les exercices physiques et le raisonnement permettront de lutter contre l'idée parasite.

Les gens scrupuleux auraient avantage à lire dans l'ouvrage du R. P. Raymond: *Guide du nerveux et du scrupuleux*, les chapitres qu'il consacre : A la Confession des scrupuleux. Ce qu'elle doit être. Abus de la confession, des remèdes nécessaires. De la franchise requise, pages 151 à 183.

De même dans *Obsession et scrupules* de A. Eymieu[1], l'on trouvera des conseils dont les malades feront bien de s'inspirer.

Il est un troisième ouvrage dans lequel se trouve condensées (première partie) les règles à suivre dans la lutte contre le scrupule : c'est l'ouvrage du P. Dubois : *L'ange conducteur des âmes scrupuleuses.*

Tous ces auteurs sans exception réclament d'une part une confiance absolue et une obéissance parfaite de la part du dirigé et les uns et les autres sous une forme différente donnent le même principe de conduite que A. Eymieu exprime en ces termes (*Obsession et scrupule*, page 248, Perrin, éditeur) :

« Pour moi, en fait d'obligation de conscience — obligation sous peine de péché mortel, ou de péché véniel, ou d'imperfection — il n'y a que les évidences qui comptent. » Ou, en d'autres termes identiques pour le fond : « Pour moi — qu'il s'agisse de péché mortel, de péché véniel ou d'im-

1. *Obsession et scrupule*, A. Eymieu, Perrin, éditeur, 4e partie, chapitre II, p. 245 et suivantes.

perfection — je ne puis contracter que le mal dont j'ai l'évidence parfaite. »

Sous une autre forme on peut également dire : « S'il y a doute sur le bien ou le mal d'un acte, d'une pensée, d'un geste, je l'interpréterai dans le sens qui m'est le plus favorable et ne considérerai comme mal que ce qui est clair, évident, d'une certitude telle que cela crève les yeux. »

Pour les obsessions, pour les scrupules autres que les scrupules religieux, on peut formuler le principe sous cette forme : Repoussez les pensées, n'exécutez pas les actes que votre directeur ou la personne dans laquelle vous avez le plus confiance, à laquelle vous obéissez, vous conseilleraient sûrement de repousser, de ne pas exécuter.

Mais alors le malade vous assure qu'il aperçoit partout une évidence, une certitude. Insistez-vous et lui dites-vous : Pourriez-vous jurer de la véracité de cette évidence, de cette certitude ? De deux choses l'une : où le malade jure et séparé de vous ce lui est une autre source de tourments que d'avoir juré l'évidence d'une chose qui lui semble alors fausse, ou il ne jure pas et la minute d'après il est tourmenté par la réalité d'un fait dont il doutait encore au fond de lui-même.

Dans ce cas le Directeur possède, paraît-il, un pouvoir discrétionnaire dont il peut user. On trouvera page 268 de l'ouvrage de A. Eymieu les règles qui doivent être suivies dans la circonstance qui nous occupe ; de même cette question se trouve traitée par le R. P. Dubois dans le livre consacré par lui à la même question.

Pour me résumer, j'estime que chez cette catégorie de malades où le scrupule est prédominant, parmi les symptômes, il y a avantage à ce que le médecin soit aidé par un directeur de conscience quelle que soit la religion que pratique le malade. C'est au médecin à mettre le second au courant des conditions morbides dans lesquelles se débat le patient ; celui-ci doit avoir pleine confiance en eux, ne pas considérer avec méfiance le concours qu'ils se prêtent mutuellement. Tout cela est d'ailleurs question de tact et de mesure.

Je ne suis pas d'avis, comme le veut Burlureaux (*Traité pratique de psychothérapie, psychothérapie religieuse*, p. 275, p. 286 et suivantes. Perrin, éditeur), que le médecin s'improvise théologien. A chacun son rôle ; je crois que chez le scrupuleux religieux celui-là n'a pas aux yeux du malade une autorité suffisante pour avoir à ce point de vue une influence assez considérable et d'assez longue haleine pour supprimer l'obstacle intérieur.

Mais en revanche je suis persuadé qu'un directeur de conscience tel que je l'entends, aidé des conseils du médecin, peut dans une large mesure l'annihiler, voire même le faire disparaître.

Traitement de la Fatigue

Repos physique. — Fatigués, il semblerait que la première chose à faire pour nos malades serait de les faire reposer. Au nom de je ne sais quel principe, l'entourage s'efforce de leur procurer ce que l'on appelle des distractions[1] : dîners en ville, théâtre, bal, etc., brochant sur le tout les voyages, non pas la visite reposante de quelques villes, mais la traversée rapide et au pas de course des musées, places, rues, curiosités, des cités les plus intéressantes ou réputées telles. Dans leur famille c'est une lutte perpétuelle : il faut, leur dira-t-on, prendre de l'exercice pour éviter une congestion hypo-

1. « J'ai, dit Feuchtersleben (*L'Hygiène de l'âme*), toujours regardé les distractions comme un remède fort douteux dans les maladies de l'âme et du corps. » Les malades en effet ne peuvent se distraire, c'est-à-dire fixer leur attention sur un autre sujet que celui qui les préoccupe ; d'autre part celle-là suppose une réserve d'activité physique et intellectuelle qu'ils ne possèdent pas. Enfin, par cela même, à une fatigue réelle vous en ajoutez de nouvelles ; les malheureux s'étonnent de ne retirer aucun avantage de ces pseudo-distractions et finissent par conclure qu'ils sont plus malades qu'ils ne le pensaient.

thétique, mais augmenter une fatigue réelle. Ne faites rien de tout cela; vous êtes las, reposez-vous. Prolongez le repos au lit, couchez-vous tôt et levez-vous tard. Si vous avez des scrupules et luttez contre ce que vous appelez votre paresse, dites-vous bien que cette détente vous est utile et que vous en serez récompensé par une diminution de vos misères et une augmentation de votre énergie.

Si vous ne dormez pas et sentez davantage votre fatigue, ne quittez pas pour cela votre lit. Cette augmentation de la lassitude ne répond à rien de réel; vous la percevez davantage par cela que votre esprit n'est distrait par rien ni détourné d'elle.

Une question se pose : combien de temps faut-il rester au lit? Quel critérium indique que sa durée est suffisante? Celle-ci varie avec l'état journalier, mais on peut dire que sa limite maxima est atteinte lorsque le repos de la nuit n'est plus aussi régulier et qu'au lieu d'être, au matin, dans ce demi-sommeil où tout reste flou, l'esprit éveillé et vif se tourmente et se répète ses obsessions et ses phobies; c'est le moment de mettre pied à terre pour se fuir soi-même. Dix à douze heures de lit me semblent une bonne moyenne, d'autant qu'après le repas de midi l'on doit faire une sieste de trois quarts d'heure à une heure de repos. Pour ce faire, il faut se reposer, complètement allongé, sur une chaise-longue, un lit, ou les jambes étendues et le buste lui-même très incliné. Ceux chez lesquels le sommeil pendant le jour, donne au réveil un regain d'énergie, une impression de bien-être, pourront s'y livrer; ceux chez qui, au contraire, il détermine une sensation de malaise, de vertige, devront lutter contre lui par la conversation, une lecture attrayante facile à comprendre, ou en fumant avec modération.

Ce qui importe, c'est, pendant la digestion, de ne pas ajouter, à l'énergie qui lui est nécessaire pour qu'elle s'accomplisse, une nouvelle source de dépense inutile. Cette halte au milieu du jour, a l'avantage de couper la journée par un repos et de diminuer la fatigue [1].

Après la sieste, la marche est indiquée, mais l'on s'en abstiendra par la pluie et la grande chaleur, de plus, il ne faut pas la pratiquer face au vent s'il y en a. On se promènera à pas lents, sans hâte, en cherchant à s'intéresser aux incidents de la route, à ses aspects; on respirera lentement et profondément et dès l'apparition de la moindre fatigue, il faudra s'asseoir ou rentrer.

Cette conduite nous permettra de récupérer une partie de notre force ; en outre, nous ferons le nécessaire pour éviter toutes les fatigues inutiles. Exécutons strictement les pas et démarches que nécessitent notre profession, abstenons-nous de tout ce dont nous pouvons nous dispenser ; supprimons partout et toujours la part de fatigue inutile ; vous devez faire une course, prenez une voiture ou l'omnibus ; vous pouvez vous asseoir, inutile de rester debout ; j'insiste là-dessus, car le neurasthénique, doublé souvent d'un timide, n'ose pas, crainte de déranger. N'hésitez pas une minute ; dites-vous bien que la santé vaut un effort, sachez que ceux qui se gênent le moins sont ceux qui passent partout ; chaque fois que vous découvrez une place libre, prenez-la sans fausse honte, sans vous embarrasser du qu'en dira-t-on dont la crainte fait commettre tant de sottises même aux plus intelligents. Souvenez-vous du proverbe arabe cité par Fleury : « On est mieux assis que debout, couché qu'assis, mort que couché » ; faites-en votre profit et asseyez-vous sans remords et sans arrière-pensée chaque fois qu'il vous sera possible de le faire.

Il s'agit dans la circonstance d'un cas grave. Dans les états moyens, lever vers dix ou onze heures, coucher entre huit

1. Les exemples sont nombreux d'hommes connus qui coupent leur journée par un repos de deux heures, ce qui leur permet de prolonger leur travail tard dans la nuit.

et neuf ; pour les cas légers lever vers huit heures, coucher neuf heures.

C'est au malade à connaître ce dont il est capable. Il doit savoir ce qu'il peut donner sans fatigue et disposer son existence de telle façon qu'il puisse produire la quantité d'énergie utile lorsque les circonstances l'y obligent. Se coucher tôt, se lever tard, rester debout le moins possible et s'allonger sur une chaise-longue ou s'étendre sur un fauteuil à des heures déterminées, travailler au lit, éviter les excès, toutes les fatigues, « restreindre sa vie » en un mot, tel doit être l'idéal du neurasthénique. Le repos proportionné à la fatigue est le facteur essentiel et impératif de tout traitement de la neurasthénie. Lorsque l'épuisement s'ajoute à l'insuffisance, le repos doit être plus absolu, depuis la prolongation du séjour au lit jusqu'à l'immobilité la plus complète.

Le repos est nécessaire, c'est l'art de la vie, « mais par ailleurs il ne doit pas dépasser les limites de « la charge possible pour l'état actuel des forces, sinon il y a de l'excitation ». « A quels signes reconnaître que la charge est suffisante et la dépense nécessaire ? On peut admettre que la limite est atteinte s'il y a élévation de la tension artérielle, régulation des échanges et leur retour à la normale et enfin des modifications du caractère prouvant l'excitation, l'impatience du malade [1]. »

Il existe certains cas où il faut faire pression sur le malade pour obtenir de lui qu'il agisse. Mais encore là, il ne s'agit pas d'obtenir une augmentation journalière et progressive de l'exercice. « L'asthénique primitif, l'insuffisant », le neurasthénique constitutionnel ne peut subir aucun entraînement, c'est ce « dont l'on doit se convaincre pour comprendre et soigner cette maladie [2].

« L'activité de ces malades doit être très courte, le temps de repos au contraire doit être prolongé. Le temps de marche

1. Deschamps, *loc. cit.*, page 326.
2. Deschamps, *loc. cit.*, page 326.

sera proportionnel à l'état des forces et ne devra jamais être dépassé pour un état donné[1]. » Évidemment le travail obtenu n'égalera jamais la normale, mais il importe peu puisqu'un exemple bien des fois cité et illustre, Darwin, vivant isolé, loin de ses amis, capable de donner trois heures de travail par jour, nous montre le résultat que peut atteindre la patience unie à la suite des idées et à une hygiène intelligente et bien comprise. Sans doute tout le monde ne peut être Darwin, mais chaque neurasthénique peut faire figure honorable dans le monde en ménageant ses forces, et somme toute arriver au déclin de son existence ayant goûté des joies plus délicates, des plaisirs sans amertume, plus nombreux que beaucoup de ses contemporains d'activité plus grande.

Repos intellectuel. — En même temps que l'on réduira au minimum les causes de fatigue physique, il est important de restreindre également le travail cérébral[2]. Nous savons que ce dernier influe sur la circulation, la nutrition et la thermogénèse : de plus, et en dernière analyse, il semble que le surmenage physique et cérébral se confondent en un seul.

Ranke admet que la cellule nerveuse fabrique des produits toxiques pour elle-même, et Marfan, qui le cite, conclut en disant : « qu'à l'épuisement dynamique se joindrait une auto-intoxication de la substance cérébrale par des corps qui en dérivent » ; l'on peut admettre avec Bain que « la pensée épuise la substance nerveuse de la même façon que la marche épuise le muscle ». Il est donc nécessaire de diminuer autant qu'il est possible cette cause d'épuisement d'un organe déjà en mauvais état. Plus sensible que la moelle et les nerfs, le cerveau, partie la plus différenciée dans la série des êtres

1. *Idem*, d'après Deschamps.

2. « Dosez le travail de lecture, apprenez à travailler intellectuellement, avec lenteur et méthode. Réglez l'effort cérébral comme la marche, suivant l'état des forces, et surtout prenez des habitudes régulières; c'est la mise en train qui fatigue le plus; supprimez cette fatigue par l'habitude d'un effort intellectuel régulier et à heures fixes. » Deschamps, *loc. cit.*, p. 330.

organisés, est aussi celui qui a le plus besoin de repos.

Il vous faudra donc éviter non seulement tout ce qui est fait en vue d'un but déterminé : calculs, compositions littéraires ou scientifiques, mais, en outre, tous les raisonnements, les réflexions auxquelles se livrent les neurasthéniques. Eloignez les doutes, les hésitations que peut vous suggérer la pensée de situations que vous craignez de voir se produire. Laissez de côté la conduite de vos affaires, faites abstraction de vos occupations et préoccupations habituelles. Commerçant, industriel, confiez à quelqu'un le soin de votre courrier, la mise en train, la direction de votre commerce ou de votre industrie ; et j'insiste surtout là-dessus ; avec la lecture du courrier, supprimez aussi celle des journaux. Dans l'une de ses chroniques de l'*Illustration*, Henri Lavedan raconte que sur les conseils d'un tiers, il s'est, pendant deux mois d'été, interdit de prendre connaissance des faits du jour. Or, il n'hésite pas à reconnaître que ces vacances lui furent réparatrices au plus haut degré et qu'il y rencontra un calme de l'esprit qu'il avait depuis longtemps vainement cherché.

Sans médire des journalistes et des journaux, il est bien certain que la recherche du fait sensationnel et la nécessité d'arriver bon premier dans cette course aux nouvelles, ne permet pas toujours d'en contrôler la véracité ; quelquefois les circonstances mal interprétées d'une chose exacte par elle-même en changent complètement la signification. Enfin, certaines conséquences en sont appréciées de façons diverses et, un peu, suivant le tempérament du rédacteur ; il y a donc là encore un élément d'incertitude. Tout ceci doit nous inciter à négliger pour un temps la lecture des feuilles publiques, car de deux choses l'une : ou le fait cité est vrai et alors il sera temps de craindre ses conséquences lorsque celles-ci se seront réalisées, où il est inexact et alors pourquoi, dans ces conditions, se tourmenter pour une fausse nouvelle. Je sais, qu'à Paris surtout, il est difficile de résister à l'impulsion véritable que constitue la lecture d'un journal. Sorti avec la ferme volonté de ne pas succomber à la tentation, la bande des vendeurs, par l'annonce d'une nouvelle intéressante ou la vue d'un titre aperçu à la devanture, crée chez le neurasthénique une véritable obsession à laquelle bien souvent il succombe. C'est par trois, quatre et plus qu'il achète les feuilles publiques. Il y trouve je ne sais quelle satisfaction à se repaître d'une lecture qui le tourmente, épilogue sur les mots, les faits et cherche dans chaque journal l'espoir, le réconfort, variables comme quantité, que chaque auteur d'article, chaque journal y aura mis suivant son opinion, ses préférences, son pessimisme ou son optimisme. Il faut, pour un temps, supprimer de la vie journalière cette cause d'angoisse. Si vous habitez là où vingt-quatre heures sont nécessaires pour qu'y parviennent les nouvelles, dites-vous qu'à l'instant où vous les lisez et où elles vous préoccupent il s'est peut-être produit des faits qui annulent les précédents ou en modifient l'esprit.

Résistez à l'impulsion tentatrice ; l'habitude prise reste longtemps fragile, mais elle s'augmentera par la répétition ; que les assoiffés de faits divers se disent qu'ils ne changeront rien aux destinées humaines; s'ils croient à une Providence, qu'ils s'y abandonnent ; s'ils sont déterministes et qu'ils nient la liberté, ils doivent être fatalistes et répéter avec l'arabe cette phrase qui comporte un grand enseignement : « C'était écrit. » Contre un fait, il n'est plus de lutte possible, mais on en peut amoindrir et même annihiler les conséquences si l'on croit encore à la puissance de l'action ; car l'espérance reste toujours vivace et c'est, en effet, la dernière chose qui abandonne l'être conscient avant la vie.

Demain, terme décevant, mais aussi consolateur, qui berce au cœur de l'homme le désespoir présent et justifie les vers du poète : « [La joie a pour emblême une fleur brisée, humide encore de pluie et couverte de fleurs[1].] »

1. Le rôle de la douleur dans l'éducation de l'homme est primordial ; elle forme avec le plaisir les déterminants de l'activité des individus. C'est la

Évitez de même la lecture des revues politiques, d'histoires qui pourraient, par association d'idées, soit raviver dans la conscience des obsessions oubliées, soit en créer, par comparaison, par rapprochement entre les faits passés et les présents. Vous devez également vous abstenir de la lecture des ouvrages de médecine. Le médecin a parfois de la difficulté pour attribuer à un symptôme sa réelle valeur, il est donc inutile de vous monter la tête par la constatation d'un fait qui, même s'il existait, n'a pas dans la plupart des cas, l'importance que vous lui attribuez.

Chez les jeunes gens, interdire les romans, la littérature pessimiste, les pseudo-philosophes, dégradateurs d'énergie, ces farceurs qui, pour la recherche d'un simple effet, par dilettantisme, sans conviction, le plus souvent, n'hésitent pas à soulever des émotions qui ébranlent.

Déjà enclins aux incertitudes, aux hésitations, les neurasthéniques à qui manquent les motifs d'agir, feront bien, sous peine d'un désastre, de s'abstenir de cette littérature faite d'un doute malsain et d'un pessimisme artificiel.

Ils devront surveiller leurs pensées et ne pas s'abandonner aux représentations mentales qu'elles évoquent ; celles-ci peuvent créer par leur répétition une tournure d'esprit fâcheuse et devenir l'occasion et la cause d'impulsions irrésistibles. De même pour les lectures [1], il en est beaucoup encore qui amusent sans inquiéter, qui distraient sans salir. Ne

base de notre sensibilité dont les sentiments ne sont que l'expression, lesquels conditionnent à leur tour les actions humaines. Musset dans la nuit d'octobre, Baudelaire dans l'Idéal du poète ont montré la nécessité de la souffrance, qu'ont chanté de nombreux auteurs. Par ailleurs Me Dauguet (la Vie ardente), Saint-Georges de Bouhelier (Inscription sur ce qui cause le malheur), sont parmi les rares poètes qui ont chanté le plaisir de vivre. Les uns et les autres me sembleraient avoir raison s'ils n'étaient pas aussi exclusifs. Il n'y a plaisir, il n'y a douleur comme le fait remarquer le Dr Le Bon que s'il y a discontinuité dans l'un comme dans l'autre.

1. *Les lectures*, p. 122. Le gouvernement de soi-même, A Eymieu. Librairie Perrin.

tombez pas non plus dans l'excès contraire et, sous prétexte de repos, ne restez pas sans faire œuvre de vos dix doigts. « L'oisiveté est, dit le proverbe, la mère de tous les vices »[1], peut-être, en tous cas elle facilite l'entrée en scène de toutes ces misères intellectuelles du neurasthénique que nous avons décrites sous le nom d'obsessions, phobies, etc.

Chacun après un examen consciencieux, devra régler ses lectures, l'ordre de ses pensées de façon à réaliser un maximum de repos intellectuel.

Relèvement[2] de la tension nerveuse

Bien que chaque formule ait été soigneusement vérifiée, je ne saurais trop conseiller de consulter un médecin avant d'en employer aucune, chaque malade ayant une sensibilité médicamenteuse particulière et je décline toute responsabilité au cas d'erreur d'impression dans les doses.

Nous avons cherché à réduire au minimum les occasions de fatigue, il va nous falloir, naturellement, augmenter, si possible, l'énergie du système nerveux. Nous avons admis que son fléchissement est en rapport, sauf exceptions sur lesquelles nous reviendrons, non pas avec la pauvreté du milieu ambiant, où la cellule puise son énergie, mais avec un défaut d'assimilation de cette même cellule ou de fonctionnement dans son rôle de distributrice, d'accumulatrice d'énergie. Qu'elle soit épuisée ou empoisonnée par certains produits toxiques exogènes ou endogènes, malformée fonctionnellement ou anatomiquement par hérédité, elle ne peut

1. « Si, ajoute je ne sais quel auteur, Ève avait été occupée à recoudre les feuilles de lierre d'Adam elle aurait écouté moins longtemps le serpent. »

2. La sango fournit d'excellents résultats dans presque tous les cas. La donner suivant Leclerc sous forme de teinture au 5e dans l'alcool à 60° 10 à 20 gouttes avant chaque repas, ou sous forme de vin.

plus tirer du plasma sanguin les éléments multiples nécessaires à sa régénération. Pour stimuler son activité, et par suite, ses diverses fonctions, nombreux sont les médicaments préconisés tour à tour, soit en injections, soit en ingestions; les deux plus connus, le cacodylate et son dérivé le méthylarsinate de soude, se peuvent prescrire aux doses de un à dix centigrammes dans les vingt-quatre heures. Voici une formule :

GAUTHIER[1] : Cacodylate de soude . . 6 gr. 40.
Alcool phéniqué au 1/10 . X gouttes.
Eau distillée . . . . . . 100 cc.

Chaque centimètre cube contient cinq centigrammes d'acide cacodylique de soude (injection).

L'on peut employer également le sérum de MM. de Fleury et Chéron.

Sulfate de soude[2] . . . . 8 gr.
Phosphate de soude . . . . 4 gr.
Chlorure de sodium . . . . 2 gr.
Acide phénique neigeuse . . . . . . 1 gr. 50
Eau distillée et stérilisée. . . . . . . 100 gr.
1 à 4 centimètres cubes.

ou bien le sérum sulfate[3].
Sulfate de soude . . . . 1 à 3 gr.
Eau stérilisée . . . . 100 gr.

Le meilleur procédé pour les sérums est celui préconisé par Deschamps. L'on trouvera dans son ouvrage : *Les mala-*

1. Ne pas injecter plus de 1 centimètre cube de cette solution en une seule fois.

2. A employer par très petites doses, 1 centimètre cube au plus.

3. On pourrait remplacer avec avantage le glycérophosphate de soude par celui de magnésie.

dies de l'énergie, page 400, la composition du liquide à employer et les doses, page 401 le moyen de préparer extemporanément les injections, page 402 le lieu de l'injection.

Le méthylarsinate[1] ne se prêtant pas à la formation de cacodyle d'odeur alliacée par oxydation, pourra s'administrer par la voix buccale. Pour Troisfontaines[2] et Hartemberg[3], la strychnine serait le meilleur des médicaments neurotoniques. Je résume d'après ces auteurs la façon dont elle doit être employée.

On doit d'abord se servir de la strychnine à haute dose ; elle est pour eux inoffensive et sans aucun inconvénient si l'on ne dépasse pas la dose toxique[4]. « N'altérant aucun organe, éliminée rapidement, l'on peut donc sans danger se servir de quantités aussi fortes que possible sans dépasser toutefois la limite indiquée par la réaction physiologique du système nerveux. Celle-ci se caractérise par un certain état d'ivresse nullement désagréable, du vertige, de la raideur des mâchoires et des jambes, troubles légers qui disparais-

1. Cacodylate de soude. . . . . 0 gr. 50
Sulfate neutre de strychnine . . . . 0 gr. 01
Eau distillée et stérilisée Q. S. . . . . 10 cc.

1 à 2 centimètres cubes par jour.

2. *Presse médicale*, 29 mars 1913.

Troisfontaines donne pendant les trois, quatre premiers jours 1 cgr. à 1 1/2 cgr. de strychnine et augmente de 5 mill. chaque jour jusqu'à atteindre — chez un homme adulte pesant 55-60 kgs — 2 1/2 à 3 centigrs. Cet auteur préfère le nitrate de strychnine au sulfate.

Martinet (*Presse méd.*, 14 juin 1913) admet parfaitement l'inefficacité des doses couramment administrées et commence par 2 à 3 milligr. pour arriver à la dose quotidienne de 1/2 à 1 1/2 cgr.

La dose quotidienne est de 5 milligrammes pour Lauder Brunton, de 10-15 mill. pour Manquat, de 18 mill. suivant le Codex français (dose limite) et de 20 mill. suivant le Codex allemand et autrichien (dose limite). Troisfontaines a employé sans accidents 2, 3 et même 4 centigrammes.

3. *Traitement des neurasthéniques*, Hartenberg. Alcan, éditeur, pages 236 et suivantes. *Presse médicale*, 25 janvier 1913.

4. Hartenberg, *loc. cit.*

sent en vingt minutes, une demi-heure et sont suivis d'une sensation de bien-être. Il faut atteindre la dose nécessaire pour produire cette réaction. Celle-ci obtenue, continuer à donner le médicament par quantités croissantes, l'accoutumance se produisant très rapidement. »

Troisfontaines emploie comme sel le nitrate ; Hartemberg se sert d'une solution de sulfate de strychnine au 1 °/ₒ bien stérilisée et d'une seringue de Pravaz, dont chacune des vingt divisions représente une goutte, soit un demi-milligramme de sel. La première fois, il injecte trois milligrammes, soit six divisions, chez la femme; et quatre milligrammes, soit huit divisions chez l'homme. A ces doses, il n'y a pas encore, dit-il, de réaction.

Chaque jour le nombre des gouttes est augmenté d'une unité jusqu'à ce que se montre la réaction. Son apparition serait fonction du poids et de la corpulence du sujet, il faudrait en moyenne sept milligrammes en injection sous-cutanée, et huit milligrammes en ingestion chez un homme de soixante-quinze kilogrammes; chez une femme de soixante-dix kilogrammes les quantités seraient respectivement de six et sept milligrammes. S'il se produit les symptômes d'intolérance précédemment décrits, il faut s'arrêter et plus tard, reprendre l'augmentation progressive du poids de sel injecté, celui-ci pouvant atteindre deux centigrammes par injection dans la plupart des cas [1].

« Pour éviter les inconvénients de la réaction, l'on peut faire coucher ou asseoir le malade pendant la demi-heure qui suit l'injection ; en agissant ainsi, les phénomènes réactionnels ne seront même pas perçus par celui-ci [2]. »

La strychnine [3] est éliminée avec une extrême rapidité

1. D'après Hartenberg, *loc. cit.*
2. *Ibidem.*
3. Il existe dans le commerce des ampoules contenant un mélange de sulfate de strychnine et de glycéro-phosphate.

(6 heures environ[1]), ce qui permettrait sans danger d'accumulation de faire absorber deux et même trois doses de stychnine dans les vingt-quatre heures dans les cas sérieux. Enfin, l'organisme ne s'habituerait pas au médicament et sa privation n'entraînerait aucune souffrance. »

« La strychnine peut être prise par la bouche dans un peu d'eau sucrée en employant la même solution que précédemment ou des granulés dosés à un demi-milligramme. Les gouttes et les granulés remplacent ici les divisions de la seringue et sont administrés aux mêmes quantités, suivant le même programme. Enfin la méthode de traitement peut être mixte. « Admirablement tolérée, dit Hartenberg, la strychnine[2], sauf de rares exceptions où il semble se produire des phénomènes d'excitation et où l'on doit s'abstenir, est le médicament héroïque de l'asthénie ».

Toujours d'après Hartenberg, le phosphate de codéine serait un excellent neuro-tonique particulièrement indiqué dans les cas d'angoisse et provoquerait un sentiment d'euphorie. Il commence par les doses de deux centigrammes pour arriver vite à cinq ou six centigrammes, et parfois, associe les deux sels : sulfate de strychnine au 1/100 et phosphate de codéine au 1/20 en suivant les règles tracées précédemment[3].

Il semble que l'élimination de la strychnine se fasse, sauf exception, très rapidement : Moller cité par E. Labbé (*Dict. encycl. des sciences méd.*) dit l'avoir trouvé dans la salive trois minutes après une injection de 0 gr. 007 de strychnine chez l'homme ; Rattier la décèle dans l'urine une heure après l'injection.

1. Pour d'autres auteurs en 48 heures.

2. Trousseau l'a employé jusqu'à 1 centigramme sans accident dans la chorée.

Luton de Reims s'est servi de hautes doses ainsi que Burnay de Paris (2 à 3 centigrammes chez les alcooliques).

3. Préconisé par Clausse (Thèse Paris, 1902) dans les états mélancoliques. Plus soluble que la codéine, son emploi m'a donné, dans les cas d'angoisse, une amélioration considérable.

Leube et Rosenthal combattent l'opinion suivant laquelle les doses de strychnine s'accumulent dans l'organisme.

Il paraît bien probable que sauf des idiosyncrasies particulières, les hautes doses de strychnine sont bien tolérées et que les affirmations si précises du professeur Troisfontaines [1] et de Hartenberg sont conformes aux faits et contraires aux doctrines admises.

Russel (*Thérapeutique Gazette*) a vanté les bons effets de l'arseniate de strychnine en injection hypodermique. Ces injections ne sont pas douloureuses ; on peut d'après cet auteur injecter jusqu'à cinq milligrammes et les symptômes d'intoxication ne s'observent qu'à partir de un centigramme[2].

Le nucléinate de soude paraît avoir donné de bons résultats. L'on peut prescrire aussi de 0 gr. 005 à 0 gr. 01 ou 0 gr. 02 de phosphure de zinc en pilules[3]. La kola, la coca, la caféine, ne sont pas à conseiller. Ils excitent plutôt qu'ils ne tonifient et ne doivent être employés que par hasard, lorsque l'organisme a besoin d'un coup de fouet. La coca pourra être prescrite sous la forme d'élixir ou de vin ; on en prendrait un verre à bordeaux avant chaque repas, de même pour la kola, quatre à dix grammes de teinture au 1/5 et une à deux cuillerées à bouche de vin ou de sirop.

Le neurasthénique peut employer les glycérophosphates et les lécithines [4].

1. Il cite le cas d'une dame cardiaque qui par suite d'une erreur ingéra en une seule fois impunément quatre centigrammes de sulfate de strychnine.

Dans un article de la *Revue thérapeutique des alcaloïdes*, juillet 1914, intitulé Utilité et innocuité des hautes doses de strychnine, par Troisfontaines, l'auteur cite à la page 359 trois observations pour montrer qu'elle ne possède pas la moindre action accumulatrice.

2. La dose maximum donnée par les formulaires est de cinq milligrammes.

3. Contre l'impuissance surtout.

4. La teinture de racines d'Iboga à 1/5 est aussi un excellent névrosthénique. De même le chlorhydrate d'Ibogaïne à la dose de 0 gr. 02 à 0 gr. 03.

Injection.

Glycérophosphate de soude 1 à 2 grammes ; eau distillée bouillie Q. S. pour 10 centimètres cubes, 1 à 2 centimètres cubes en injection hypodermique.

Sirop.

Glycéro-phosphate de chaux.	10 gr.
Eau distillée	340 gr.
Sucre blanc	600 gr.
Eau de menthe	50 gr.

1 cuillerée à soupe contient 0 gr. 20 de sel.
1 à 3 cuillerées par jour.

Grasset préfère comme névrosthénique du système nerveux l'acide phosphorique officinal et formule ainsi :

Acide phosphorique officinal . . .	5 à 10 gr.
Phosphate de soude	10 à 20 gr.
Eau bouillie	300 cmc.

Deux cuillerées à soupe par jour aux repas. Cinq à dix jours de repos après chaque bouteille (10 jours) ou bien d'après Joulie.

Phosphate de soude pur crist. . . .	125 gr.
Acide phosphorique	60 gr.
Eau distillée Q. S. pour.	1 litre.

JOULIE.

L'acide formique augmente, dit Clément (*Lyon médical*, 3 août 1903. Académie des sciences, mars 1904), « la force et l'activité du muscle et retarde la sensation de fatigue ; il apparaît donc comme le remède de l'amyosthénie ».

On peut administrer les formiates qui sont très instables sous la forme de sirop.

Formiate de soude. . . . . 20 gr.
Sirop d'écorces d'oranges amères. . . 300 cmc.
2 cuillerées à soupe par jour.

CLÉMENT.

ou encore d'après Clément et Grasset X à XX gouttes d'acide formique dans un verre d'eau de Vichy ou d'eau additionnée de bicarbonate de soude 3 fois par jour avant le repas.

Deschamps (*loc. cit.*, page 411) conseille l'emploi du phosphore et de la magnésie associés sous forme de « poudre de glycérophosphate de magnésie soluble », à doses variables suivant l'état général du sujet et surtout le retour à l'état normal de ces deux corps dans les urines.

On peut employer aussi l'hydrothérapie pour relever l'état général.

Le demi-bain-immersion de cinq à quinze minutes dans un demi-bain de 25° à 30° ; terminer en versant un seau d'eau à 26° suivi d'un second à 24° et un troisième avec de l'eau à 22° (Glatz).

L'enveloppement à l'aide d'un drap mouillé et d'une forte couverture.

La douche horizontale mobile lorsque les jets brisés ne sont pas tolérés.

Deschamps (*loc. cit.*, p. 428) déconseille à juste titre l'emploi de l'hydrothérapie chez les épuisés jusqu'à ce que leur organisme puisse supporter les frais de la réaction.

L'on se rappellera que l'eau neutre à température « agréable » est sédative, tandis que l'eau froide auquel s'ajoute la percussion est stimulante.

Pour les neurasthéniques très débilités le sérum de Chéron peut donner de bon résultats. Il faut savoir que toute cette médication neurotonique n'apporte aucune énergie à l'organisme ; elle le stimule dans sa lutte pour la guérison, mais l'alimentation seule est capable de fournir à la cellule les éléments nécessaires au rétablissement de son équilibre fonctionnel. D'autre part, il ne faut pas oublier que chez le neurasthénique tel que nous l'envisageons, il existe une anomalie dans les fonctions, voire même une malformation héréditaire des éléments constituants du système nerveux. C'est pourquoi ces stimulants de l'activité nerveuse n'apportent qu'une amélioration transitoire, parfois même restent sans effet. Mais, cependant, ils nous seront utiles dans les périodes plus marquées de dépression, ils permettront de ramener plus vite l'organisme à cet état approché de la santé qui doit être le seul but du malade, état précaire cependant, par l'amplitude désordonnée, en plus ou en moins des limites habituelles des oscillations qui constituent l'équilibre instable que nous appelons la vie. L'alimentation devra retenir notre attention, le régime à suivre fera l'objet d'un chapitre spécial ; nous verrons l'importance considérable qu'il faut y attacher c'est elle qui permettra de renfermer en de raisonnables limites ces fluctuations continuelles des diverses parties de notre organisme[1].

Traitement de l'Émotivité

L'émotivité constitue le fond même du tempérament neurasthénique. Elle se traduit physiquement par une hyperesthésie douloureuse sensitive et sensorielle d'autant plus intense que l'impression qui donne naissance à la sensation était plus brusque, plus impérieuse, et qu'elle s'est produite dans des conditions faisant antithèse avec sa nature. Psychiquement les sensations dépressives dominent : susceptible, colère, de volonté faible et impulsive, bourrelé de remords et de regrets, tel nous apparaît être le caractère du neurasthé-

1. Cette question sera traitée ultérieurement dans une autre publication (voir Deschamps, p. 363). Chapitre IV. Nutrition Énergétique alimentaire. *Les maladies de l'Energie*, F. Alcan, éditeur.

nique en général et le type irritable en particulier. Pour calmer ce fonds d'émotivité, l'on peut employer un traitement psychique, tel que celui décrit au chapitre : Repos intellectuel [1]. L'hygiène proprement dite a encore une grande importance : l'hydrothérapie tiède, surtout chaude rendra de grands services. Sous aucun prétexte je ne saurais conseiller l'eau froide. Brutale, elle amène des réactions violentes et constitue pour certains malades un sujet d'appréhension journalier [2] : « L'hydrothérapie, l'eau froide, une terreur, une épouvante, dit Goncourt (*Journal*, janvier 1869. Fasquelle, éditeur.) Des réveils dans l'anxiété de cette pluie de torture, qui vous fait hurler du supplice de tous vos nerfs. »

Les bains tièdes ou chauds de 34° à 35°, prolongés pendant 1/2 heure à 3/4 d'heure, les douches en pluie, ou chez les neuro-sanguins et musculaires, en jet brisé et, plus simplement, des ablutions à l'aide d'une simple éponge, avec de l'eau d'une température de 30 à 32° contribuent à diminuer l'émotivité. Il importe d'avoir à sa disposition une assez grande quantité de liquide, 8 à 10 litres, de façon à pouvoir prolonger son contact. L'éponge devra être de dimensions moyennes afin de pouvoir retenir un plus gros volume d'eau. L'exprimer en avant, en arrière, au niveau des dernières cervicales, à droite, à gauche, sur les épaules. On peut faire suivre cette affusion d'une friction sèche au gant de crin ou avec de l'eau de Cologne ou toute autre préparation à base d'alcool. Il est des cas où l'action répétée de l'eau chaude sèche la peau, qui devient le siège de démangeaisons fort pénibles, surtout à la soirée, lesquelles sont produites par le contact des vêtements. Il est possible de les calmer, soit en remplaçant la friction par un massage général avec les mains enduites d'un corps gras (lanoline vaseline), soit, plus simple-

1. Eviter en outre les réunions mondaines, les excitants (café, thé, liqueurs), les repas copieux.

2. Fleury et Bottey cités par Grasset recommandaient surtout la douche froide.

ment, avec des lotions à la nisameline (racines de guaco)[1].

Il est encore possible d'employer contre les réactions émotionnelles des exercices d'immobilité analogues à ceux préconisés dans la chorée et les tics. Le sujet étendu sur un plan plus ou moins résistant suivant sa sensibilité (plancher recouvert d'un tapis, lit dur ou matelas sous lequel sont placées des planches) tentera de se mettre en état de résolution musculaire complet. Le tronc, les épaules et la tête légèrement soulevés, les mains étendues le long des jambes, complètement allongées ou très peu fléchies, il s'efforcera de rester ainsi sans penser à rien et sans faire aucun mouvement. Ces séances peuvent être répétées quatre et cinq fois dans la journée, et durer de dix minutes à un quart d'heure.

Lorsque ces divers procédés échouent, il nous reste encore, comme ressource, la liste si longue des calmants et sédatifs du système nerveux. Dujardin-Beaumetz, dans son dictionnaire de Thérapeutique, conseille après Delont, Bucquoy, Brown-Séquard, Féréol, etc., l'emploi du bromure de potassium dans « l'éréthisme nerveux caractérisé par la mobilité des impressions, l'augmentation de l'émotivité et de l'excitabilité réflexe, l'insomnie » aux doses de quatre à cinq grammes données le soir avant le coucher. Il y a avantage à diminuer la dose et à la prendre en trois fois aux principaux repas, 1 gr. 50 par vingt-quatre heures me paraissent largement suffisants[2], encore ne faut-il pas en abuser. Pour éviter l'acné bromique, l'on peut employer des produits du commerce qui, par des artifices divers, évitent cet inconvénient.

La belladone, la jusquiame et son alcaloïde, l'hyosciamine sont également recommandables, mais ces produits doivent être maniés avec la plus grande prudence et leur emploi n'est à conseiller que si le malade présente de véritables crises d'excitation.

1. Cette plante agit par paralysie des centres nerveux sensitifs.

2. Hartenberg, *Traitement des neurasthéniques*, p. 261, conseille contre l'irritabilité un cachet de 0 gr. 50 à 1 gramme au milieu du déjeuner et du dîner.

En revanche on peut employer sans inconvénient la valériane qui diminue l'excitabilité des centres nerveux. De même au cas d'érithisme cardio-vasculaire, de palpitations, d'intermittences, « d'angoisse précordiale, elle fait diminuer le nombre des battements du cœur, baisser la tension artérielle, et ces modifications de l'appareil circulatoire déterminent la sédation psychique et sensorielle ». D'après H. Leclerc (*Le courrier médical*, 7 juillet 1912), « les meilleurs modes d'administration sont l'infusion, la macération et surtout le suc récemment exprimé de la plante fraîche ou préparé suivant le procédé de Pouchet.

Ce produit de maniement facile employé sous forme d'énergétène peut et doit rendre de grands services dans la lutte contre l'émotivité et ses multiples petites manifestations.

Angoisse

De l'émotivité exagérée du sujet dérive cette sensation physique et morale que nous appelons l'angoisse[1] et qui n'est que l'exagération d'un phénomène normal, l'inquiétude. Caractérisée par un élément psycho-intellectuel, la peur irraisonnée, sans objet précis, faite de crainte, d'attente anxieuse, d'insécurité vague, l'angoisse s'accompagne, en outre, d'un état physique particulier que nous avons décrit précédemment en détail. Contre l'élément intellectuel, on luttera à l'aide des procédés employés contre l'émotivité dont elle dérive. Contre la sensation de gêne, de poids, de tension, siégeant à l'épigastre, à la région précordiale avec striction de la gorge ou spasme de l'estomac, l'on pourra se servir, soit d'un linge

1. Pour M. de Fleury, *loc. cit.*, page 97, l'angoisse tient à deux causes.
a) Distension de l'estomac, refoulement du diaphragme, torsion légère du cœur sur les vaisseaux.
b) Spasme général de l'arbre circulatoire avec hyperactivité fonctionnelle du cœur.

sec bien chaud laissé à demeure, ou du même linge trempé dans l'eau aussi froide que possible, exprimé et placé recouvert de tarlatane au siège de l'endroit douloureux (surtout à employer dans la région précordiale) ou bien laisser tomber goutte à goutte de l'eau ou de l'éther sur ces mêmes points. Si cela ne suffit pas, faites respirer, pendant quelques minutes, un peu d'éther ou absorber deux ou trois cuillerées à café, à dix ou quinze minutes d'intervalle, de sirop d'éther : ce corps excitant diffusible énergique est en même temps un antispasmodique de premier ordre, et fera disparaître l'élément spasme de ses localisations à la gorge et à l'estomac.

Cet ensemble thérapeutique reste-t-il sans effet ? Employez l'opium. La meilleure préparation à prescrire me semble être le pantopon qui contient la totalité de ses alcaloïdes et peut s'employer en injection ou en ingestion ; ce dernier procédé me semble, en la circonstance, plus avantageux. Une façon agréable de prendre l'opium est de l'absorber sous forme d'élixir parégorique dans une infusion de fleur d'oranger ou de tilleul. On peut encore prescrire le chlorhydrate de morphine sous forme de potion[1].

Mais je répugne à employer la morphine[2], il vaut mieux avoir recours à la codéine en potion.

Ne pas dépasser 5 à 6 centigrammes de codéine par vingt-quatre heures.

On peut également employer le laudanum. Le sirop de lactarium opiacé du codex 1884, une cuillerée représente 0 gr. 005 d'extrait d'opium et 0 gr. 01 d'extrait alcoolique de lactuarium[3].

On traitera par les mêmes procédés les cardialgies, les accélérations du rythme cardiaque et le syndrome consti-

1. Le sirop de morphine du Codex renferme 1 centigramme de chlorhydrate de morphine par 20 grammes.

2. On peut se servir également de l'extrait d'opium ou du sirop diacode.

3. On peut employer aussi, comme l'indique Hartenberg, le phosphate de codéine en injection hypodermique, 0 gr. 5 à 0 gr. 10 dans les vingt-quatre heures.

tuant le faux accès d'angine de poitrine. Les prescriptions contre l'émotivité en général seront appliquées en même temps que l'on fera localement des fomentations froides sur la région cardiaque. Une vessie remplie de glace et laissée *loco dolenti* procurera un grand soulagement[1].

Céphalée

La céphalée cède d'habitude au traitement général. Parfois, cependant, son intensité est telle qu'elle réclame une médication particulière. Il importe avant tout de veiller à la bonne digestion des aliments et à la liberté de l'intestin. Souvent, en soignant une dyspepsie, une entérite, en même temps que l'on améliorera l'une, on modifiera heureusement l'autre. Les auto-intoxiqués et hétéro-intoxiqués seront mis à un régime tel que les causes d'intoxication soient diminuées, supprimées même si possible.

Le massage vibratoire en application de cinq minutes sur le front et sept à huit sur la nuque, avec un massage manuel de cette dernière, suivi d'un repos d'une demi-heure sur la chaise-longue, m'a donné les meilleurs résultats. L'électrothérapie amène une sédation de l'élément douleur. Employée sous forme de bain ou de souffle, elle produit, dit Bardet,

1. Toute cette médication n'est que palliative, et la seule qui importe réellement est celle qui cherche à diminuer l'émotivité, à réparer l'épuisement d'où qu'il vienne, à exciter l'asthénie cérébrale dans de justes mesures, à mettre en état les diverses fonctions de l'organisme. Cette thérapeutique se double d'une partie psychologique dans laquelle on cherchera à substituer le concret à l'hypothèse, le fait présent au possible, la tranquillité d'esprit à l'état d'angoisse. En somme si les manifestations morbides sont nombreuses chez le neurasthénique, elles ont leurs origines dans un petit nombre de causes énumérées précédemment ; par suite la lutte contre ces dernières et leurs diverses conséquences se réduit également à un petit nombre de moyens toujours les mêmes et dont l'emploi varie dans ses applications aux divers symptômes.

« surtout sur les sujets à système nerveux excitable, une action énergique sur le sympathique, qui se traduit par une modification très marquée du système vaso-moteur; la tension vasculaire est diminuée, la circulation périphérique devient plus intense ». Il y a donc intérêt à employer l'électricité statique chez les hypertendus neurasthéniques, chez ceux-là que nous avons décrits comme appartenant au groupe sympathique concurremment avec les produits hypotenseurs[1] comme la trinitine, le tétranitol le guipsine. L'on pourra par exemple prescrire :

Solution alcoolique de trinitine au 1/100. .	XXX gouttes
Sulfate de spartéine.	1 gramme
Eau distillée	300 grammes

Trois cuillerées à soupe par jour.

HUCHARD.

Que si, au contraire, il s'agit d'un hypotendu on donnera la caféine et la quinine. Enfin, il existe chez certains neurasthéniques une migraine pour ainsi dire chronique, celle des arthritiques[2]; la tête lourde et vide donne la sensation à sa périphérie d'avoir des artères pleines à éclater. Chez ceux-là l'électricité, le massage réussissent bien.

1. Sous forme d'extrait éthéré 4 pilules de 2 centigrammes dans les vingt-quatre heures.

2.

Valérianate de quinine.	0 gr. 10.
Caféine	0 gr. 05.
Poudre d'aconit au 1/100.	5 milligram.

Pour une pilule, 1 à 3 par jour.

En cas d'artério-sclérose concomitante, employer la formule suivante :

Glycérophosphate de soude	5 grammes
— de potasse.	5 grammes
Sirop de codéine	50 grammes
Teinture de noix vomique (Nouveau codex) . .	2 grammes
Eau distillée de menthe	100 grammes

Une à deux cuillerées à soupe par vingt-quatre heures.

GÉRARD ET LEMOINE.

Enfin, l'on pourra,en cas de nécessité, employer les produits habituels : antipyrine, pyramidon, aspirine.

Antipyrine	0 gr. 50
Bromhydrate de quinine	0 gr. 15
Caféine.	0 gr. 05

pour un cachet, deux cachets par jour.

Sulfate de quinine	0 gr. 50
Caféine	0 gr. 25

pour un cachet.

Germain Sée (*Leçons de pathologie expérimentale*) a décrit en cas d'anémie, une céphalée dont l'origine serait imputable à la petite quantité ou à l'appauvrissement des globules du sang au niveau des muscles de la tête; ceux-ci se fatigueraient plus facilement, cette sensation devenant douloureuse, perçue par les nerfs intramusculaires,constituerait la fatigue.

Martineau admet comme cause prédisposante du mal de tête, le tempérament nerveux et les troubles gastriques. Les causes efficientes seraient tout ce qui peut entraver la digestion, l'évacuation des matières alvines; le froid aux pieds ou à la face, les températures élevées, l'abus du sommeil, des veilles.

Il conseille dans les cas de faiblesse constitutionnelle et générale, l'emploi du sulfate et valérianate de quinine, et lutte contre l'éréthisme nerveux qui succède parfois à la céphalée, à l'aide des pilules de Méglin et du valérianate de zinc, il entoure la tête d'un bonnet ouaté imbibé, ainsi que le front et les tempes, d'huile de jusquiame ou baume tranquille, et place le malade au repos dans le silence et l'obscurité.

De Fleury (*loc. cit.*, [1] p. 373) conseille contre la céphalée et les douleurs en général « le massage, et mieux, le bain statique avec localisation de l'effluve sur le point affecté ».

1. *Les grands symptômes neurasthéniques* F. Alcan, éditeur.

Hartenberg, chez les migraineux constitutionnels atteints de neurasthénie, emploie l'extrait gras de Cannabis Indica X gouttes de teinture le soir au coucher en augmentant chaque jour d'une goutte jusqu'à XX (*Traitement des neurasthéniques*, page 266).

Quoique la plupart des auteurs n'en soient pas partisans, cependant l'antipyrine et l'aspirine m'ont donné de bons résultats.

Antipyrine	0 gr. 75
Bicarbonate de soude	0 gr. 25

pour un cachet, 1 à 3 par jour.

Aspirine	0 gr. 50

pour un cachet, 1 à 4 par jour.

Insomnie

Nous trouvons chez les neurasthéniques les causes prédisposantes de l'insomnie (système nerveux facilement irritable, professions nécessitant un travail prolongé), aussi ne fait-elle presque jamais défaut.

Chez les uns cette insomnie a pour origine la fatigue. C'est ainsi qu'après une longue marche, un effort musculaire soutenu, le sommeil vous fuit ; de la même façon agissent le travail, l'effort intellectuel et toutes les causes qui surexitent le cerveau ; car, avons-nous vu, il n'y a en somme qu'une seule sorte de fatigue.

Une forme spéciale de l'absence de sommeil est celle que l'on pourrait appeler : insomnie des anxieux et des obsédés, celle à laquelle Goncourt fait allusion : « les nuits blanches des pensées noires » ; ici la fatigue s'établit par la rumination des phobies et obsessions, s'accompagne de cette sensation douloureuse et permanente que nous avons déjà décrite. A l'élément intellectuel, l'inquiétude, s'ajoute un élément physique, l'angoisse. Cet élément surajouté nous sert de transition entre l'insomnie due à l'excitation cérébrale et celle ayant pour origine une excitation périphérique. C'est ainsi que la douleur, quelle qu'en soit l'origine (blessure, inflammation, névralgies), les impressions sensorielles légères (bruit, lumière, odeur, etc.), la chaleur, peuvent intervenir comme facteurs d'insomnie. C'est ainsi qu'un lit trop chaud ou trop mou peut empêcher le sommeil. Enfin, les modifications du sang dans sa qualité ou sa quantité le peuvent influencer. Martinet a constaté la difficulté de dormir chez les hypotendus. Les hypertendus sont, souvent aussi, des intoxiqués et leur insomnie s'explique, par le même mécanisme que celle produite par les grandes pyrexies. Enfin, toutes les intoxications sont capables de la créer.

En définitive il existe deux formes d'insomnie. Dans la première le malade sent le besoin de sommeil, a conscience de sa fatigue ; dans la deuxième, l'esprit reste lucide, le sujet s'impatiente, se tourne et retourne, s'énerve et finit par avoir la migraine. Les insomnies de l'une et l'autre classe seront traitées de la manière suivante : Le repas du soir sera peu abondant, coucher deux ou trois heures après la fin du dîner ; la chambre sera, autant que possible, fraîche et calme ; laissez si possible les fenêtres entr'ouvertes. Au cas où les bruits environnants seraient une cause d'excitation sensorielle, se boucher les oreilles avec deux ou trois petits tampons de coton bien tassés, ou avoir recours aux antiphonaires, petits volets d'acier employés par Herbert Spencer et qu'un ouvrier habile pourra fabriquer sur vos indications [1].

1. Determann (Fribourg en Brisgau), XXIe Congrès allemand de médecine interne (avril 1914), bouche les oreilles avec un mélange de paraffine et de vaseline.

Dans certains cas les lavages intestinaux froids et légèrement salés pris pendant la nuit m'ont donné de bons résultats.

Enfin je suis intimement convaincu que l'insomnie peut avoir pour cause un léger mouvement fébrile causé soit par des préoccupations morales, un travail intellectuel trop rapproché du coucher, une émotion dépressive.

Les lectures au lit devront également être interdites.

L'hydrothérapie chaude ou les bains tièdes longtemps prolongés immédiatement avant le coucher auront presque toujours une influence heureuse en créant une sédation nerveuse. On veillera à la régularité des selles. Les insomnies de fatigue seront combattues par le repos. Prolongez le séjour au lit, étendez-vous plusieurs heures dans la journée sur une chaise-longue ; enfin pendant une période d'un mois, vous pourrez vous suralimenter progressivement.

Chez les hypotendus[1], prescrivez la spartéine, le muguet, la caféine.

Les hypertendus emploieront avec succès les hypotenseurs, nitrates de soude et autres, le gui (artério-scléreux surtout) et enfin la cure de désintoxication. C'est chez ceux-là que la méthode de Guelpa pourra être prescrite, tout au moins les faire purger une fois par semaine.

Enfin comme dernière ressource, nous aurons les divers hypnotiques. Celui qui m'a personnellement le mieux réussi est le veronal[2] à la dose de 0 gr. 50 à 0 gr. 75. Un inconvé-

1. On pourra également faire des injections hypodermiques en se basant sur les indications suivantes auxquelles Deschamps attache une grosse importance. Ces indications données ici sont valables surtout pour le relèvement du tonus nerveux, mais ce traitement général fait disparaître souvent l'insomnie :

« Etablir la pression habituelle du malade et ne pas chercher à la dépasser pendant un certain temps.

« Par la composition et réaction du milieu urinaire savoir quel minéral manque à l'organisme : chlorures, phosphates, sulfates.

« Suivant le résultat à obtenir employer une solution iso, hyper ou hypotonique ; les solutions hypotoniques hydrolysent les tissus, les hypertoniques les deshydrolisent.

« Faire les injections soit au niveau de la région dorsale droite près de la pointe de l'omoplate (soit à droite et à gauche de la ligne blanche sur la paroi abdominale. »

Les liquides à employer sont nombreux ; on trouvera à la fin du volume la formule des plus connus.

M. Willcox de Londres : les petites doses répétées de veronal, qui s'accumulent, peuvent amener la mort. Le traitement de l'empoisonnement doit consister en lavage de l'estomac, administration de café, de strychnine, digitaline, d'oxygène et d'injection de sérum ou lin physiologique.

2. De même le tétranitrol, 1 milligramme au coucher, et comme le recom-

nient, c'est la rapide accoutumance de l'organisme et la nécessité d'élever les quantités prescrites. Il y a donc avantage à ne pas prendre régulièrement les hypnotiques et à les alterner en se servant de véronal, puis de chloral, de sulfonal et enfin de la paraldéhyde que l'on fera prendre dans des boissons calmantes, infusions chaudes de tilleul, de fleur d'oranger, de camomille, de coques d'amandes avec un peu de lait. Mais j'insiste, il vaut mieux s'adresser aux agents physiques, sans cela l'organisme se crée facilement un besoin d'hypnotique qui n'est pas sans inconvénient [1].

La plupart des auteurs en effet sont opposés à leur emploi. Malgré leur avis, il semble impossible lorsque tous les autres procédés échouent de laisser parfois comme j'en ai vu, des malades sans sommeil pendant des jours, des semaines, des mois. Marie de Manaceine (Quelques observations sur l'influence de l'insomnie absolue. *Arch. ital. de Biol.*, XXI, page 322, 1894, aussi Congrès de Rome, vol. II, page 174), d'expériences faites sur dix jeunes chiens, est arrivé à cette conclusion que « l'insomnie absolue exerce une influence plus pernicieuse sur l'organisme que l'absence absolue de nourriture » ; la température commence à s'abaisser après vingt-quatre heures d'insomnie ; d'abord lent, cet abaissement s'accélère et à la fin la température est de 4° à 5° au-dessous de la normale, le nombre des globules rouges diminue considérablement de cinq à deux millions par millimètre cube. L'examen histologique a montré des changements considérables ; beaucoup de ganglions présentent une dégénérescence graisseuse ;

mande Goldewski, deux gouttes d'une solution de trinitine au centième à chaque réveil

1. On peut employer l'électricité : soit le tabouret électrique et les courants de haute fréquence sous forme de cage ou de tabouret. A conseiller aussi le bain chaud (entre 10 et 11 heures du soir), la lotion inférieure, l'enveloppement général, inférieur au moment du coucher ou du réveil anormal.

Montehuuis conseille le procédé suivant, contre l'insomnie : mouiller une serviette d'eau froide, l'exprimer, puis la passer sur tout le corps, puis se recoucher sans essuyer.

de petites hémorragies se sont produites dans la substance grise. Le muscle cardiaque était pâle, les fibres de ce muscle présentaient une dégénérescence granuleuse. En général, dit l'auteur, l'insomnie produit dans le cerveau des changements parfois irréparables [1]. »

Donc, employez les hypnotiques [2], mais seulement lorsque l'insomnie s'est longtemps prolongée, malgré la mise en œuvre des autres procédés, lorsque l'état d'angoisse qui l'accompagne parfois est particulièrement douloureux et provoque une véritable sidération du système nerveux. Dans ces conditions même, il vaut mieux s'adresser au pantopon [3], à l'opium ou au phosphate de codéine, car la douleur parfois résiste aux hypnotiques alors qu'elle se calme par les analgésiques ; or souvent celle-ci dans les cas qui nous occupent est la principale cause de l'insomnie; disparue, le sommeil vient tout naturellement.

Vertige

Le vertige [4] dont se plaignent les neurasthéniques et qui ressemble soit (et le fait est assez rare) au vertige de Ménière, soit à ce que Charcot a décrit sous le nom de vertige auriculaire continu, a pour origine, le plus souvent, une pho-

1. Weterstrand a employé le sommeil hypnotique comme traitement des asthénies.

2. Si l'on ne veut pas employer les opiacés, se servir du Piscidia erythrina

Extrait fluide piscidia	5 à 10 10 gr.
Julep gommeux Q. S.	150 gr.

1 à 3 cuillerées à soupe au coucher.

3. Préconisé par Sahli.

4. Il peut aussi avoir, comme nous l'avons vu, une origine labyrinthique. De même le vertige peut être de source intestinale. (Glenard, Segond, Mac Auliffe, Pron, Mendel, enfin Lœper qui en a donné une théorie pathogénique. *Psychoses digestives*, Imbert, p. 45.)

Hartenberg, *loc. cit.*, 268, pense qu'il cède rapidement au traitement par la strychnine.

bie. Il accompagne surtout l'agoraphobie, mais peut se rencontrer et se rencontre aussi assez régulièrement lié à un trouble des fonctions de l'estomac. Il s'agit d'une dyspepsie hypersthénique avec turgescence de la face, flatulence, engourdissement cérébral aussitôt après le repas, démarche ébrieuse, la tête du sujet tourne, les artères de la tête sont tendues et leurs battements perçus par le sujet, les yeux s'injectent, il y a une sensation de tension, de plénitude douloureuse du cerveau, en même temps qu'apparaît un état vertigineux d'autant plus prononcé que le malade a plus causé, qu'il a fait un repas plus copieux, que la pression barométrique est plus forte et la température plus élevée.

Dans l'agoraphobie, avec la crainte, apparaît une sensation de vertige intense, accompagnée de bruits d'oreilles divers qui peut aller jusqu'à la chute. Dans un cas comme dans l'autre, le vertige neurasthénique disparaît dans la position couchée. Il semble bien que ces divers accidents sont liés à une hyper ou hypotension artérielle. Chez les neurasthéniques, ce sont surtout les hypertendus qui présentent ces vertiges ayant pour origine l'hypertension labyrinthique, celle-ci s'expliquant soit par des troubles de la circulation cérébrale, soit par l'hypertension du liquide céphalo-rachidien.

Chez les autres, les agoraphobiques, les vertiges ont peut-être pour origine l'hypotension exagérée par la phobie et produisant un état anémique de la circulation cérébrale.

Que pouvons-nous faire contre ces manifestations [1]. L'on peut toujours essayer, au cas où le vertige [2] revêt la forme de celui de Ménière, la médication employée pour combattre ce dernier, c'est-à-dire la quinine; par son action vaso-constrictive, elle agit également sur l'hypotension, cause du vertige. On pourra la donner sous la forme de cachets de formiate

1. Il y a lieu également au cas de dyspepsie, à soigner cette dernière.

2. Sulfate de quinine. . . . . 0 gr. 10
Extrait de quinquina. . . . . Q. S.
Pour une pilule, 2 à 8 par jour.

basique de quinine qui joint à l'action habituelle de la quinine une action tonique à raison de 0 gr. 25 à 0 gr. 50 par cachet, ou en injections intramusculaires (indolores) à 0 gr. 10 à 0 gr. 20 par injection ; l'une et l'autre sont les doses maxima.

En cas d'hypertension, il serait peut-être indiqué de pratiquer la ponction lombaire.

Enfin, le malade après un examen attentif doit comprendre que les vertiges dont il se plaint n'ont pas d'abord l'importance qu'il y attache et qu'en outre, ils ne répondent à aucune lésion constatée. C'est la peur surtout qui constitue souvent chez eux le point de départ de cet état qui les effraie. Il faut les rassurer, leur expliquer et leur montrer pourquoi ils ne doivent pas se tourmenter, enfin il y a intérêt à pratiquer une véritable rééducation, non seulement psychique, mais physique. D'abord accompagné, le malade exécutera ensuite seul la traversée d'une place, d'une rue ou fera seul une promenade.

Algies

Les algies dont souffre le neurasthénique et surtout les deux formes principales qu'elles présentent, rachialgie et coccydinie [1], disparaissent souvent en même temps que l'état général s'améliore. Si elles persistaient, nombreuses sont les armes thérapeutiques que nous pouvons utiliser contre elles. C'est d'abord l'hydrothérapie sous forme de bains sulfureux, de vapeurs ou de douches chaudes longtemps prolongées, auxquels se peut joindre le massage superficiel, puis les pulvérisations de chlorure d'éthyle, les applications de teinture d'iode, et pour des cas plus tenaces, les vésicatoires et pointes de feu. L'on pourra aussi employer la révulsion aux pinceaux faradiques, qu'il s'agisse d'algies dues à une fausse

1. M. de Fleury, page 372 (*Les grands symptômes neurasthéniques*), donne une explication pathogénique des douleurs de la région cervicale et sacrée. Ennemi des traitements médicamenteux, il recommande contre elles le massage et le bain statique avec localisation de l'effluve sur le point affecté.

position, de douleurs apparues sans cause occasionnelle, ou, au contraire, sous l'influence d'un choc nerveux d'origine émotive à la suite d'impression de froid. Le courant de Morton, les applications de courants de haute fréquence, le courant continu à haute intensité, le massage vibratoire, à la main, avec ou sans vibrateur, rendront aussi de grands services.

Parmi les médicaments, l'on prescrira le gelsémium :

1° Teinture de gelsémium. . . . } āā part. ég.
Teinture de colchique . . . . }
10 gouttes, 2 fois par jour (Gérhardt).

2° Poudre de gelsémium . . . . . 0 gr. 05
Extrait de racine d'aconit . . . 0 gr. 01
Bromhydrate de quinine . . . . 0 gr. 05
pour une pilule,
2 à 3 par jour ;

ou encore, le valérianate de zinc et la belladone :

Valérianate de zinc. . . . . . 0 gr. 10
Extrait de belladone . . . . . . 0 gr. 01
pour une pilule,
1 à 4 par jour ;

l'antipyrine :

Antipyrine. . . . . 0 gr. 75
Bicarbonate de soude . . . . . 0 gr. 25
pour un cachet,
2 ou 3 par jour ;

la phénacétine :

Sulfate de quinine . . . . 0 gr. 30
Phénacétine . . . . 0 gr. 50
pour un cachet,
2 par jour ;

l'aspirine . . . . 0 gr. 50
(1 à 3 gr. par jour).

Constipation

Outre le régime variable avec l'origine de la constipation, voici le traitement que l'on pourra suivre. « Aussitôt après le lever, s'étendre par terre et se relever dix fois, les bras croisés sur la poitrine. Une fois debout, faire des mouvements d'inflexion du tronc en avant, en arrière, sur les côtés. Déjeuner d'une grande tasse de café au lait à laquelle on joindra des tartines bien grillées, graissées de beurre ou de miel. » Puis aller à la selle à heures fixes, y rester une demi-heure et pendant ce temps, faire effort pour exonérer l'intestin. Prendre dès le réveil un grand verre d'eau d'Evian dans un litre de laquelle on aura fait dissoudre un paquet de la poudre suivante :

Phosphate de soude	10	grammes
Bicarbonate de soude . . .	5	—
Sulfate de soude	4	—

Le liquide avant l'absorption aura été réchauffé [1].

Si cette médication ne réussit pas, employer le beurre de cacao en suppositoires à la dose de trois à quatre grammes, ou prendre la veille au soir un lavement de vingt à soixante grammes d'huile ou de glycérine émulsionnée dans la même quantité d'eau que l'on gardera pendant la nuit. De même sont indiquées les irrigations intestinales avec des décoctions

1. Voici une autre formule :

Phosphate de soude sec . . .	4 gr.
Sulfate de soude sec	4 gr.
Bicarbonate de soude. . . .	8 gr.

Pour 1 paquet n°

Faire dissoudre 1 paquet dans 1 litre d'eau bouillie. Au moment de l'emploi faire chauffer au bain-marie. Prendre 80 gr. de la solution au lever, 100 gr. à 10 heures, 100 gr. à 2 heures, 100 gr. 1/2 heure avant le dîner.

de graines de lin, de racines de guimauves additionnées de miel et de mercuriale.

Tous ces produits restent-ils sans effet, l'on aura recours aux pilules alétiques savonneuses ou à l'évonymine associé au podophyllin :

Evonymine { Podophyllin }	ãã	0 gr. 02
Extrait de belladone		0 gr. 01
Extrait d'hydrasis canadensis . .		0 gr. 05
Savon médical		Q. S.

pour une pilule,
1 pilule à chaque repas. Germain Sée.

Éviter les purgatifs salins ou cholagogues.

Le massage profond des organes abdominaux est également à conseiller dans les cas de constipation chronique légère ; de même l'électricité sous forme de bains statiques avec ou sans douche statique, d'une durée de dix à vingt minutes. Dans les cas d'atonie, employer les méthodes capables de produire des contractions énergiques des muscles de la paroi et d'exciter les mouvements péristaltiques de l'intestin, soit le courant faradique (Bénédikt), soit le courant galvanique (Erb.); le lavement électrique [1] est prescrit par un certain nombre d'électrothérapeutes.

S'agit-il d'une constipation spasmodique, apanage des nerveux, préconiser avec le Dr Laquerrière le courant galvano-faradique ou le galvanique seul à intensités galvaniques élevées (80 à 100 milliam.), un pôle large sur l'abdomen, un autre de dimensions égales sur les lombes ; durée des séances de dix à vingt minutes.

Il va de soi que ces applications ne sauraient se faire sans l'avis et que sous la direction du médecin traitant, avec l'aide

1. La pratique du lavement électrique, A. Weill. *Paris-Médical*, p. 197, 28 janvier 1911.

d'un spécialiste. Nous sommes persuadés d'ailleurs que les procédés ordinaires employés avec constance et systématiquement continués amèneront la disparition de la constipation [1].

Thérapeutique de la volonté [2]

Toutes les philosophies, toutes les religions, se sont préoccupées des rapports entre le corps et l'esprit, et chacune, suivant sa tendance, admet entre l'un et l'autre une relation plus ou moins étroite. Je crois utile de concrétiser, en quelque sorte, par des exemples, cette vérité universellement admise, car la constatation matérielle des liens qui les unissent nous permettra d'en tirer certains préceptes applicables à la rééducation de la volonté, but principal de nos efforts.

Pour la commodité de la description bien qu'il n'y ait pas

1. M. Albert Robin a préconisé une formule dans laquelle il associe les matières constitutives de l'eau-de-vie allemande avec des modificateurs de la spasmodicité. Voici cette formule :

Aloès socotrin	2 gr.
Turbith végétal.	ãã 1 gr.
Résine de jalap.	
Résine de scammonée. . . .	
Extrait de jusquiame	ãã 0 gr. 15.
Extrait de belladone	
Savon amygdalin. Q. S.	

A diviser en 50 pilules.

Ou : Evonymine brune.	ãã 0 gr. 05
Extrait de cascara.	
Jusquiame pulvérisé	

1 pilule le soir.

On pourrait également employer les lavages intestinaux d'eau salée soit froids soit chauds suivant que l'intestin est plus ou moins atone.

2. Sois la volonté, l'énergie, dit M. Jean Aicard, *Le Dieu dans l'homme*. Ollendorf, éditeur, et le cœur en joie l'âme altruiste, tu seras de la grande, ronde qui se déroule par le monde.

de démarquation absolue et que souvent leur champ d'action soit commun, nous décrirons d'abord les modifications physiologiques issues de phénomènes psychiques sans que celles-là aient été le résultat cherché par le sujet chez lequel elles se produisent, puis ce que peut faire volontairement l'esprit sur le corps.

Dans le premier groupe rentreront les actions réflexes ayant pour origine les émotions[1]. Elle est longue en pathologie la liste des influences morales capables de figurer comme causes directes ou indirectes dans l'étiologie de la plupart des maladies. A ne considérer que l'état de santé, personne ne saurait nier, pour ne citer que les principales, l'action du moral sur les sécrétions. La frayeur, la crainte, l'anxiété, les préoccupations augmentent, diminuent, invertissent les sécrétions salivaires, intestinales, gastriques [2], urinaires; la pollakurie, l'entérite des matins d'examen sont trop connues de tous pour que j'aie à y insister.

Parmi les phénomènes moteurs, les palpitations, les syncopes, les battements de cœur, les spasmes de l'œsophage, du pharynx, sont d'observation courante chez la plupart d'entre nous à la suite d'impressions vives. L'intestin subit, avons-nous dit, le retentissement de ces dernières et Kronecker et Cannon ont pu observer, l'un des modifications de la puissance et de la rapidité des contractions intestinales, l'autre des phénomènes d'arrêt de l'intestion sous l'influence d'émotions joyeuses ou tristes [3].

Les impressions sont capables d'influencer les phénomènes organiques, elles peuvent les provoquer, les exagérer ou au contraire les inhiber. Contraction ou paralysie, mouvement ou impossibilité de l'accomplir, sécrétion ou arrêt de sécré-

1. Féré. *Pathologie des émotions*, 1892. Alcan, Editeur; Hack Tuke, *Le corps et l'esprit*, Trad. Parant. Baillière, Editeur, 1886.

2. *Le travail des glandes digestives*, Pawlow, traduct. Pachon. Masson, éditeur.

3. Cités par Camus et Pagniez, *Isolement et Psychothérapie*, page 136.

tion, ainsi agissent sans que la volonté intervienne et secondairement sur le corps les phénomènes psychiques dont nous sommes le siège.

Dans un second groupe, rentrent les fonctions organiques sur lesquelles notre volonté peut agir directement. Sur tous les muscles striés d'abord, elle possède un pouvoir moteur et un pouvoir d'arrêt. Mais là ne s'arrête pas son action, dans une certaine mesure il lui est possible d'arrêter, d'augmenter, de diminuer le rythme respiratoire. Diogène, aux dires de certains auteurs, se donna volontairement la mort en retenant son haleine. Saint Augustin (la cité de Dieu) raconte que Restitus, prêtre de la paroisse de Calame, arrivait à supprimer chez lui toute apparence de respiration [1].

J'ai ouï parler d'un médecin qui, par une violente inspiration suivie d'une contraction brusque de tous les muscles inspirateurs était capable « de bloquer son cœur [2] » Fontana (*Edinburgh med. and. surg. Journal*, tome IV, page 168) possédait, dit-on, le privilège de pouvoir diminuer et même arrêter pendant un certain temps les battements de son cœur. De même j'eus l'occasion de voir un jeune homme qui pouvait à volonté faire remuer ses oreilles ensemble ou l'une après l'autre. Certaines personnes savent vomir et ruminer, d'autres pleurer suivant leur bon plaisir.

La volonté est encore capable, en provoquant artificiellement certains états émotionnels, d'agir par leur intermédiaire sur nos différents organes, elle peut exciter ou diminuer nos sensations ; les exemples ne manquent pas dans l'antiquité chrétienne de ce pouvoir de la volonté contre la souffrance acceptée en expiation.

Motrice, elle est aussi inhibitrice, elle arrête un acte qu'elle a suscité, un phénomène dont elle n'est pas la cause ; elle pourrait, d'après Woodworth qui, dans un ouvrage sur le

1. Feuchterleben. *L'hygiène de l'âme*, au chapitre « Volonté ». Baillière et fils, Editeurs, 1910.

2. Cas cité par le professeur Raymond.

mouvement, cite un certain nombre d'exemples, agir efficacement sur les réflexes. Il est certain que la sécrétion lacrymale, action réflexe chez l'enfant, se discipline et devient presque volontaire par l'éducation.

Mais ce n'est pas seulement dans le domaine des actions physiologiques que s'exerce son pouvoir, la volonté intervient aussi dans de nombreux actes de l'intelligence. C'est elle qui permet de s'exercer à l'attention volontaire, grâce à laquelle notre cerveau conserve le souvenir des événements passés, c'est encore elle qui est la condition principale des opérations intellectuelles dont l'ensemble forme un capital toujours augmenté, lequel est pour nous de nécessité absolue dans la vie de chaque jour pour notre progrès intellectuel et moral. La mémoire sans la volonté ne saurait beaucoup se développer, notre cerveau resterait cette table rase dont parle Leibnitz : « Nihil est in intellectu quod non prius fuerit in sensu », l'humanité serait restée bégayante et fruste comme aux premiers siècles de son apparition [1].

L'imagination elle-même est influencée par la volonté. C'est « la folle du logis » contre laquelle, aux heures d'obsessions, nous aurons à lutter ; souvenons-nous que celle-là peut acquérir un grand pouvoir d'action sur cette dernière, car celle-ci est commandée par nos sentiments sur lesquels nous pouvons agir, soit pour les renforcer et les développer, soit au contraire pour les combattre.

Enfin la volonté est capable de réagir sur elle-même. Nous pouvons accroître sa force et la développer par l'accomplissement d'actes volontaires répétés ; on peut « apprendre à vouloir » et cet apprentissage se fait par l'action elle-même. Peu importe par quel mécanisme, l'essentiel est de savoir que cela est possible.

Le corps réagit également sur l'esprit : circulation, in-

1. Voir G. Le Bon, *La Révolution française et la psychologie des révolutions*, livre II, chapitre I, les 4 premières pages.

nervation, réunissent les uns aux autres nos différents viscères; le cerveau lui-même n'échappe pas à cette loi commune grâce à laquelle il préside au fonctionnement des organes. Chacun d'eux retentit sur les autres et nos phénomènes psychiques sont influencés dans une certaine mesure par des modifications d'ordre physiologique. Nous connaissons l'influence de la digestion, de la marche, de la grossesse, sur le concept des pensées. La maladie, la grande fatigue à un moindre degré, altèrent la mémoire, le jugement, la puissance du vouloir ne laissant subsister que les images élémentaires dont l'ensemble est à la base de l'association des idées.

Le profond observateur que fut saint Ignace de Loyola, avait remarqué que les attitudes du corps ont une influence certaine sur nos idées et nos sentiments, aussi conseillait-il de prendre l'attitude qui correspond au sentiment que l'on voulait faire naître [1].

Or, ceci s'explique fort bien de par les lois de la physiologie : « Chaque mouvement volontaire, dit Richet [2], réflexe ou communiqué, retentit sur les centres nerveux et modifie le cours de nos idées et de nos sentiments... car, ajoute-t-il, les muscles ont des nerfs sensitifs, centripètes, de sorte que chaque contraction musculaire provoque une excitation

1. On trouvera une explication de cette influence dans l'ouvrage de Finnbogason : *L'intelligence sympathique*, F. Alcan, Éditeur. Voir en particulier le chapitre sur le mime, l'intelligence de la musique, personnages littéraires. Voici une partie de sa conclusion. « Celui qui, lui-même doué d'une personnalité marquée, possède la faculté de faire passer les autres en soi les comprend mieux. Or, l'on acquiert autant d'espèces d'yeux pour voir l'univers, que l'on a compris d'individualités de cette façon. En outre, c'est alors seulement qu'on devient vraiment capable d'aider les autres dans leur développement, les comprenant dans leur particularité et voyant leur situation de leurs propres yeux, en même temps que spectateur impartial, on peut tirer avantage d'une vue plus libre de la question. » De même Pascal, le philosophe Dugald Stewart ont émis une opinion analogue.

2. De l'influence des mouvements sur les idées. *Revue Philosophique*, 1879. Tome VIII, page 610.

nerveuse qui remonte aux centres et peut produire, soit une sensation consciente ou inconsciente, soit un mouvement réflexe. »

Il faut donc conclure que si le moral a une action sur le physique ce dernier peut agir également sur l'esprit. L'influence réciproque exercée par le corps sur la pensée nous permet d'établir certaines règles pour la culture de la volonté. Ce sont ces préceptes émis antérieurement par M. Payot que nous allons exposer en les modifiant [1] pour les rendre plus adéquats à l'un des buts que nous nous sommes proposés, à savoir le traitement de l'aboulie chez le neurasthénique.

Le but essentiel de l'homme doit être avant tout de développer sa volonté. Déjà peu cultivée chez nos contemporains, je dirais volontiers que le neurasthénique ne diffère de l'homme sain moyen que parce qu'il a précisément conscience de cette fatalité, de cet entraînement auquel il obéit [2], alors qu'il perçoit, en même temps, la nécessité de réagir contre des habitudes à lui léguées par hérédité ou conséquences d'un déterminisme rigoureux, issues de ce monde nouménal dont parle Kant. La plupart de nos contemporains passent sur terre sans avoir jamais fait acte de volonté. Le plus grand nombre, préoccupé par la nécessité de trouver le pain de chaque jour, s'hypnotise sur la tâche quotidienne. C'est une loi d'airain que le « tu gagneras ton pain à la sueur de ton front », et pour beaucoup son énoncé n'a rien de métaphorique. Peut-on leur reprocher, lorsqu'ils ont un moment de repos, de l'employer à se distraire au lieu de cultiver une vie morale dont le but varie avec les divers systèmes philo-

1. M. Payot, *L'Education de la volonté*. F. Alcan, éditeur.

2. Il est curieux de constater combien la foule ignorante approuve les idées de certains pantins ambitieux qui flattent ses instincts les plus mauvais sans se rendre compte que la réalisation de ceux-ci seraient désastreuse pour elle-même. Avec elle, jouant le rôle de serre-files, se trouvent des individus plus intelligents qui eux cherchent à satisfaire leur appétit du mieux-être, qu'ils masquent par de grands mots, parmi lesquels revient tous les quatre ans celui de dévouement à la chose publique.

sophiques. Par ce temps où l'on ne parle que de ses droits sans penser qu'il y a des devoirs [1] correspondants, où d'un trait de plume un homme d'Etat a cru supprimer la marche à l'Étoile, où l'on ne rencontre partout que la lutte des intérêts et des appétits, comment demander à l'humanité moyenne ou même supérieure la recherche du vrai, du beau, du bien.

Si nous considérons la catégorie de ceux qui n'ont pas cette excuse : la recherche du morceau de pain, le spectacle est encore pire. Ils s'amusent ! C'est là leur raison d'être. Pauvres pantins qui usent leur existence à de petites choses, cabotins sans talent qui jouent leur rôle sans s'apercevoir qu'ils sont ridicules, au grand amusement de la galerie qui les contemple ! Dupes de mots, ils vivent de mensonges et cependant c'est avec cela que certains d'entre eux construisent leur idéal et que tous agissent. Dans un cas comme dans l'autre, ils vont à la dérive, girouette qu'un rien vire au vent, vaisseau désemparé, car le pilote en est absent. N'en déplaise aux hommes graves eux-mêmes qui se croient sûrs de se diriger, je crois que leur sagesse est bien superficielle et qu'ils sont dupes d'eux-mêmes. Pour être moins impulsifs sont-ils fermement persuadés que leurs passions ne sont pas les derniers ressorts, les mobiles de leurs actes ; leurs comparaisons et leurs déterminations ne seraient-elles pas, en fin d'analyse, une vue de leur esprit [2] ? Sans doute, mettent-ils en mouvement le mécanisme de ces opérations intellectuelles, mais éliminent-ils complètement de leur détermination les arguments de l'ordre sensible. Quoi qu'il en soit, que le neurasthénique se rassure, le manque de volonté est commun à la plupart de nos contemporains. Dissimulé chez la plu-

1. Sur la proposition de l'un de ses membres, Jacques-A. Creuzé-Latouche, en même temps que la déclaration des droits, la convention vota également la déclaration des devoirs de l'homme. L'une et l'autre étaient placées aux côtés du président.

2. Voir aussi Dromard, *Les Mensonges de la vie intérieure*, page 147. F. Alcan, Éditeur.

part d'entre nous, sous des apparences de volonté, il devient manifeste chez lui, parce qu'il le transporte dans les actes journaliers de son existence, dans ceux pour qui existe une routine établie, à laquelle la majorité d'entre nous obéit. Il ne vaut, au point de vue volonté, ni moins ni plus que ceux qui l'entourent, mais il en souffre. N'allez pas conclure que l'éducation de la volonté est chose impossible, tous nous connaissons des hommes qui, à force d'efforts, ont su se modifier. Tous nous avons pu, soutenus par un sentiment, changer quelques instants notre caractère. Or, un caractère capable de se transformer pendant, ne fut-ce qu'un moment, n'est point immuable et l'on peut espérer renouveler ces changements de plus en plus souvent. Lisez dans l'ouvrage de J. Payot sur *L'éducation de la volonté*, chapitre III, pages 21 et suivantes, la discussion très serrée à la suite de laquelle il arrive à cette conclusion que nous avons la puissance de développer notre vouloir.

Vous verrez à cette lecture que cela est possible. Dans un autre ouvrage de Dromard : *le Rêve et l'Action*, vous trouverez expliquée la puissance de l'idéal et la possibilité de sa réalisation, si celui-ci se trouve correspondre aux limites de nos moyens. « L'idée de liberté, dit Fouillée, je crois, suffit pour nous faire agir comme si nous étions réellement libres. » Ayons donc un plan de vie et de par les lois de la psycho-physiologie qui nous viendront en aide, en utilisant leur mécanisme, en liant solidement l'idée à l'acte, avec le temps nous arriverons à nous transformer, à acquérir cette puissance de vouloir sans laquelle rien ne se peut faire.

Sans doute le caractère a pour noyau un fond héréditaire[1], mais il est possible de cristalliser au pourtour des habitudes

1. Ce qui caractérise, dit Paulhan, une personne, c'est la nature propre de son esprit, la forme particulière de son activité mentale. Pour Malapert (*Le caractère*. F. Alcan, Éditeur, p. 42 et 268) : « c'est la somme ou mieux le système particulier constitué par la réunion, selon certains rapports spéciaux, des diverses dispositions psychiques qui se rencontrent dans une personne donnée ».

qui en changeront complètement l'aspect. « Produit de l'éducation, il peut être également déterminé, en partie, par une libre création du moi. »

La force, a dit Bismarck, prime le droit. Oui, si l'on entend par là que l'avenir est à ceux qui agissent, que la liberté est une récompense et non un droit. La force est pour lui synonyme d'activité, d'énergie, de pensée ; vivre c'est agir, le droit c'est la vie figée dans un terme de son évolution. Il faut donc vouloir, mais il faut également pouvoir. L'impuissance de la volonté, l'impuissance de l'action se mêlent souvent chez le neurasthénique mais peuvent aussi être dissociées[1]. Le douteur, le phobique, le scrupuleux voudraient agir mais ils ne le peuvent pas à cause des mobiles et motifs contradictoires qui font pencher alternativement la balance ; passent-ils de l'idée à l'acte, l'incapacité d'agir se transforme en une incapacité de la volonté car leurs actions n'ont pas été déterminées par leur libre arbitre. D'où la nécessité d'une double rééducation, celle du vouloir et des réflexes moteurs, par lesquels nous agissons. En d'autres termes rendre la volonté plus consciente des raisons qui la déterminent, et par ailleurs ramener dans l'inconscient les moyens d'exécution (phénomènes moteurs) devenus conscients et qui nécessitent un effort du vouloir. Il faut donc apprendre à vouloir comme aussi à pouvoir. Mais qu'on ne se méprenne pas ; cette maîtrise de soi ne peut s'acquérir par un simple désir, la victoire n'appartiendra qu'aux habiles et surtout aux persévérants ; fréquentes et vives sont les luttes à soutenir pour arriver à la maîtrise de soi-même, bien lents les progrès suivis de reculs passagers ; mais qu'importe, ne vous laissez pas décourager, le succès est au bout, et c'est, croyez-le, une bien douce satisfaction que le sentiment du

1. Langle et Colard distinguent l'aboulie qui est le non vouloir, de l'inhibition qui est le non pouvoir. Pour Régis ce sont les troubles de la réaction centrale qui produisent dans les maladies à épuisement ou l'impulsion ou l'aboulie.

devoir accompli ; or, c'en est un, le plus grand peut-être, de chercher son amélioration morale qui coïncidera avec une meilleure santé physique et plus de tranquillité d'âme.

Ce qui importe surtout dans l'œuvre de la conquête de soi-même, c'est d'établir la liaison intime des idées et de la conduite. Il faut en quelque sorte que celles-là surgissant dans l'esprit entraînent automatiquement la production d'actes, en quelque sorte, automatiques et réflexes. Or, nous le savons, les arguments tirés de l'ordre sensible peuvent seul produire ce résultat. D'où la nécessité de créer des relations étroites entre l'idée et les puissances affectives favorables à l'œuvre de maîtrise de soi.

Je présume que vous avez le désir d'arriver à ce résultat. Il est un certain nombre d'asthéniques chez lesquels n'existe parfois aucune semblable envie. Gâtés par leur entourage, ayant pris l'habitude des longues séances d'immobilité sans penser, des rêvasseries, poussés par la crainte de ne plus être choyés, de rentrer dans la norme, certains d'entre eux ne font aucun effort pour leur guérison ; aussi, en feront-ils moins encore pour cultiver leur volonté. D'autres voient parfaitement les inconvénients d'une telle conduite, mais ils remettent à plus tard, incapables de prendre une détermination courageuse [1], comme si cette indécision n'était pas par elle-même un choix. Pour ces derniers, la bonne logique les déterminera, j'en suis persuadé, mais l'on devra craindre le découragement ; aussi faut-il les aider, soutenir, encourager, c'est là où le directeur de conscience que je réclamais est utile. Pour eux comme pour le premier groupe, sans désir, sans appétence pour le mieux, un traitement intensif par un agent névrosthénique est tout indiqué. A côté de la rééducation de la volonté et la précédant, il y aurait avantage

1 « La résolution, dit Eymieu (*Le gouvernement de soi-même*, page 151, Perrin, éditeur) est l'acte éminemment humain, et il n'y a de vie humaine, au sens propre du mot, que dans la mesure où elle est conduite par la résolution. Tout le reste appartient à la vie animale ou automatique. »

pratiquer la rééducation physique à laquelle s'ajouterait la psychothérapie active.

Je suppose donc que vous ayez ce désir d'amélioration sans lequel rien n'est possible, comment allons-nous procéder ? Une remarque préjudicielle s'impose : l'aboulie se traduit par la paresse sous sa triple forme, physique, morale et intellectuelle. Pour éduquer la volonté, nous aurons donc à lutter contre les trois aspects sous lesquels se manifeste sa diminution.

Dans les lignes qui vont suivre il s'agit du neurasthénique en dehors de ses périodes de dépression. Celui-ci fera bien d'organiser sa vie, de dresser un tableau des heures de repos et d'exercice. Qu'il prélève ensuite sur ses loisirs un quart d'heure, une demi-heure pendant laquelle il réfléchira sur les avantages de l'activité[1]. C'est par définition un émotif. Il lui sera donc facile d'évoquer les sentiments les plus propres à le faire agir. Mais surtout, qu'il objective, qu'il pense avec des faits. Chacun d'entre nous possède un être cher : qu'il se réprésente sa joie en cas de réussite, la situation qui lui sera faite vis-à-vis de tels et tels s'il pense à leurs prédictions pessimistes. Chacun pourra trouver dans sa sphère les sentiments les plus capables de l'inciter à l'action. Ceux-là, altruistes ou égoïstes, religieux ou philosophiques, lui constituent un groupe de tendances à l'action dont chacune d'entre elles se fortifiera de l'énergie de toutes les autres. Ainsi pourra-t-il créer dans sa conscience un état d'esprit favorable à l'action.

Il lui sera possible de fortifier un état affectif faible[2], de développer un sentiment favorable qui traversera sa conscience sans que la volonté intervienne, il lui suffira de les

1. Payot, livre III, chapitre II, *L'éducation de la volonté*. F. Alcan, éditeur, donne une étude complète sur la façon de pratiquer la réflexion méditative.

2. « Il faut profiter des bons mouvements, dit Leibnitz, comme de la voix de Dieu qui nous appelle, pour prendre des résolutions efficaces. »

développer par l'attention en s'efforçant d'en considérer tous les aspects séduisants ou seulement utiles.

Le sentiment est rare dans la conscience, l'âme entre le flux et le reflux émotionnel reste calme et tranquille, et l'idée pendant cette période de repos peut se développer, se fortifier par la méditation. Celle-ci permettra en associant l'idée aux sentiments d'amour-propre, de joie, de bonheur, de fierté, aux sensations de pleine vigueur physique et intellectuelle, de déposer au fond de la conscience des tendances qui en l'absence de sentiments favorables ou défavorables permettra de passer sans effort de l'idée à l'acte.

Par des lectures appropriées : vie des grands capitaines, des hommes illustres (Darwin, Bersot, Amiel, Ballanche, Saint-Beuve) il faudra développer, fortifier vos résolutions d'activité en voyant combien d'autres avant vous ont pu agir malgré des misères semblables aux vôtres. Pour soutenir l'attention, prononcez le texte à haute voix, articulez, écrivez vos méditations, fixez en une formule brève et précise les principes suggérés par votre réflexion et vos observations. Ces préceptes faciles à retenir, évoqués de façon réflexe, entraînent dans la conscience les sentiments dont ils sont la représentation graphique et verbale. Règles précises et nettes, mûrement délibérées, elles permettent de passer automatiquement à l'acte si des états affectifs contraires ne surgissent pas dans la conscience, puisque « un acte conçu est un acte qui commence ». Elles pourront chez les douteurs leur venir en aide et les aider à vaincre l'impuissance du vouloir.

Mais, dira-t-on, que faire contre les sentiments affectifs[1] défavorables à l'œuvre entreprise? Il est à remarquer d'abord qu'ils peuvent rester à l'état de tendances si nous ne les traduisons pas à l'extérieur par des actes musculaires, d'où cette première règle de refuser l'usage de nos membres à celles

1. D'après Payot, *L'Éducation de la volonté*

d'entre elles que nous voulons entraver. Seulement, pourra-t-on objecter, la loi de la conservation de l'énergie nous apprend que celle-ci non dépensée devra cependant être employée. Or, si elle ne se libère pas sous forme de mouvements, elle va donc provoquer dans le cerveau une suite d'idées du même ordre que la tendance primitive, lesquelles feront naître les sentiments qui y sont associés et la renforceront.

Non pas, car nous sommes maîtres de la direction de nos pensées. L'obsession la plus forte, la phobie la plus intense ne peuvent nous empêcher d'envisager les conséquences désastreuses pour notre dignité, pour notre bonheur, de notre manque d'activité. Le manque de satisfaction dont elle est la conséquence nous permettra d'évoquer les sentiments les plus aptes à créer des tendances contraires, de lutter et de remporter des victoires de plus en plus complètes, de plus en plus rapides contre nous-mêmes[1].

Le temps, « la grande puissance d'émancipation », la mémoire du passé, l'emploi habile des ressources de l'intelligence nous permettront d'étayer cette première construction intérieure, de choisir, d'éliminer les influences du dehors[2].

Il y a mieux : contre une vérité qui contrarie notre œuvre il nous est possible « de tresser un réseau de fictions utiles[3] ». Ce nous est un exercice particulièrement salutaire de fixer souvent notre attention sur un souvenir auquel nous donnerons ce faisant un extrême relief. Par le même mécanisme, nous éloignerons, nous ferons disparaître certaines considérations même importantes en refusant de les considérer à nouveau. Or notre choix se détermine d'après les motifs et les mobiles ; si systématiquement nous n'en envisageons que

1. *Ibidem*. F. Alcan, Éditeur, pages 70 et suivantes.

2. Eymieu (*loc. cit.*, p. 214) conseille d'agir comme si on avait le sentiment qu'on veut avoir.

3. « Nous pouvons, dit Leibnitz, nous faire croire... ce que nous voulons, en détournant l'attention d'un objet désagréable pour nous appliquer à un autre qui nous plaît. »

la partie favorable à notre thèse (la paresse étant en somme une manifestation de la loi du moindre effort, il n'est rien de plus facile que de faire une enquête incomplète), il nous sera loisible d'augmenter la valeur de nos motifs en faisant peser nos désirs d'activité sur notre détermination[1].

Nous avons créé dans notre esprit un état favorable à l'activité sous toutes ses formes qui resterait sans effet si nous n'y ajoutions l'action. C'est par la répétition d'actes insignifiants, la création d'habitudes actives que l'organisme en gardera la mémoire et facilitera ainsi le passage de l'idée à l'acte.

Sans doute suivant l'âge, le sexe, les conditions sociales, les situations, le but à atteindre est variable. Mais toujours la grande règle « est d'échapper jusque dans les plus petits détails à la vassalité de la paresse, aux impulsions du dehors[2] » et j'ajoute, du dedans. Le courage ne consiste pas en hauts faits, mais à accomplir chaque jour vaillamment tous les actes de la vie. C'est supporter avec joie les médiocrités d'une existence banale plus riche de peines que de plaisirs. « Agir, c'est faire une quantité de menus actes[3]. » Bossuet préférait « aux grands efforts où l'on s'élève par de grands élans, mais d'où l'on retombe d'une chute profonde, les petits sacrifices qui sont quelquefois les plus crucifiants et les plus anéantissants ». Peu à peu, dit le proverbe, l'oiseau fait son

1. « Effectuer des *jugements de tendance*, ne voir dans la vie que « ce qu'on veut y voir », c'est se duper d'une manière flagrante. On ne saurait donc employer trop de zèle à détruire un pareil mensonge, dès l'instant qu'on cherche à soutenir les droits de l'expérience ou ceux de la raison. Mais il y a peut-être ici-bas d'autres droits que ceux-là, et voilà pourquoi une erreur qui donne le bonheur a plus de vérité parfois que bien des vérités stériles qui le refusent ou le détruisent. Il est de pieux mensonges dans la vie intérieure des âmes, comme il en est aussi dans le commerce extérieur des hommes ». *Les Mensonges de la vie intérieure*, Gr. Dromard. F. Alcan, éditeur, page 85.

Payot, *Éducation de la volonté*. Alcan, Éditeur, pages 135.

2. D'après Payot, *L'Éducation de la volonté*. F. Alcan, Éditeur, pages 83.

3. « Penser et vouloir ne seraient rien, dit M. Doumer, s'ils ne servaient à agir. » Voir Bossuet par Lanson, *Les grands Écrivains*, cité par Payot.

nid. C'est la constatation par la sagesse populaire de ce que peut obtenir la persévérance et le temps. Qu'est-ce qu'un pas? une bien petite longueur, et cependant multipliés ils représentent le soir à l'étape un bon bout de chemin parcouru. Considérez les travaux exécutés sur une ligne de chemin de fer, supputez la quantité de gestes, d'actes qui furent nécessaires pour établir les remblais, construire les ponts, fixer les rails... De même dans la vie active, le peu de chaque jour suffit avec le temps pour perfectionner sa volonté, vaincre son incapacité d'agir si chaque jour vous faites quelques petits efforts.

Je ne saurais trop insister sur les avantages de l'action. Vous avez décidé de sortir chaque jour, astreignez-vous, quelque temps qu'il fasse, quoi qu'il arrive, à exécuter votre promenade. Vous voulez tenter une démarche, ne manquez pas de l'effectuer d'autant que votre ardeur pour agir diminuera à mesure que vous approcherez du but. Êtes-vous timide? vous vous donnez également mille bonnes raisons pour ne pas pénétrer dans le magasin où vous devez faire votre acquisition ; vous devez entrer et ne pas vous payer d'arguments spécieux. Une fois votre détermination prise, exécutez-là rigoureusement au jour et à l'heure que vous aurez fixés. De même recherchez les occasions de remporter de petites victoires sur vous-même. C'est ce que Payot appelle les petits crucifiements : « Vous lisez ou travaillez, l'on vous appelle ; au lieu d'avoir un moment de révolte, contraignez-vous à aller aussitôt et joyeusement où l'on vous appelle[1]. » Vous fuyez la lecture des journaux et êtes tenté de lire les têtes de colonne des exemplaires en montre chez les libraires, résistez à votre impulsion et passez sur le trottoir opposé. Ces petits efforts apporteront à l'habitude sa quote-part, les actions suivantes en seront facilitées, sans compter qu'en incorporant dans « la conscience l'habitude de l'activité par des états représentatifs en accord avec vos idées vous aug-

1. Payot, *L'Education de la volonté*. F. Alcan, p. 136.

menterez l'attention et la rendrez plus intense si elle se ralentit [1]. »

Une méthode à recommander consiste à fixer, chaque soir, la tâche du lendemain; je ne parle pas de la quantité mais de la qualité du travail. A la règle formelle de déterminer sa tâche, il faut joindre celui de terminer tout ce qu'on a commencé et de ne faire qu'une chose à la fois. De même, exécutez-les au moment où elles doivent être faites ; si l'on attend trop, leur mise en œuvre n'apporte plus avec elle la joie qu'entraîne toute besogne terminée et bien faite.

Agissons donc : les efforts patients et soutenus produisent de prodigieux résultats. Dressons chaque soir le curriculum du lendemain ; continuons, terminons tout ce que nous avons entrepris, ne poursuivons qu'une chose à la fois et ne gaspillons aucune parcelle de notre temps. Ayant reconquis peu à peu cette force du vouloir, l'ayant disciplinée, nous aurons obtenu, dans une large mesure, une amélioration considérable dans le domaine psychique. Maître du concept de nos idées, nous pourrons lutter avec plus de succès contre les papillons noirs, produits de notre imagination. Rasséréné par la conscience de l'effort en échangeant les préoccupations contre les occupations, nous aurons également trouvé le chemin de la satisfaction de conscience [2] à défaut du bonheur idéal hypothétique et trompeur. A côté des principes sur lesquels se fondent l'éducation de la volonté, il est certaines précautions qu'il est utile de prendre. En règle générale évitez tout ce qui risque d'aller à l'encontre des préceptes précités, fuyez la lecture de ces ouvrages pessimistes où l'auteur se complaît dans la peinture d'une noire désespérance, plus feinte que réelle. Fuyez non seulement les sceptiques qui préfèrent la vie courte et bonne, mais aussi les tristes et les timides, recherchez les actifs, la conversation des hommes

1. D'après Payot, *loc. cit.*, p. 144 et suivantes.
2. *Le bonheur de vivre*. Sur John Lubbock.

d'énergie et d'action. Évitez même cette musique qui porte aux nerfs et rend sombre à pleurer ; préférez ces vieux airs de composition moins savante, mais combien plus gaie. J'ai remarqué que le mode mineur en un certain rythme, calme et tonifie, au contraire les tons élevés et aigüs provoquent l'excitation et le désir de l'activité.

Dans un autre ordre d'idées, il importe de prendre garde pendant le passage à l'acte aux manifestations émotionnelles capables de le modifier complètement. Souvent, une catégorie de neurasthéniques, placés dans la nécessité d'agir, sont pris de troubles qui paralysent tout leur pouvoir d'action. Cette émotivité se traduit soit sous la forme de réactions incohérentes, capricieuses, dont le summum constitue l'attaque de nerfs, soit sous celle d'une inertie complète.

Il est donc indispensable de s'appliquer à ne point réagir intempestivement, accoutumez-vous à exécuter des gestes lentement, en particulier le matin et dans la journée chaque fois que l'occasion s'en présentera ; les jours où vous vous sentirez porté à céder avec plus de facilité à vos habituels mouvements de vivacité, pratiquez une ou plusieurs séances d'immobilité. Puis, commencez par vous dompter dans les circonstances les plus favorables et à rendre de plus en plus rares les réflexes émotionnels. Enfin, tâchez de considérer les événements et les choses avec plus de philosophie. Dites-vous qu'avec les stoïciens, il est bon de vouloir ce qu'on ne peut empêcher, puisque par cela même, vous savez que vos efforts demeureront stériles. S'il vous restait une chance dans la lutte, il faudrait, bien entendu, ne pas rester passif. Contre les choses fatales, armez-vous d'une philosophie résignée : il est, pour les inquiets, encore possible d'espérer en annuler les conséquences, en limiter le retentissement. Pour éliminer l'apparition d'idées émotionnelles au moment de l'acte, considérez celui-ci non pas comme une possibilité, mais comme un fait qui doit nécessairement avoir lieu ; en même temps, vous emploierez l'un des procédés suivants : où vous penserez obstinément à l'acte que vous allez accomplir ; vous en réglerez les moindres détails, vous répéterez minutieusement le rôle que vous allez jouer, vous envisagerez les divers accueils, les réponses différentes qui pourront vous être faites jusqu'au moment où vous vous trouverez en présence de celui que vous devez aborder ; vous exécuterez alors automatiquement tout ce que vous avez projeté, ou bien sachez nettement ce que vous devez faire dans les grandes lignes, puis n'y pensez plus, lisez, regardez, distrayez-vous. Quand le moment d'agir sera venu, maître de vous, libres d'agir suivant les incidents qui se présenteront, vous serez dans d'excellentes conditions pour passer de l'idée à l'acte. Ce sera à chacun de choisir pour chaque circonstance le meilleur des deux procédés suivant sa mentalité propre, ses aptitudes intellectuelles, son caractère et celui de son interlocuteur.

Vous voilà donc en possession d'un moyen capable de développer votre libre activité. Dans la lutte que vous allez entreprendre, il est utile que vous soyez au courant des progrès accomplis et de ce qui vous reste encore à gagner ; la connaissance exacte de ce qui a été fait et reste à faire doit être en effet la base d'après laquelle vous devez diriger votre conduite future. Rien n'est plus simple que d'arriver à ce résultat, il suffit de mettre en œuvre une pratique chère à tous les moralistes : l'examen de conscience.

Sévérité, humilité, sincérité, sont les trois qualités qui doivent animer ceux qui le pratiquent.

C'est le matin que nous le devons pratiquer. Le soir venu, réfléchissons sur notre conduite de la journée, pour savoir en quelle occasion nous avons pu faillir. Chaque semaine, proposons-nous de lutter contre l'une des manifestations les plus habituelles de notre aboulie, en prenant tour à tour les trois principales ; tenons soigneusement la comptabilité des manquements aux résolutions prises. Nos progrès seront lents, parfois même nous constaterons des reculs, ne nous décourageons pas ; reconstituer une volonté est œuvre de longue haleine, mais elle est possible à qui se souviendra que le perfectionnement moral est œuvre de persévérance et de temps [1].

Traitement de la neurasthénie génitale

J'ai longtemps hésité avant d'écrire ce chapitre et me suis demandé si je ne devais pas m'abstenir. Puis en réfléchissant combien sont pénibles les réflexions du génital neurasthénique, j'ai cru devoir aborder franchement la question.

Je ne sache pas que l'on supprime une chose en niant son existence [2]. Or lorsque l'on entame ce sujet de la sexualité, chacun baisse le nez, prend un air détaché, et voudrait faire croire à son voisin qu'il est un pur esprit. C'est encore l'un de ces mensonges conventionnels comme il en existe tant. C'est pourtant cet instinct qui mène le monde et, ajoute l'aliéniste Maudsley : « Si l'homme se voyait privé du besoin sexuel et de tout ce qui en découle au point de vue mental, presque toute la poésie et peut-être tout le caractère moral serait arraché de sa vie. »

Pourquoi donc cette hypocrisie ; pourquoi ne pas aborder franchement ce qui gagnerait à être connu davantage. Chez les malades qui nous occupent il en est une catégorie chez lesquels cette question est de première importance. Avant de la traiter à leur point de vue, je commencerai d'abord par faire une déclaration de principe : toute morale, d'origine religieuse, et celle-là seulement peut interdire à ses fils, au nom de ses dogmes, l'acte sexuel ou, tout au moins, les forcer à en limiter l'emploi aux causes mêmes pour la fin des-

1. Goncourt constate dans une des notes de son *Journal* (1869) la puissance du vouloir : « J'ai vu, dit-il, presque tous les voulants arriver au but de leur vouloir. » Cette remarque d'un observateur sagace et averti doit nous encourager dans notre entreprise. Fasquelle, éditeur.

2. *Le Doute*, P. Sollier. F. Alcan, éditeur, page 162. Pour cet auteur la crise de la puberté est l'une des plus importantes de l'évolution humaine ; il montre les inconvénients que présente sur ce point l'éducation actuelle.

quelles il a sa raison d'être. Ce n'est pas simplement une boutade que le « boire sans soif et faire l'amour en tout temps, c'est ce qui distingue l'homme de la bête ». Cet apophtegme me paraît la critique la plus vraie, la plus juste, la plus acerbe que l'on puisse faire de l'emploi d'un instinct détourné de son but.

Mais, par ailleurs, au nom de quoi une morale n'ayant aucun fondement, rien de divin, viendrait-elle interdire la mise en œuvre d'un organe [1]. (*La vie sexuelle et ses lois*, de Nyström.)

Freud incrimine la chasteté de produire l'état d'angoisse

1. Max Marcuse, Erb-Forel prétendent que la continence présente des dangers. Mais par ailleurs nombreux sont les savants (Franck Escande, *loco citato*), neurologistes, psychiatres, syphiligraphes, physiologistes qui affirment qu'il n'y a pas de pathologie de la continence.

Enfin Nyström, lui-même dans son ouvrage où cependant il considère la doctrine de la continence absolue comme fausse (page 153) fait les réserves suivantes, page 106 :

« Je reconnais parfaitement que la volonté morale permet, dans de nombreux cas, de vivre dans la continence, quelquefois très longtemps, sans inconvénients sérieux pour la santé, et j'en ai la preuve dans mes propres observations. »

Plus loin, page 155 :

« Il est certain que le jeune homme doit s'efforcer, aussi longtemps que possible, de combattre le besoin sexuel et d'éviter tout ce qui peut éveiller l'excitation sexuelle d'une manière artificielle. Mais l'a-t-il fait et souffre-t-il de ne pas satisfaire ce besoin sexuel normal, sans qu'il y ait aucune possibilité pour lui de se marier dans un avenir relativement prochain, qu'on ne lui impute pas à crime si, de sa propre volonté, il a des relations sexuelles avec une amie ou s'il se voit obligé de se livrer à des relations sexuelles momentanées, étant entendu naturellement qu'il se fait un point d'honneur de ne pas avoir d'enfants si la femme qu'il fréquente est d'accord avec lui sur ce point et s'il n'est pas prêt à remplir les devoirs de la paternité ou à contracter mariage avec celle qu'il rend mère. »

Puis page 340, tout en admettant que la nécessité du coït se présente parfois, il en énumère les inconvénients :

« Ces dernières (les relations sexuelles) ont, dans une grande mesure, surtout dans les grandes villes, les prostituées pour objet. Mais que de dangers n'y a-t-il pas dans ces relations ! Quel pauvre dédommagement ne présentent-elles pas à celui qui a soif d'amour ! L'amour qui se paie n'est pas de l'amour. La prostitution est une triste institution, et on ne peut que la

de certains neurasthéniques, tandis que Remlinger apporte des cas d'hypertension artérielle liés, pense-t-il, à la même abstention. Pour ma part je n'y crois pas.

Je pense que la virginité comme cause de neurasthénie est, comme le fait remarquer Renaudin dans sa conclusion qui est en même temps celle de Remlinger, une exception. Encore cette exception doit-elle être discutée. Il paraît certain que chez beaucoup de douteurs obsédés ou phobiques la fonction sexuelle peut être le point de départ de préoccupations soit pendant un certain temps, soit pendant leur

regretter, quoiqu'il faille juger les prostituées avec indulgence, car c'est surtout l'homme et les circonstances sociales qui les ont faites ce qu'elles sont. La prostitution porte préjudice à l'amour, parce que l'homme s'habitue à cette satisfaction exclusivement sensuelle, sans sympathie pour la personnalité! C'est aussi pour cela que bien des hommes, par besoin et estime pour le véritable amour, ne veulent pas entendre parler de prostituées. La peur des maladies contagieuses en retient aussi un grand nombre. La nécessité oblige pourtant beaucoup d'hommes à y avoir recours, quoique beaucoup d'autres ne le font que par légèreté. »

Enfin, page 151, il donne les conseils suivants auxquels je ne puis que m'associer :

« En disant qu'on doit observer la continence aussi longtemps que possible, j'entends qu'on doit soit chercher à fortifier la santé par le repos des organes sexuels, soit assurer le développement nécessaire de la raison, du cœur et du caractère pour le plus grand bien de l'amour conjugal. »

« La santé aussi bien que la morale exigent qu'on se soumette à une *hygiène morale aussi bien que sexuelle*, ou à certaines règles de la vie sexuelle qu'il convient d'observer. Il faut, en outre, un régime bien réglé, des exercices de gymnastique et une culture soignée, des qualités morales et intellectuelles qui servent au développement de l'individu tout entier. »

« Qu'on se garde de conversations et de compagnies frivoles. « La mauvaise société corrompt les bonnes mœurs. » L'homme est au fond un être faible, et innombrables sont ceux qu'une parole frivole ou licencieuse a entraînés dans un cycle de pensées lascives qui ont abouti à un besoin sexuel artificiel. Je conseille à ceux qui n'ont pas encore d'expérience en la matière de ne pas jouer avec la dangereuse flamme de la question sexuelle et d'une manière générale à ne pas s'occuper beaucoup de ce sujet délicat. »

« Si même il est traité sans légèreté, il donne lieu par lui-même à des considérations sexuelles, qui ne sont pas toujours bonnes pour des sujets sensitifs. Que chacun lise quelque ouvrage instructif sur la matière, mais qu'il se garde de trop en occuper son cerveau. »

(Nyström. *La vie sexuelle et ses lois*. Vigot frères, éditeurs.)

existence entière. Il est assez naturel de penser que l'émotion sexuelle subissant diverses formes d'évolution aux différentes époques de notre vie, puisse retentir sur notre personnalité en créant une émotivité particulièrement sensible. Mais il n'y a pas de relation de cause à effet et pour devenir morbide et cause de neurasthénie encore faut-il qu'elle évolue sur un terrain déjà préparé. Ce n'est pas l'émotion sexuelle qui crée la maladie, c'est la constitution du sujet, l'insuffisance de ses centres psychiques supérieurs. C'est un rêve que nous vivons tout éveillé, c'est notre mentalité même qui est malade car sans cela jamais aucun poète n'aurait fait d'idéal avec de la boue. Revenu à la réalité, chacun d'eux s'est chargé de nous la faire connaître.

Et maintenant, va-t-en, dit Louis Bouilhet. (Vers à une femme. *Dernières chansons*. Lemerre, éditeur) à l'amante de son imagination,

> Le banquet est fini, quand j'ai vidé ma tasse.
> S'il reste encore du vin les laquais le boiront.

Avec André Gill dans la *Muse à Bibi* (Flammarion, éditeur), c'est l'amant désabusé qui apparaît encore et qui conclut avec l'esprit de Gavroche : un jour j'aurai peut-être le mot de la Douleur. Alors je l'écrirai, et j'oublierai quelle oie aura fourni la plume (*Déclaration*).

Seul ce pauvre Musset se contente de nous affirmer sa guérison sans l'assaisonner de quelques pointes.

Non, dans les cas très rares où la continence paraît être à l'origine de la neurasthénie, elle n'est qu'une cause secondaire, le choc qui déclanche la crise, mais la raison première se trouve dans une insuffisance permanente ou accidentelle des sphères cérébrales supérieures.

Siegmund Auerbach dans son ouvrage sur le mal de tête, parle de cas rebelles à tout traitement ; il les a constatés chez de grands neurasthéniques et sont dus à des abus sexuels ; ceux-ci supprimés, les malaises migraineux ont disparu.

Au XIe Congrès de la Fédération abolitionniste internationale (juin 1913, Paris), Sir Victor Horsley s'est élevé « contre ceux qui prétendent que les rapports sexuels en dehors du mariage sont un mal nécessaire et inévitable chez tout jeune homme. Cette assertion est contraire à toutes les règles physiologiques. La sécrétion interne des glandes sexuelles est seule nécessaire à l'individu, la sécrétion externe n'est nullement utile [1] ».

Chez le neurasthénique, le coït, quand il est possible, le laisse épuisé et il éprouve le besoin de reposer avant de reprendre contact avec la réalité. Chez d'autres, c'est un sentiment de déchéance, de tristesse infinie, de remords qui succède à l'acte sexuel et s'accompagne du sentiment d'une souillure ; j'en sais qui, matérialistes convaincus, affirment que rien ne leur réussit de ce qu'ils entreprennent quand ils ont succombé aux tentations de la chair. Il existe, en outre, non pas la sensation d'angoisses dont parlent les auteurs, mais d'abattement. Donc, remords, scrupule d'un côté, ou dépression sexuelle chez le neurasthénique. S'il cède aux sollicitations d'une femme ou d'une maîtresse, malgré sa répugnance, il éprouve les sensations décrites plus haut, auxquelles s'ajoute une véritable rancune contre qui l'a tenté.

De cette première catégorie de malades, nous n'avons pas à nous occuper, et la conduite la plus sage c'est l'abstention. Quelques instants d'un spasme bien fugitif ne compensent pas les phobies, les obsessions, la dépression intellectuelle et mentale qui accompagne une éphémère satisfaction.

1. « Je conteste formellement la nécessité du coït, dit le professeur Gaucher, Scientifiquement, le sperme est une humeur récrémentitielle ; pratiquement j'ai connu de jeunes hommes qui ont gardé la chasteté jusqu'au mariage, sans parler des prêtres, qui sont généralement chastes en dépit des insinuations graveleuses qu'il est de bon ton de faire sur eux dans un certain monde. Article prostitution. *Revue de médecine sociale*, X-12.

Mais il est à côté une petite catégorie de neurasthéniques[1] dont les pensées de tous les instants sont concentrées sur cet unique objet[1] : leur impuissance, soit que celle-ci ne s'étende qu'à un seul sujet et se mêle de jalousie, soit qu'il s'agisse seulement d'une préoccupation ayant pour objet cette impuissance. Pour ceux-là, il faut agir. C'est une forme, d'amélioration difficile, dangereuse, car elle peut conduire à des désordres graves.

Les noueurs d'aiguillettes sont vieux comme le monde. Jadis en pays poitevin, pour éviter une telle mésaventure, le jeune marié devait uriner à travers le trou d'une serrure. A Kairouan et dans toute la Tunisie l'époux reste voilé pendant toutes les cérémonies pour annihiler les embûches des jeteurs de sort. L'on se rend compte tout de suite que cette impuissance chez un jeune homme ou un homme d'âge moyen est purement psychique.

S'agit-il d'un garçon[2], je lui conseille de rompre toute liaison. Ceci est un avis que j'appuie sur des considérations d'ordres divers. Je pense que les difficultés qui résultent de

1. Le fléchissement de la virilité ou l'impuissance deviennent chez certains malades l'unique sujet de leurs préoccupations. « Les désirs, les aspirations restées sans réponse, préparent les rêves et les pollutions nocturnes. » La vie du malade n'a pas d'autre but; entrecoupée d'espérances et de désespoirs il va réagir à sa manière, soit en cherchant à se distraire, et l'on comprend comment, soit en obéissant à des impulsions sexuelles qui n'en seront pas plus naturelles. Ce sont ces malades qui versent dans l'onanisme et la perversion sous toutes ses formes.

Joignez à cela des scrupules, des remords, le tout atteignant un degré d'acuité d'autant plus considérable que le sujet y pense davantage. Ces formes, qu'elles soient primitives ou succèdent à des accidents de la vie sexuelle, s'observent chez les neurasthéniques types, mais aussi chez ceux où la maladie ne se traduit que par des symptômes psychiques (les douteurs par conséquent).

2. Déjerine et Gauckler conseillent le mariage hâtif si le sujet est mariable, car disent-ils « l'ignorance de la partenaire deviendra le meilleur moyen de sécurité » pour cette raison ils déconseillent le mariage avec une veuve. J'aurais presque envie de soutenir la thèse contraire si, à la réflexion, les deux conseils ne me paraissaient aussi capables l'un que l'autre d'amener la désunion et l'aggravation de l'état psychique de l'impuissant.

sa situation, tant vis-à-vis des siens que des gens de son monde, est la source principale de son impuissance[1]. Mais, il s'y ajoute un certain degré d'affaiblissement organique réel. Il y a donc intérêt à le mettre dans des conditions de repos complet où il pourra reprendre le contrôle de lui-même, en même temps que par l'éloignement, on évitera ces excitations génitales, sans but puisque pas satisfaites, qui retentissent douloureusement sur la moelle et le cerveau, par la mise en œuvre d'idées, de sentiments qui, à leur tour réagissent sur le physique.

Dans d'autres cas, il s'agit d'un homme marié, et par certains côtés la situation est plus délicate. La crainte constante de ne pas pouvoir accomplir l'acte sexuel suffit à le rendre impossible. Il faut que le patient reprenne confiance en lui-même, éloigne de son esprit l'idée d'un échec. On ne saurait vouloir une érection, elle se produit spontanément en dehors de la volonté. Il faut donc savoir l'attendre et ne pas la chercher[2]; « mettez-vous le plus souvent possible dans les conditions matérielles nécessaires pour satisfaire votre dessein. Couchez-vous sans aucune intention précise, dites, s'il vient une érection, j'en profiterai, mais pensez-y le moins

1. D'autant que l'amour purement platonique est un facteur de déséquilibre bien plus dangereux que l'abus sexuel. Sans doute si l'impuissance ne porte que sur une femme, certaines personnes extra-médicales conseilleraient de prendre une remplaçante. Mais nous ignorons si celle-ci ne détiendra pas dans l'un des replis de sa muqueuse le gonocoque, ou mieux le tréponème. Dans une telle expérience je croirais ma responsabilité engagée et par ce temps où l'on découvre l'influence du spirille de Schaudin dans des manifestations morbides les plus éloignées de celles considérées jusqu'à présent comme spécifiques, l'abstention est encore la sagesse. Mais, dira-t-on, si votre client n'a pas à craindre cette éventualité ? N'importe, je ne donnerais pas encore un tel conseil. Qui peut assurer que, comme j'eus l'occasion de le voir, une dépression passagère jointe à l'infection et à la neurasthénie ne poussera pas notre homme au suicide ? Je suis persuadé au contraire qu'une hygiène bien entendue, le repos et d'affectueux conseils parviendront à tout remettre en ordre.

2. D'après les conseils donnés par Hartenberg, *Traitement des neurasthéniques*. F. Alcan, éditeur, p. 278.

possible. Enfin n'y mettez pas d'amour-propre ; racontez franchement la situation à votre femme : est-elle véritablement aimante, elle vous saura gré de votre aveu ; indifférente, soyez habile, laissez-lui entendre tout ce qui peut flatter son amour-propre, invoquez la violence de la passion qui vous sidère ; bref, gagnez son indulgence en même temps que sa bonne volonté et attendez l'érection qui viendra sûrement[1]. »

Comme traitement physique, vous pouvez employer soit la galvanisation (lombes et nuque) avec cinquante à cent milliampères, pendant quinze à trente minutes, séances répétées tous les deux jours ; soit le courant faradique avec applications périnéo-lombaires. Matin et soir douches dorsales froides ou écossaises ou un bain de siège froid.

Parmi les médicaments, le phosphure de zinc réussit bien sous forme de :

Glycéro-phosphate de chaux	0 gr. 25
Phosphure de zinc	0 gr. 002

Pour un cachet. Un à chaque repas.

De même une solution de 1 °/₀₀ d'yohimbine[2] proposé par Mendel et par Hartenberg — cinq gouttes — trois fois par jour en ingestion ou en injection, 1 centimètre cube d'une solution au 1 °/₀₀.

Parfois on rencontre chez les neurasthéniques « une irritabilité telle, que le moindre contact avec la femme, qu'une re-

1. Hartenberg, *loc. cit.*, p. 278 et suivantes.

2. Outre le chlorhydrate d'yohimbine, on peut employer le damiana, dont l'action s'exerce sur le système nerveux et les organes génitaux. M. Lutton de Reims a obtenu des résultats aphrodisiaques remarquables en associant le damania à l'ergotine et au phosphate de soude. Il peut se prendre sous forme de sirop, extrait aqueux ou teinture. Son emploi doit être prolongé plusieurs jours.

L'échinacea peut être également employé contre l'anaphrodisie soit en applications sur le pénis en solution au tiers soit sous la forme pilulaire dans laquelle on associe le phosphure de zinc et l'extrait de noix vomique.

présentation érotique seule ou associée au simple toucher des vêtements féminins détermine une éjaculation[1] ».

Pour lutter contre cette hyperesthésie génitale, on traitera d'abord l'irritabilité dont elle n'est qu'une manifestation locale. « Contre le symptôme même, il faut chercher à produire une sensation telle qu'elle inhibe celui-ci. Une idée, une pensée pénible le peuvent retarder. De même agit une sensation douloureuse, soit active ou sensorielle (piqûre d'épingle, pincement, etc.)[2]. » MM. Baglioni et Amantea (de Rome) conseillent de provoquer l'hypoesthésie de la couronne du gland au moyen de la stovaïne. Quinze à vingt minutes avant le coït, application dans le sillon balano-préputial d'un tampom de coton imbibé d'une solution de stovaïne à 5 °/o. Le tampon est maintenu en place par le pépuce rabattu[3].

La rapidité du réflexe se trouve diminuée par ces divers procédés et par suite l'inconvénient de l'éjaculation précoce est supprimée[4].

Troubles urinaires

Certains neurasthéniques présentent, avons-nous vu, des phobies qui portent sur l'appareil urinaire. Ce sont surtout les troubles de la sécrétion et de la miction qui les inquiètent davantage.

A celui qui urine trop parce qu'il boit en trop grande quantité on impose une réglementation de la boisson. D'autres au contraire urinent peu, parce qu'ils ne boivent pas assez par crainte de dilater leur estomac ; à ceux-là il faut au contraire augmenter peu à peu la quantité de liquide ingéré.

1. Décrite pour la première fois par Hartenberg, *Traitement des neurasthéniques*. Alcan, éditeur, p. 379.
2. D'après Hartenberg, *loc. cit.*, p. 280.
3. *Il Policlinico*, 1913, 12 octobre, f. 41, p. 1469.
4. Chez certains malades, asservis depuis l'enfance à l'onanisme et ayant continué à l'âge adulte, la guérison est particulièrement difficile à obtenir. Il faut employer alors des procédés spéciaux que je n'ai pas à donner ici.

La faiblesse du jet, l'écoulement de quelques gouttes d'urine dans leurs pantalons peuvent déterminer de la pollakiurie. Par crainte et pour éviter cette perte de quelques gouttes d'urine ils contractent la vessie déjà vide et provoquent des spasmes. On devra chez ces malades régler le nombre des mictions, les raisonner et fixer leur attention par l'occupation.

Chez la femme on emploiera les mêmes méthodes de rééducation[1].

1. Chez la femme la neurasthénie génitale se réduit à une baisse des désirs vénériens, à l'absence de spasme voluptueux et parfois à une répugnance absolue pour le coït. Ce cas existe beaucoup plus souvent qu'on ne pense.

CHAPITRE IX

L'ALIMENTATION

Le régime[1] ne doit pas être exclusif. Il y a ou il n'y a pas de troubles de l'estomac.

Dans le premier cas le régime lacté, végétarien ou ovo-végétarien est de nécessité absolue mais je ne suis pas partisan de le continuer indéfiniment. Dans le second cas nourrir le neurasthénique avec de la viande, un tiers ou moitié de l'alimentation totale.

Je ne sais trop pourquoi en raison de théories exactes sans doute mais qui ne répondent pas à la réalité des faits on s'efforce de prôner l'alimentation végétale. Bien que celle-ci soit source d'énergie plus que l'albumine animale, c'est cependant cette dernière qui, sauf si l'estomac est malade, se trouve le mieux assimilée.

Il faut encore se souvenir que le taux des albumines fixes est souvent diminué ; d'où l'intérêt d'une alimentation carnée pour ramener celles-là à leur quantité normale.

Proscrire les sauces et viandes noires, les poissons gras ;

1. On peut se demander, disent MM. Déjerine et Gauckler, « si bien des résultats qui avaient pu être obtenus à l'aide de régimes dans le traitement de malades considérés comme atteints d'affections organiques de l'estomac, alors qu'ils n'avaient en réalité que des troubles fonctionnels, ne ressortissaient pas purement et simplement à une sorte de rééducation inconsciente pratiquée à l'insu du malade, et aussi, il faut bien le dire, à l'insu du médecin ».

prendre au contraire des viandes blanches, des œufs, des fruits cuits.

Comme boisson de l'eau pure ou coupée d'un peu de vin rouge très léger. Suivant les recommandations de Leven, l'on peut boire les trois quarts de la quantité totale de liquide une heure avant le repas, l'autre quart au cours de ceux-ci qui peuvent être fixés à trois comme nombre.

On se trouvera bien de pratiquer des lavages intestinaux plusieurs fois par semaine avec de l'eau bouillie additionnée ou non d'une petite quantité de sel. Ceux-ci débarrassent l'intestin des matières qui s'y peuvent accumuler, excitent l'atonie musculaire, imbibent les tissus (d'après Gaube du Gers,| l'eau doit être en excès dans l'organisme. *Minéralogie biologique*, Maloine, éditeur, p. 28, 29 et 30, t. 1, 1899), augmente l'appétit, la pression artérielle et améliore les phénomènes psychiques. C'est pour ces raisons que Combes de Lausanne, de Fleury [1] et Deschamps [2] ont préconisé l'emploi de l'entéroclyse.

Pour ma part je ne puis que souscrire à leurs conclusions, et j'ai souvent constaté l'amélioration de troubles psychiques de l'insomnie, de la digestion, de la circulation grâce à des lavements répétés.

Je renvoie aux différents traités de régimes alimentaires où l'on trouvera les renseignements nécessaires pour choisir un mode de nourriture le plus adéquat au pouvoir d'assimilation de chaque malade. (*Hygiène alimentaire* de Marcel Labbé. *Les régimes usuels* d'Alfred Martinet, etc.) [3].

Dans les cas où il est nécessaire d'augmenter la quantité d'énergie je ne saurais trop recommander le sucre qui constitue un produit énergétique de premier ordre.

1. *Les grands symptômes neurasthéniques*. Alcan, éditeur.

2. *Les maladies de l'énergie*. Alcan, éditeur, p. 378.

3. *Principes de diététique moderne*, H. Labbé. *Régimes alimentaires*, M. Labbé. *Hygiène de l'alimentation dans l'état de santé et de maladie*. Laumonier. *Les fruits dans l'alimentation*, M. Labbé. *Paris médical*, 10 juin 1911.

Employé sous forme d'eau de miel par Hippocrate, par Ali-Abbas au xe siècle, préconisé par Le Breton comme aliment, les essais faits dans l'armée allemande, puis dans l'armée française, les découvertes antérieures de Claude Bernard sur le glycogène et la glycogénèse, et les travaux de Chauveau et Kaufmann sur l'utilisation des hydrocarburés ont peu à peu effacé de l'esprit public l'idée du sucre condiment.

Dédoublé dans l'estomac, hydrolysé dans l'intestin, ces deux produits de dédoublement étant solubles sont facilement absorbés par la muqueuse digestive, et, dans les conditions habituelles, assimilés par les tissus. Il possède sous un faible volume une énergie potentielle considérable. De plus aucun déchet toxique ne persiste après sa destruction. L'eau et le gaz carbonique, seuls produits résiduels, sont toujours facilement éliminés par la respiration et les reins.

Son pouvoir énergétique considérable, sous un faible volume, sa solubilité, son absorption facile, sa transformation possible en matière grasse, son rôle d'épargne vis-à-vis des albuminoïdes doivent nous le faire considérer comme un aliment de premier ordre.

Le sucre pourra être prescrit à la dose de 150 à 200 grammes, soit sous forme d'eau sucrée partagée de la façon suivante : 1/5 au petit déjeuner du matin, 2/5 à chacun des autres repas.

On pourra le donner sous forme de confitures qui, bien préparées, doivent renfermer 70 °/o d'un mélange de saccharose, glucose, lévulose, de miel constitué par 77 °/o de sucre, de fruits desséchés, dattes 61 °/o, figues 49 °/o, pruneaux 44 °/o, abricots 63 °/o, de plats sucrés, d'infusions aromatiques sucrées ou de sirops étendus d'eau.

Il sera prudent de rechercher par la liqueur de Fehling ou le saccharimètre si l'urine du malade ne contient pas de sucre. Toulouse recommande de pratiquer l'épreuve de la glycosurie alimentaire qui doit être négative. Enfin, tous les quatre ou cinq jours, il sera bon de s'assurer de l'absence de sucre dans l'urine, et si celle ci donnait une réaction nette, il faudrait cesser le régime.

Climats. Eaux minérales. Exercices physiques

Il est encore d'autres moyens de traitement que je ne puis qu'effleurer ici et qui demanderaient de plus longs développements. Les climats d'abord : les uns sédatifs conviennent aux déprimés ; ils sont représentés par les pays des grands lacs (d'Italie, de la Suisse, de la Savoie) et des grands fleuves (Seine, Rhône et Loire, cette dernière surtout avec son beau pays de Touraine, le contour mou et comme estompé de ses paysages et les châteaux qui bordent ses rives) ; les autres stimulants sont les climats d'eau salée, si l'organisme des malades est capable de s'offrir les dépenses d'énergie que nécessite la réaction concomittante. Je conseillerais les côtes de Bretagne (Audierne, Douarnenez, Roscoff) et celles de la Méditerranée. En hiver les hautes montagnes de l'Engadine, la Tunisie, l'Italie et surtout chez les excités le climat de Pau (Voir Deschamps, *loc. cit.*, pages 353 et suivantes. Mendelssohn, des effets du traitement marin sur le système nerveux. *Revue de Neurologie*, 1904, page 391 ; Laquer, *Neurologisches Centralblatt*, 1902, page 1098).

Parmi les eaux minérales contre l'arthritisme nerveux général on pourra recommander Neris et Bagnères-de-Bigorre ; mais l'une, dans une vallée humide, a un climat plus sédatif que l'autre, située à une altitude supérieure de 200 et quelques mètres à la précédente.

Pour les déprimés les mêmes eaux peuvent être conseillées, auxquelles il faut ajouter celles de La Malou.

La Photochromothérapie peut également donner des résultats dans le traitement des neurasthéniques. Le rouge et les couleurs voisines sont excitantes alors que le violet et le bleu sont calmants.

On pourra consulter sur cette question les travaux de Miramond de la Roquette, *Paris médical*, 1913.

Pour les exercices physiques dans le numéro du même journal du 29 mai 1913, l'article de Paul Carnot sur Les Méthodes d'éducation physique et l'ouvrage : *Cure d'exercice et myothérapie du Dr Francis Hœrkel.*

CHAPITRE X

PROPHYLAXIE DE LA NEURASTHÉNIE

La condition nécessaire pour prévenir les maladies est la connaissance exacte des causes étiologiques qui leur donnent naissance. Parmi celles qui concourent à l'éclosion de la neurasthénie, il en est un certain nombre qui en sont les facteurs principaux. Le plus important d'entre eux est, nous l'avons vu, l'hérédité [1]. C'est, dit Duclaux, la grande force qui gouverne le monde. « Le domaine des morts régit celui des vivants », a dit Proudhon, faisant allusion à l'hérédité ; enfin personne n'ignore la phrase tant de fois répétée depuis Jérémie : « les pères ont mangé du raisin vert et les dents des enfants en ont été agacées ». Quand il s'agit d'hérédité nerveuse, la chose est encore bien plus vraie [2].

Sorte de divinité redoutable, nous est-il possible d'en atténuer, d'en amoindrir l'action? Certes le problème est de résolution difficile. La première étape de l'œuvre prophylactique devrait être le mariage. Or sauf des tares apparentes, elles sont rares les familles qui cherchent à s'informer de l'état de santé [3] de l'un ou de l'autre des conjoints. Divers médecins ont proposé qu'une entente intervienne entre les représentants médicaux de chacun d'entre eux et après con-

1. Déjerine. *L'hérédité dans les maladies du système nerveux*, 1886.

2. L'hérédité, dit Paul Raymond (*L'hérédité morbide*), domine l'histoire des affections du système nerveux.

3. *Déchéance sociale et éducation*, Lavabre, Thèse de Paris.

sultation et discussion, ils établiraient sur des données précises leur avis définitif[1]. Un Etat, celui de Wisconsin, je crois, a fait passer cette idée de la théorie dans la pratique et probablement d'autres Etats vont suivre l'exemple. Sans doute cette façon de procéder offrirait-elle de multiples avantages avec, cependant, quelques inconvénients ; mais je pense, à moins qu'il ne s'y joigne une sanction coercitive, qu'elle n'empêcherait nullement les intéressés de passer outre à une décision défavorable.

Ce billet matrimonial n'étant pas encore passé dans nos mœurs, contentons-nous d'éviter dans les mariages de neurasthéniques la consanguinité, et conseillons la mise en pratique du conseil donné par le professeur Ballet : « L'intervention dans l'acte de la procréation d'un conjoint robuste et indemne de toute tare, suffit souvent à atténuer, sinon à annihiler, l'influence défavorable de l'autre conjoint. » La raison de santé doit primer toutes les autres et j'estime qu'on doit même à un point de vue purement égoïste, assurer autant que faire se peut en se conformant aux principes ci-dessus, la santé physique et morale des enfants à venir.

Les parents ont donc comme premier devoir de se mettre dans les conditions les meilleures pour procréer des enfants sains[2], ils ont contracté une obligation non moins grande en

1. Pour M. Grasset il importe surtout de savoir si le futur gendre est un honnête homme et si la famille ne présente pas de tares morales. Dans ces conditions la tâche serait facile pour le médecin qui n'aurait qu'à corriger les dangers que peut avoir l'ignorance. *Thérapeutique des maladies du système nerveux*. O. Doin, éditeur, p. 60.

Le même auteur reproduit en note un passage de la *Folie lucide* de Trelat, lequel indiqué par Lacassagne à Michel Corday aurait été pour ce dernier le point de départ de son roman *Les Demi-Fous*. Le professeur Grasset a lui-même publié un livre sur le même sujet : *Demi Fous et Demi responsables*. Félix Alcan, éditeur.

Voir *Introduction à la médecine de l'esprit*. Maurice de Fleury.

2. Les exemples sont nombreux de l'influence de l'état moral des parents au moment du coït fécondant, et de la période anteconceptionnelle. L'enfant du Jubilé cité par Lucas, les français nés pendant la guerre de 1870 (cité par Féré. *Progrès médical*, 1884, p. 245), sont des exemples historiques.

assumant les difficultés de leur éducation. « L'esprit, disait Descartes, dépend si fort du tempérament et de la disposition des organes du corps, que s'il est possible de rendre communément les hommes plus sages et plus habiles qu'ils n'ont été jusqu'ici, je crois que c'est dans la médecine qu'on doit le chercher. » Il reconnaissait donc déjà que le médecin est le mieux qualifié pour juger cette question de l'éducation[1]. Les travaux de Perez, de Baur, de Magnan ont aidé à comprendre et permis d'analyser la psychologie de l'enfant. Grâce à la connaissance de leur caractère et de leur tempérament MM. Boncour, Roubinovitch, Philippe, ont pu établir les principes d'éducation des anormaux. Il serait à souhaiter que, dans les écoles, tous les élèves paresseux[2], tristes, irritables, impressionnables soient examinés par des médecins compétents ; il est croyable que beaucoup d'entre eux pourraient être améliorés.

Mais voilà, les parents s'imaginent avoir fait tout leur devoir quand ils ont réglé les frais de collège de leurs enfants et assuré le vivre et le couvert. Je le sais, parbleu ! il est difficile aux parents, retenus par leurs professions, de s'occuper de ceux-ci, mais cependant, que vous ayez une carrière libérale, un commerce, une industrie, sacrifiez s'il le faut une demi-heure, une heure, que vous consacrerez à étudier le développement moral et intellectuel de vos fils. Je dis moral car celui-ci importe plus que celui-là. Donnez-leur avant tout cette clairvoyance pratique, principe de l'éducation et de l'individu. Il importe que les maîtres se souviennent que les tarés, les futurs déséquilibrés ne sont pas à jamais perdus pour l'humanité dès leur naissance, mais ils doivent étudier l'âme de leurs élèves, modifier leurs méthodes suivant le caractère de chacun. « Une éducation, dit

1. *L'Âme et le corps de l'enfant*. M. de Fleury. F. Alcan, éditeur.

2. *Les trois premières années de l'enfant*. *L'enfant de 3 à 7 ans*. *L'Éducation morale dès le berceau*. *L'Éducation intellectuelle dès le berceau*, par Bernard Perez. F. Alcan, éditeur.

Grasset, doit surtout, et c'est ce qui en fait la difficulté, varier suivant les enfants, être adaptée au tempérament propre de chaque enfant. Elle n'est pas susceptible d'une formule unique. »

Enfin je ne saurais trop protester contre cette habitude détestable de l'internat. Qu'on remarque, dans le langage, combien choquent l'oreille, par leur rapprochement, ces mots interne et interné, internat et internement. Pour les sensitifs[1] rien de pénible comme ce régime de l'isolement au milieu de l'indifférence, parfois de la malveillance, des maîtres et de l'hostilité sournoise des « petits goujats[2] » dont parle Maurice Barrès. On s'est étonné souvent de voir l'homme mûr abdiquer les opinions de sa jeunesse, celles de sa famille, et, transfuge, devenir le coryphée du parti adverse. Peut-être

1. *L'enfant silencieux, le petit sensible, qu'on abandonne, et considère même s'il est bon élève comme insignifiant parce qu'il est tranquille et doux ; ce timide qu'un rien fait rougir, que les actifs appellent des filles et les plus dégourdis des innocents ; cet être de sensibilité exquise « qui ne sait se décider dans les mille petits détails de la vie quotidienne, et semble se laisser conduire », souffre de ses tristesses qu'il garde jalousement cachées. Écorché vivant il souffrira plus tard de « la bêtise des hommes, de la méchanceté sournoise des femmes », des réalités de la vie en opposition avec les rêves de son idéal. Tout d'une pièce et franc comme l'or, l'expérience lui apprendra que la réussite appartient aux habiles et que le rôle d'Alceste est mal vu dans la société. « Aussi se replie-t-il sur lui-même car il est par essence, comme tous les êtres de rêve, un individualiste. Dans cette jeune tête ce sont des interrogations sans fin, sur les mystères de la destinée et du monde, les antinomies morales, l'impossibilité du bonheur » (d'après Deschamps).*

N'allez pas en conclure qu'il est aboulique : « s'il semble aller dans l'existence indifférent à ce qui l'entoure et désintéressé, c'est qu'il poursuit inflexiblement le but secret de ses ambitions » ; il est descendu au fond de ce trou noir et sans espérance que constitue la vie sociale et non sans peine en est revenu avec un idéal qu'il réalisera dans l'âge mûr.

Sa sensibilité s'émeut aux duretés humaines, toujours inutiles, souvent dangereuses, sa bonté compatit à toutes les misères, son cœur s'enflamme pour toutes les nobles causes. Ce doux sceptique est un indépendant, mieux c'est un révolté que les ardeurs généreuses de son caractère feront batailler contre toutes les laideurs, et déjà vieux, soutenir toutes les utopies (d'après Deschamps).

2. Voir troisième strophe, *Promenade. La Jeunesse blanche*, de Rodenbach, Lemerre, éditeur.

faut-il chercher l'explication de cette conduite paradoxale dans la misère morale dont il souffrit. L'homme fait, oublie rarement l'injustice faite à l'enfant, juge rigoureux et inflexible. Il est passé le temps ou, d'après la légende, la vie s'écoulait heureuse et légère entre la grammaire latine et le *selectae* ; point de soucis, disait-on, l'enseignement de grands maîtres et la certitude de sortir de là ayant des notions de *omnibus rebus scibile*. Quelques mamans peut-être à part elles, avaient pensé qu'il manquait à leurs petits le sourire d'une mère à leur réveil, leurs caresses avant de s'endormir ; mais les âmes fortes de la famille s'étaient insurgées contre ce qu'ils appelaient de la sensiblerie ; à les en croire, Sparte elle-même n'aurait pas offert la dureté d'éducation à laquelle elles prétendaient avoir été soumises.

Eh bien ! n'en déplaise aux hommes graves, solennels, ce sont les mamans qui avaient raison ; mieux que je ne pourrais le faire, je transcris ici quelques vers d'un grand poète [1], qui a rendu éloquemment les souffrances de l'internat [2]. Petites misères, dira-t-on. Oh ! que non, et puis après tout ne sont-elles pas aussi grandes que pour vous, grands esprits, les blessures d'amour-propre, les rêves d'ambition déçus.

On voit dans les sombres écoles
Des petits qui pleurent toujours ;
Les autres font leurs cabrioles
Eux, ils restent au fond des cours.

L'auteur passe en revue les raisons de craindre du petit, la peur du maître, la leçon qui n'est pas sue, le devoir inachevé. Puis le sentiment d'abandon que donne l'ombre et le silence du grand dortoir. Ils se remémorent l'heureuse insouciance des premières années, les soins maternels, leur mère ! pourquoi les a-t-elle abandonnés, leur cœur se crève, leur

1. Sully Prudhomme. Lemerre, éditeur.
2. Jules Simon dans son rapport sur *La réforme de l'enseignement secondaire s'élève contre l'internat.*

esprit simpliste ne saurait s'accommoder de raisons spécieuses et désapprouve leur conduite en des raisons obscures qu'ils sentent sans les pouvoir exprimer. Mais ajoute le poète :

Mais, toutes ingrates que vous êtes,
Ils ne peuvent vous oublier,
Et cachent leurs petites têtes
En sanglotant sous l'oreiller.

Non, malgré le poète, toutes ne sont pas des ingrates, et si jamais ces lignes tombent sous les yeux de quelques-unes d'entre elles, qu'elles y puisent le courage de défendre leurs petits contre cette institution d'un autre âge qu'est l'internat intermédiaire entre l'asile d'aliénés et la maison de correction.

Quelle morale [1] allons-nous donner à l'enfant ?

Sera-ce celle de Guyau proposée par M. de Fleury : « La vraie sagesse pour l'homme consistera dans le développement extrême de son être, dans la pleine expansion de son moi : sa récompense ce sera la joie de vivre et la paix sur la terre aux hommes de bonne volonté ; son châtiment, le sentiment de déchéance et la fatigue du désordre, la continuité de la tristesse. » Morale bien froide et peu consolatrice pour les malheureux qui escomptent une récompense dans l'au-delà. Rudiment de la morale de Niestsche, je préfère cette dernière plus logique et plus rationnelle. Aux individualités fortes, aux énergies en éveil, aux audacieux, sans remords et sans scrupule, elle peut être un élément de force. Muffle si l'on veut, le nietzchéisme entraîne une beauté morale qui résulte, dit le père de la doctrine, du plein développement de la personnalité. Mais l'éclosion hâtive de cette philoso-

1. On trouvera dans *Morale et éducation* de Félix Thomas, une étude critique de la morale scientifique (p. 1), sans liberté (p. 16), sans obligation (p. 29). Du pessimisme (p. 40), du solidarisme (p. 44), du dilettantisme (p. 101), de l'intérêt (p. 113), de l'individualisme (p. 127). F. Alcan, éditeur.

phie amoindrie que l'on considère à tort comme la représentation des théories du philosophe allemand, de cette école qui prétend vivre sa vie en marchant sur les droits du voisin et ses devoirs, nous montre, pour le vulgaire, les inconvénients d'une morale sans obligation ni sanction. Il vaut mieux, semble-t-il, se rallier aux formules plus vraies et plus élastiques que formule le Dr Dubois de Berne : « Ceux à qui leur tournure d'esprit permet encore la foi naïve trouveront un appui dans leurs convictions religieuses, à condition qu'elles soient sincères et vécues. Ceux que leurs réflexions amènent inéluctablement à la libre pensée, trouvent en eux-mêmes, dans un stoïcisme dégagé d'égoïsme, la force de résister à tout ce que peut nous apporter la vie. Malheur aux indifférents, à ceux qui ne recherchent que la satisfaction de leurs désirs matériels. Il est dangereux de traverser la vie sans religion ou sans philosophie [1]. »

Ce sont là des pratiques dont le professeur Déjerine a reconnu le côté utilitaire comme règles de conduite dans l'existence : « La vie montre tous les jours, dit-il, que ceux-là sont bien plus résistants aux soucis, aux chagrins, aux vicissitudes diverses, qui ont su objectiver en dehors d'eux-mêmes un idéal d'ailleurs quelconque, mais dont la réalisation progressive fait l'unité de leur existence. Les hommes, au contraire, dont la vie journalière est sans ligne de direction, semble s'arrêter à tout instant, se perd et se diffuse dans les allées et venues de toutes sortes, sont bien plus mal armés. Sans convictions définies, ils n'ont de raisons bien précises d'aller nulle part et le moindre obstacle qu'ils rencontrent sur leur chemin les immobilise. »

Misanthrope, je ne crois guère, je l'avoue, à la régénération de l'espèce humaine à l'aide de morales fondées sur des sentiments fort beaux, je le reconnais, mais d'exécution diffi-

1. Une idée analogue est émise par M. Maurice Donnay dans « Compte de Noël » paru dans le numéro du 15 décembre 1916 de *Je sais tout*. Dubois, *Influence de l'esprit sur le corps*. Masson, 1901.

cile. A bien penser est-ce que nous pouvons en faire un crime à nos contemporains. Il est facile de vaticiner sur l'honneur, la solidarité, la charité, tranquillement assis en face sa table de travail, d'en faire le fondement d'une morale ; mais pour le pauvre bougre qui est le grand nombre, pour qui la première des philosophies consiste à assurer son existence, c'est vraiment lui demander un acte d'héroïsme, même plus, que de sacrifier l'occasion qui se présente à la vague aspiration d'un idéal plutôt lointain. Solidarité, fraternité, des mots que tout cela. Combien je préfère dans sa brutalité le vieil adage latin : *Homo homini lupus*[1]. Au fond c'est toujours lui qui est mis en usage[2].

A ces prédisposés qui verseront plus tard dans la neuras-

1. Voir G. Le Bon, *loc. cit.*, p. 147, etc.

2. *L'Apache.* — La science nous apprend que l'homme primitif était une brute, dont les instincts égoïstes et violents durent être comprimés sous la contrainte des menaces et des châtiments. Peu à peu passée dans les habitudes, reflétée dans les mœurs, cette contrainte a laborieusement créé notre nature sociale, acquisition du reste superficielle et précaire, puisque l'intelligence, malgré son prodigieux essor, n'a pu ni supprimer les instincts originels, ni même discipliner les impulsions qui les déclanchent. Il a donc fallu, il faut donc encore, sous peine de retour à la sauvagerie, maintenir l'antique contrainte, qu'elle s'applique à l'âme ou au corps, et c'est pourquoi nous retrouvons, sous des noms divers, mais avec des fonctions pareilles, ceux qui l'exercent, prêtres et juges, à la base de toute société.

Mais, à cette conception historique, simpliste et dure, ROUSSEAU et les encyclopédistes en ont substitué une autre. Ils ont raconté — et on les a crus — que l'homme primitif, l'homme de la nature, loin d'être une brute, était un ange, adorné des plus admirables vertus. Si donc l'homme est devenu vicieux et méchant, la faute en est à la contrainte, imposée et entretenue au mépris de l'égalité de tous dans la sagesse et la bonté. Pour voir renaître l'âge d'or, il n'y a donc qu'à la supprimer.

D'ailleurs pourquoi menacer et punir ? S'il y a des êtres mauvais, ils ne le sont point de leur plein gré. Un individu naît avec tel ou tel penchant ; il s'y soumet et voilà tout. Au lieu de le châtier, nous allons le considérer comme un malade, auquel des soins particuliers sont nécessaires ; nous lui donnerons des prisons plus saines que les casernes, une nourriture, un bien-être que ne connaît guère l'ouvrier probe, et, pour achever de gagner son cœur, nous suspendrons, le plus souvent possible, par des amnisties régulières, l'action répressive des lois. Désormais libéré, il a acquis des droits à notre bienveillance, et nous mettrons tout en œuvre afin de lui pro-

thénie si nous n'y prenons garde, chez lesquels le sens critique faussé ne permet pas de s'adapter aux réalités dont les moindres actes deviennent l'occasion d'une interminable

curer un foyer et ce travail *rémunérateur*, dont, à son profit, nous priverons l'honnête homme.

Une réforme plus importante encore reste à remplir. L'instruction est le grand levier du *progrès*; c'est sur elle surtout qu'il faut compter pour transformer et *régénérer* le vieil homme. En conséquence, nous allons l'imposer à tous, indistinctement, et égale, puisque les hommes ont tous les mêmes capacités natives, mais châtrée de tout mysticisme, de tout idéal, de toute obligation. A quoi bon une *morale* en effet? Les notions de bien et de mal, de devoir, de vertu, sont un héritage désuet de l'antique contrainte et cessent, en dehors d'elle, de signifier quelque chose. Le citoyen conscient n'a donc pas à s'en préoccuper. « Toute l'attention, écrit un inspecteur primaire, M. Dufresne, dans son *Nouveau cours de pédagogie*, que nous mettions à *moraliser*, nous la mettrons désormais à éviter de *moraliser*. Mais, dira-t-on, avons-nous le droit de nous désintéresser aussi complètement des conséquences de notre enseignement? Que deviendront la société et la morale? *Elles deviendront ce qu'elles pourront.* » On ne saurait mieux dire.

Ainsi, deux méthodes d'éducation sociale. L'une, l'ancienne, comprimait, en vue de les discipliner, les instincts originels par la menace des châtiments et la promesse des récompenses : elle n'a pu que créer l'organisation des États modernes. L'autre, la nouvelle, supprime les modernes entraves et les aiguillons, substitue la licence à la contrainte, l'impunité à l'expiation, et lâche la bride aux passions pour les mieux assagir. Quelle merveilleuse floraison de santé physique et morale ne va-t-elle pas provoquer?

Et, en effet, il s'est trouvé une catégorie d'individus qui en a tiré profit plus vite que les autres. D'âme fruste, mais d'instincts puissants, ayant presque tous reçu à l'école l'instruction dont M. Dufresne a souligné la tendance, ils ont bien compris que la philanthropie des idéologues a désarmé la justice humaine et restitué à chacun la liberté d'agir suivant ses impulsions. Et ils ont mis leur existence en accord avec ces p[illegible]ses. Ils sont paresseux, parce que le travail résulte de l'exploitation [illegible]te; ils sont ivrognes, parce que l'alcool est un aliment, c'est impr[illegible] bistro; ils sont débauchés, parce que la chasteté n'est qu'une [illegible]u des curés; ils sont déserteurs, parce qu'il n'y a plus de patrie; il[illegible]ont cambrioleurs, parce que la propriété c'est le vol; ils sont assassins, parce que c'est la loi de nature : les forts mangent les faibles.

La logique des faits est impitoyable. De quoi sommes-nous surpris, puisque chacun de ces individus se contente de mettre en pratique les théories de nos manuels et de réaliser les utopies dont notre dilettantisme s'amuse. Depuis plus de cent ans, par la parole et par le livre, par le journal et le théâtre, nous en préparons la venue. Eh bien! le voilà enfin, le fils de nos actes et non de nos intentions, le produit de la nouvelle école, le voilà le

délibération, donnons, s'il est possible un idéal religieux. Mais qu'on le lui donne large, source de vie, d'activité, tel en un mot, qu'il est en réalité. Ce qu'il faut à l'homme au milieu de l'ennui qui l'envahit de toutes parts, c'est une espérance que ne lui donne aucun livre de morale si élevé soit-il, et j'en sais d'admirables. Garban [1] après avoir constaté que « les traités de philosophie, les livres de morale abondent, que tous les philosophes ont laissé à leur génération des règles de conduite, des enseignements moraux basés sur leurs conceptions du monde, sur l'art du mieux vivre et du bien mourir, conclut mélancoliquement : « Mais les livres passent et les hommes ne changent pas : il y a des malheureux comme par le passé. Et malgré l'ardeur de nos contemporains à proclamer la nécessité des vertus de tolérance, d'indulgence, d'humilité, de modération, de patience, de vaillance, de chasteté, de sincérité, de bonté, nous ne croyons

précurseur de l'homme régénéré par notre critique, notre littérature et notre amoralisme, et c'est un sauvage vicieux et cruel, fétichiste et tatoué, tout pareil à l'ancêtre bestial des âges d'avant l'histoire, l'apache !

Est-ce ainsi que nous le révions.

Si oui, cessons de le blâmer, de le poursuivre, de le traquer. Allons-nous, pour quelques insultes au drapeau, pour quelques vols chez les bourgeois, pour quelques meurtres de vieilles bigotes, de garçons de banque ou de policiers, abandonner une méthode et renier des doctrines dont nous étions et si sûrs et si fiers ?

Si non, alors reconnaissons loyalement nos erreurs, abandonnons sans retour des procédés de régénération illusoires et dangereux, réhabilitons enfin, avec la contrainte, toutes les vieilles idées que nous avons bafouées, les idées d'honneur et de vertu, de famille et de patrie, d'ordre et de justice, sans lesquelles toute société s'effrite et retourne à l'anarchie de troupeau humain. L'amoralisme est le fruit des réflexions de quelques esprits faux. Vouloir en faire un moyen d'éducation, c'est tenter de museler des fauves avec une toile d'araignée. Dr J. LAUMONIER.

(*Le Correspondant méd.*, 31, v-1912.)

D'un entretien que j'ai eu avec M. Lebrun, Directeur de l'Ecole normale des instituteurs de l'Orne, il résulte que l'opinion de M. Dufrenne lui est toute personnelle, et que la grosse majorité des éducateurs n'adhèrent d'aucune sorte à sa façon de voir et de penser.

1. Garban, *loc. cit.* Les déviations morbides du sentiment religieux au cours de la psychasthénie. Vigot frères, Editeurs.

pas que le nombre des sectaires, des intransigeants, des orgueilleux, des impondérés, des violents, des lâches, des pervertis sexuels, des hypocrites et des égoïstes, ait beaucoup diminué. »

Je m'en voudrais d'affaiblir par quelques réflexions un si vigoureux plaidoyer en faveur de ma thèse, et je conclurai que les morales basées sur une idée purement humaine ne pourront et ne devront s'appliquer que dans des cas particuliers qui restent à préciser.

Vous avez donné une morale à l'enfant, mais par sa généralité même, elle ne s'applique pas au cas particulier qui vous occupe. A chaque caractère, à chaque tempérament devrait correspondre une méthode particulière d'éducation. J'emploie éducation pour instruction, car, en somme, cette dernière n'a qu'un but, fournir les règles, les principes suivant lesquels plus tard, l'adulte, puis l'homme fait dirigeront leurs actions, leurs pensées, pour atteindre la plénitude de leur développement adéquat aux conditions d'existence dans lesquelles ils sont placés[1].

« Pour remédier[2] à la défectuosité que comporte une technique unique d'éducation, et pour rendre la tâche des maîtres moins lourde », le Dr Mathieu a fondé la ligue des médecins et des pères de famille. Dans une association étroite, professeurs, directeurs, médecins, parents s'associent pour résoudre les questions d'hygiène morale physique, intellectuelle et sexuelle. On peut attendre beaucoup de cette intime collaboration qui permettra de régler avec soin les questions si « controversées des exercices physiques, d'hygiène alimentaire, des heures de classe et d'étude et amènera peut-être une meilleure répartition de celles-ci. Au lieu de cher-

1. C'est une erreur d'ailleurs que je commets de croire que l'instruction développe le moi affectif et l'intelligence. L'éducation n'est pas œuvre dictatique au même titre que les diverses matières classiques. On peut avoir une intelligence remarquable et être un escroc... de haute envergure je le reconnais.

2. Cité par Garban.

cher à faire des élèves brillants, on s'efforcera de cultiver chez l'enfant le jugement, la raison, d'en faire un esprit logique. On développera chez lui la spontanéité et la franchise, au lieu d'en faire de ces petits êtres au regard faux et fuyant qui pratiquent d'instinct le proverbe « faute cachée est pardonnée » ; il faudra leur donner le sentiment de leur responsabilité en y ajoutant le corollaire obligé, une liberté en rapport avec leur âge [1].

Au lieu de ces exercices physiques qui nous viennent d'Outre-Manche, « qui font des athlètes sans doute, mais ne forment pas toujours des hommes, chez lesquels au dire de Dubois les instincts grossiers naissent plus facilement dans cette euphorie bestiale que procure l'exercice physique », combien je préfère l'emploi judicieux et raisonné des jeux de plein air du bon vieux temps auquel j'ajouterais la pratique de la gymnastique sans appareil. Elle est encore présente à ma mémoire la démarche souple des habitants du Nord, l'impression d'élasticité, de force, de beauté que donne au corps le développement rationnel obtenu par la méthode de Ling. Ne craignons pas non plus « l'éducation du coup de poing » lorsqu'elle n'est pas la manifestation d'une méchanceté précoce, ou d'une cruauté d'instinct, car elle développe le courage, l'adresse, le sentiment de la responsabilité.

Dans l'ordre intellectuel et quoi qu'on en puisse dire avec nos programmes actuels, il existe un surmenage certain [2]. Sans doute les règles de vie de collège [3] sont anti-hygiéniques, mais par ailleurs il est incontestable que les longues séances en classe et dans l'étude, sont prolongées

1. A quoi tient la supériorité des Anglo-Saxons. *Le collège de Normandie et l'Ecole des Roches*, par Ch. Demolins.

2. Un professeur d'anglais du lycée Janson de Sailly a soutenu une thèse sur cette question du surmenage et conclut par l'affirmative.

3. Voir dans le rapport du professeur Weiss — Congrès de l'éducation physique, 1911 — les réponses grotesques d'un certain nombre de directeurs de collège.

outre mesure. D'expériences précises, il appert que l'attention volontaire est intermittente et de courte durée, et alors ou l'élève ne fait rien, ou s'il consacre tout son temps à l'étude, il se fatigue. Chez les petits nerveux, les prédisposés, il importe donc d'intéresser pour fixer l'attention ; l'instruction devra être aussi concrète que possible et les séances seront courtes et plutôt répétées s'il y a lieu.

J'ai déjà donné mon sentiment sur l'internat, Sully-Prudhomme, Renan, Daudet et bien d'autres nous ont conté les impressions pénibles qu'ils en ont rapporté. Si Jacques Vintras fut le *révolté* qu'il devint, peut-être en faut-il accuser le régime qu'il subit dans ses années d'enfance. Donc pas d'internat, mais si vous, parents, êtes trop faibles [1] ou trop indulgents, mieux vaut peut-être encore l'internat et cependant, suivant la façon dont il sera pris, votre fils deviendra lui aussi un *révolté*, si la règle, la discipline, ne le fait pas rentrer dans le troupeau que constitue la majeure partie des élèves.

Bien plus importante que l'instruction proprement dite est l'éducation [2]. C'est au sein de la famille qu'elle commence. D'influence prépondérante sur le développement du caractère, c'est surtout la mère dont le rôle est primordial en la matière. « Bien des saints et des assassins, dit Grasset, doivent la plus grande part de leur destinée à leur mère [3]. »

1. « Les enfants que l'on appelle des enfants gâtés, dit LAGARDELLE, se trouvent, vers l'âge mûr, dans des conditions mentales très défavorables. L'homme, habitué pendant sa jeunesse à imposer ses volontés et ses caprices, éprouve des impressions nerveuses plus vives dès qu'il rencontre des obstacles. Ces impressions deviennent des causes de perturbations psychiques ». Une éducation, dit justement KRAFFT EBING, ne doit être ni trop indulgente, ni trop sévère ». Cité par Grasset.

2. Toulouse a montré l'influence de l'éducation dans la constitution mentale du sujet. Le milieu, hérédité et éducation. Toulouse et Damaye. *Revue de Psychiatrie*, 1905.

3. M. Jean Aicard, dans la pièce Fille ou garçon des *Chansons de l'Enfant* (Fischbacher, éditeur) semble considérer l'éducation maternelle comme une

Si vous inspirez la franchise à votre enfant, si vous savez gagner sa confiance, si vous savez allier la bonté à la fermeté, s'il vous considère comme son refuge naturel aux heures d'épreuve, devenu adulte, c'est encore à vous qu'il s'adressera dans les combats que comporte l'existence; soutien fidèle et dévoué, sur lequel il pourra compter, il restera la chair de votre chair, et tout homme qu'il sera devenu, c'est vers vous qu'il reportera ses joies et ses tristesses. Homme redevenu petit, vous bercerez ses rêves et vous endormirez ses douleurs dans vos bras.

Quel beau rôle mais si mal compris! Toujours ou presque la comparaison désagréable avec le petit voisin. Bébé n'est pas sage : regarde ton petit camarade, il s'amuse sans salir sa robe; et cela continue toute l'existence. Au moindre écart, maman est en larmes, papa qui a oublié sa jeunesse, ne parle rien moins que de faire enfermer le mauvais drôle qui fait la honte de sa famille. Sans préjudice des diverses tantes, oncles qui, ayant rôti pas mal de balais, se sont faits ermites et hochent la tête en prenant des airs de commisération.

Agir ainsi est un mauvais procédé qui ne donne aucun résultat. Personne n'a le droit, quelles que soient ses opinions, de laisser penser à l'enfant que toute défaillance morale est irrévocable. On doit le convaincre, en outre, que la fatalité héréditaire, que l'irresponsabilité n'est pas absolue, que l'éducation de la volonté est chose possible. Au lieu de lui donner la sensation qu'il est un misérable, il est préférable de raisonner l'enfant. Mieux vaut douceur que violence, ceci n'exclut pas d'ailleurs la fermeté. Je parle, non pas des enfants en général, mais du petit nerveux, du sensible chez lequel le ressort du moi affectif est extrêmement puissant.

cause de faiblesse de caractère. Ce sont des cœurs faibles bien que braves les hommes élevés par les mères.

Pour lui les hommes ainsi élevés, lorsqu'ils restent seuls, meurent de manque de tendresse et d'amicales affections.

J'ajoute que petit est le nombre des enfants, et je parle ici de tous, chez lesquels n'existe aucun sentiment qu'on ne puisse faire vibrer. Ceux-là sont à plaindre plus qu'à blâmer et les parents sont alors les plus grands coupables.

Enfin il est deux questions importantes entre toutes qui trouvent leur place dans ce chapitre. L'une est la lutte contre l'émotivité[1] ; vous écarterez de l'enfant tout ce qui est capable de la développer. Apprenez-lui à dompter ses nerfs, montrez-lui les dangers de la colère, évitez-lui les spectacles qui font appel aux émotions et non à la froide raison. Choisissez ses lectures surtout : « Le roman et le théâtre, dit Grasset, ont certainement à leur passif plus de maladies que le microbe du choléra ou de la fièvre typhoïde. Que de névroses créées, je ne dis pas par Zola dont les dangers sont autres, mais par Antony, par Werther (surtout quand Gœthe et Massenet se coalisent pour nous perdre) par *l'Arlésienne* ou *Sapho*, de Daudet ! Heureux quand les auteurs eux-mêmes ne sont pas les premières victimes de la névrose ; ils sèment autour d'eux, comme le pauvre Guy de Maupassant, que j'entends encore me dépeignant les hallucinations troublantes qu'il a décrites dans le *Horla.* »

Filles et garçons, au contact de ces romans ou de ces pièces hors nature, y puisent des idées et s'en fabriquent un idéal que favorise la rêverie et l'introspection. Epoux charmant des contes de fée, vie immatérielle et sans nuage où tout se réalise au mieux des intérêts de chacun ; héroïnes parées de toutes les grâces et de toutes les qualités, qu'un dévouement, un acte de courage ou autre chose qui vous met en avant, vous mérite ; n'est-ce pas là les rêveries sentimentales de la jeune fille, du jeune homme névropathique à l'esprit faussé par la lecture. La réalité se charge de les ramener aux duretés de la vie pratique, les uns tombent dans une noire mélancolie, les autres ont assez de bon sens pour se débar-

1. « Les désharmonies de nos organes sont la source de nos maux », Metchnikoff, *Essai de philosophie optimiste*. Masson, éditeur.

rasser de toutes ces billevesées; il en est qui, éternels chercheurs d'une existence sublimement belle prétendent vouer leur vie à la découverte d'un idéal jamais concrétisé.

Enfin, il est une dernière éducation à donner non plus à l'enfant, mais à l'adolescent; c'est celle de l'hygiène sexuelle. Question bien des fois traitée et jamais résolue, j'entends pour les garçons, car pour les filles je ne saurais mieux faire que de citer ce que le professeur Déjerine en dit dans une page de son livre sur les psychonévroses:

« Son éducation sur tout ce qui concerne la génitalité[1], dit-il, est essentiellement anti-instinctive. On s'applique à cultiver chez elle le sentiment de la pudeur, à lui faire considérer les manifestations génitales comme quelque chose de mystérieux, nous dirions volontiers de honteux. Souvent la jeune fille, au moment même de son mariage, est complètement ignorante de ce que sont les relations sexuelles. Elle en est effrayée et l'éducation qu'on lui a donnée est souvent de nature à déclancher, à propos de ces relations, toute une série de phénomènes émotifs et psychiques qui sont singulièrement susceptibles de la troubler. »

« Non pas certes, que nous pensions qu'il faille laisser libre cours aux tendances instinctives, non pas que nous estimions anormales toutes les restrictions que les considérations morales ou sociales apportent aux instincts. Bien au contraire, mais nous pensons qu'il n'y a pas de phénomène moral là où il y a ignorance, inquiétude, émotion. Il n'y a de moralité que consciente. Et si nous sommes persuadé que toutes les méthodes d'éducation qui peuvent troubler l'esprit de la jeune fille sont mauvaises, si nous savons que chez certains sujets l'ignorance constitue encore la meilleure prophylaxie, nous n'en sommes pas moins convaincu que bien des localisations génitales ayant gâché la vie de plus d'une femme auraient pu être évitées par une éducation ration-

1. Une grave question; de l'Education des jeunes filles. *La Chasteté*, par Françoise Harmel, Librairie Perrin.

nelle. Le but d'une saine éducation n'est-il pas d'harmoniser les tendances instinctives des individus avec les règles de la saine morale ? Et les méthodes d'éducation qui consistent à annihiler, en quelque sorte, un instinct, à le considérer comme inexistant [1], à faire penser que toutes ses manifestations sont immorales, nous ont paru entrer fréquemment comme facteurs des obsessions génitales que nous avons pu constater chez certaines femmes. Tout cela, en somme, est question de tact, de moment, de mesure. Et il est bien certain que les éducations dites « intégrales » sont à ce point de vue particulier, autant, sinon plus, dangereuses. Si certaines éducations qui tendent à méconnaître un instinct qui, dans la vie, doit pouvoir s'exercer normalement, sont malsaines, bien plus à craindre encore peuvent être ces éducations qui l'exaltent et le pervertissent. Une répugnance excessive ou un goût trop marqué sont, à des pôles opposés, au point de vue qui nous occupe, de la même importance néfaste. »

Sur le principe même de l'éducation sexuelle pour les

1. Il est de par le monde trois catégories de jeunes filles : celles qui savent trop, celles qui ne savent pas assez et enfin le groupe de celles qui connaissent ni trop ni trop peu. Du dernier je n'ai rien à dire, mais les deux premiers groupes me semblent également dangereux. L'oie blanche a parfois de terribles réveils, mais la trop avertie se livre souvent aux mêmes excès ; seulement elle brûle les étapes.

Ce sont elles, victimes ou bourreaux, que l'on marie jeunes à un homme mûr, Don Juan quinquagénaire, bien éreinté, au physique décrépit pour lequel quelques amabilités mensuelles et conjugales seront un suffisant travail pour l'empêcher de porter en ville. Beau-papa se croit très malin, belle-maman se figure avoir assuré la tranquillité de sa fille.

« Seulement, voilà, il y a le réveil : la jeune femme maigrit, est sans force, puis un beau jour on parle de tumeur, d'une crise, de salpingite ; et pourquoi donc en parler, ce n'est qu'un ventre de plus à ouvrir. »

Parfois les choses ne se présentent pas ainsi, Monsieur a retrouvé sa belle vaillance, et s'est lassé. « Madame, malgré tout restée naïve, même si avertie, est trompée, retrompée, mais continue à croire, à avoir confiance et cela dure jusqu'au jour où encore jeune elle succombe sans que son entourage se doute même qu'il est l'auteur responsable. » Lavabre. Thèse de Paris.

filles tout le monde paraît d'accord et je répondrais : oui à l'interrogation : « Doit-on le dire ? Mais comment et par qui? Sera-ce la maîtresse, les parents, le médecin. Eh bien, pour ma part, je n'ai pas une minute d'hésitation. C'est la mère et la mère seule qui doit être l'éducatrice de ses filles. Dans un ouvrage : *Comment j'ai instruit mes filles des choses de la maternité*, de Mme Jeanne Leroy-Allais, cette question est traitée à fond et je suis heureux de constater qu'une mère a su résoudre ce problème particulièrement délicat. D'ailleurs elle n'a fait que rendre officielle une coutume assez générale. Malheureusement cet horizon n'est ouvert à la jeune fille qu'au dernier moment. Pas de pudibonderie déplacée, pas de silences inquiétants ou aguichants, mais l'enseignement par la mère des choses sexuelles fait avec tact, mesure, en rapport avec le tempérament de la fillette ; instruction difficile certes, et semée d'écueils, mais nécessaire si l'on ne veut faire de la jeune fille une petite sotte vouée, avec sa descendance, à toutes les tares possibles, et, au point de vue qui nous occupe si l'on ne désire voir apparaître les phénomènes émotifs, psychiques, les préoccupations angoissantes d'ordre génital que peut entraîner chez les enfants prédisposés une éducation sexuelle mal comprise.

Chez les garçons, le père est tout indiqué pour leur donner les explications nécessaires. Malheureusement dans les familles, les uns affichent, en cette matière, un rigorisme intransigeant et prétendent supprimer la chose en voulant l'ignorer, les autres rient aux premières armes de leur rejetons sous prétexte qu'il faut que jeunesse se passe [1]. Je crois qu'il y a intérêt à prévenir le jeune homme, à lui montrer

1. Il est difficile, ajoute-t-on, Lavabre, *loc. cit.*, « d'arrêter les désirs d'un jeune homme en qui vibre les appétits de la vingtième année au spectacle aguichant d'une jambe bien faite ». Hélas, inutile d'être un sculpteur de talent pour constater la maigreur de celles que nous offre le spectacle quotidien de la race. La plupart de nos contemporaines tirent leurs flûtes ou leurs poteaux d'un galbe tout à fait relatif.

« Les jambes bien modelées sont hélas bien rares et celles disponibles n'ont

les inconvénients d'un appétit sexuel trop précoce pour l'avenir, à faire appel à ses sentiments moraux et religieux. « Nystrôm lui-même, le partisan le plus déterminé des inconvénients de la continence, en reconnaît la nécessité dans la jeunesse. Et puis malgré tout, sauf à l'aide d'idées religieuses sincères, vous n'empêcherez rien mais vous obtiendrez peut-être que vos fils ne s'amourachent pas de la première poupée venue, et les principes de physiologie et d'anatomie que vous leur aurez donnés sur cette question leur permettront peut-être d'éviter les contagions ou ce détraquement physique et moral que l'on constate après les abus sexuels. Bref, je ne me fais pas d'illusion : sauf en faisant appel aux idées religieuses et dans quelques cas rares certains principes de morale, vous ne pourrez juguler l'instinct sexuel ; il faudra vous contenter d'en empêcher l'abus et le retentissement dans le domaine psychique.

Malgré tout instruisez vos fils et vos filles ; qui sait, vous leur éviterez peut-être bien des déboires, en tout cas, ce n'est pas en s'immobilisant dans un silence, plein de dignité sans doute, mais égoïste, que vous ferez œuvre de bon éducateur.

A tout prendre l'abstinence volontaire est la seule qui

pas la propriété, quoiqu'on en dise, d'attirer les regards des jouvenceaux d'éducation artistique plutôt nulle. »

Il est à remarquer que l'initiatrice est rarement une Hébé mais est plutôt d'âge certain et de lignes opulentes pour ne pas dire davantage. Je me souviens du passage de son *Journal* dans lequel Goncourt fait le portrait de Mme Charles, [illegible] de cône ou cube reposant sur de courtes jambes.

Les dames mûres aiment les petits jeunes gens pour lesquels la quantité remplace la qualité ; il faut s'être affiné pour apprécier le mérite d'une jambe menue gantée de noir, d'une taille longue et souple, d'une poitrine à peine indiquée.

Allons-nous faire un reproche à nos cadets de manger du pain bis pendant que nous dégustons des brioches. Là ne doit pas porter le grief. Mais je trouve navrant et piteux de les voir risquer chancre, blennorragie, syphilis auprès d'une hétaïre dont l'image et le souvenir loin d'être un adoucissement à leurs douleurs ne peut être pour eux qu'un affreux cauchemar.

compte et non l'ignorance d'un instinct dont le réveil peut être suivi de vrais désastres.

Mais, je le répète, c'est le père et la mère seuls qui devront être les éducateurs, éducateurs accomplissant avec d'autant plus de joie, de persévérance et de tact leur difficile mission, que leur amour paternel et maternel sera plus développé.

L'éducation du sentiment religieux

Depuis longtemps l'idée religieuse a été attaquée comme « inutile, dangereuse et inexacte », encore à l'heure actuelle la lutte contre elle constitue pour un certain nombre d'esprits, singulière ironie des choses, un article de foi et pour beaucoup une arme politique utilisée au service de leur cause. Mais, comme le fait remarquer Garban, « l'irréligion scientifique de nos politiciens n'était pas assez puissante pour détruire d'un seul coup les expériences amassées de dix-neuf siècles réunis. »

« C'est que l'opinion qu'il faut une religion pour le peuple est vieille comme le monde et nombreux sont les esprits qui attachaient une grande importance à l'idée religieuse dans la formation de l'individu. « Il est plus difficile, disait Aristote de créer une société sans croyance que d'édifier une cité dans les airs. » Voltaire qu'on ne peut taxer de cléricalisme, s'écriait : « un peuple athée serait un horde de brigands » ; « sans Dieu, pas de vraie probité », affirmait Rousseau. « En dehors des notions religieuses, point d'éducation morale possible, répète de son côté Jouffroy ». « Pour être utile, l'instruction primaire doit être profondément religieuse », conclut M. Guyot. Enfin Victor Hugo ne craignait pas d'affirmer cette vérité : « Ce qui allège la souffrance, ce qui sanctifie le travail, ce qui fait l'homme bon, fort, sage, bienveillant, digne de liberté, c'est d'avoir devant soi la perpétuelle vision d'un monde meilleur, rayonnant à travers les ténèbres de cette vie. Quant à moi j'y crois profondément à ce monde meilleur... je veux donc sincèrement, je dis plus, je veux ardemment l'enseignement religieux[1]. »

Je n'ai aucun goût pour la polémique et d'ailleurs ce ne serait ni le moment, ni l'endroit. Je dois cependant constater que les résulats de laïcisation de l'école n'a pas produit ce qu'en attendaient ses auteurs. Les magistrats les premiers ont constaté une augmentation du nombre des crimes et un abaissement de l'âge des criminels; les suicides d'enfants sont fréquents et je ne crois pas que la moralité publique ait gagné depuis quelques années.

« Le cri d'alarme, poussé par nos hommes de loi, se répercute jusque dans les salles de nos asiles d'aliénés, de nos hospices de nerveux. Les médecins pensant aux malades trouveront qu'il est dangereux de traverser la vie sans religion et sans philosophie. Beaucoup de névropathes, disait-on, tiennent leurs névropathies de leur absence de croyances religieuses. Sans prendre parti pour une religion ou pour une autre, plus pour le catholicisme que pour le protestantisme, les maîtres de la neurologie et de la psychiatrie indiquaient que souvent l'enfant a besoin qu'on lui inculque des principes religieux, pour se conduire plus tard dans la vie en homme raisonnable[2]. »

Sans doute l'éducation religieuse ne met pas à l'abri des imperfections humaines. Parmi les âmes élevées au sein de l'Eglise, il en est qui se détournent « de la parole du Christ par orgueil, par corruption du cœur, pour échapper au joug salutaire que la croyance ordonne, pour imposer silence à leur conscience, pour innocenter leurs fautes ». Leurs convictions trop faibles ont succombé « sous la poussée grandis-

1. Garban, *loc. cit. Les déviations morbides du sentiment religieux au cours de la psychasthénie*. Vigot, éditeur.
2. *Ibidem*.

santé d'appétits nouveaux et leur incrédulité les a conduits sur la pente du vice[1] ».

D'autre part, il est des faux dévots qui se posent en croyants, « dévots menteurs, dévots méchants, dévots iniques ». Dévotes dont parle le R. P. Raymond « qui se font une spécialité de la chronique scandaleuse de la paroisse et même entre deux offices, chez des âmes communes, déchireront sans scrupules cette fois leurs connaissances et les habitants du pays. Elles ne perdent rien de leurs défauts par la dévotion et y ajoutent un vice de plus : l'orgueil[2] ».

Mais quelle morale utilitaire, quel système pédagogique peut se flatter d'obtenir chez tous une destruction complète de nos instincts. Educateurs et philosophes, hommes de science et médecins, nous disent que de tous les systèmes c'est encore l'idéal religieux qui assure à l'individu la résistance la plus ferme contre les soucis et les chocs émotionnels.

Pour le neurasthénique qui nous occupe combien plus important encore d'avoir un idéal, une philosophie de la vie. « Ce dont le malade a besoin, dit Burlureaux (*La lutte pour la santé*, 2e partie, Chapitre IV. Paris, Perrin, 1907), c'est de soutien moral, c'est de la foi, c'est surtout d'espérance. Or où trouvera-t-il tout cela en dehors de la doctrine de celui qui a dit : « Venez à moi, vous qui souffrez et je vous soulagerai ». On pourrait objecter qu'il y a un utilitarisme inconscient dans une telle doctrine. Mais je ne sache pas que les autres en soient totalement dépourvues ; de plus rien n'empêche que la croyance s'affine et de même qu'il existe des individus, rares à la vérité, qui se sacrifient et se dévouent pour des « non-êtres, des non-choses » comme le Beau, le Bien, le Juste ; il est des croyants qui pratiquent les mêmes vertus » pour faire plaisir simplement à Dieu qui est l'Être bon par excellence. C'est bien ainsi que l'entend Dubois

1. Garban, *loc. cit.*

2. *Le guide du nerveux et du scrupuleux*. R. P. Fr. Raymond Beauchesne, éditeur.

lorsqu'il dit : « La foi religieuse pourrait être le meilleur préservatif contre ces maladies de l'âme, et le plus puissant moyen de les guérir, si elle était assez vivante pour créer, chez ses adeptes, un vrai stoïcisme chrétien. Dans cet état d'âme, hélas! si rare dans les milieux bien pensants, l'homme devient invulnérable, se sentant soutenu par son Dieu, il ne craint ni la maladie, ni la mort. Il peut succomber sous les coups d'une maladie physique, mais moralement, il reste debout au milieu de la souffrance, il est inaccessible aux émotions pusillanimes des névrosés. »

Or l'on constate que chez beaucoup de neurasthéniques obsédés, anxieux, élevés dans des milieux religieux, l'idéal qui leur a été inculqué, au lieu d'être une « idée force » devient l'occasion d'obsessions et d'autres phénomènes morbides. Un esprit simpliste en conclurait que « la religion leur a tourné la tête. Il n'en est rien cependant ; ce n'est pas la religion, mais l'hérédité qui a préparé sa constitution mentale maladive et ce sont des maîtres peu psychologues qui « ont enseigné leur doctrine sous une forme trop générale sans les adapter aux mentalités faussées. Celles-ci mal conduites ont dévié. La faute n'en est pas aux doctrines mais aux éducateurs [1]. »

Dans *Madame Bovary*, Gustave Flaubert, dans cette histoire d'une vie, nous a montré, entre autres choses, les dangers d'une éducation religieuse mal appropriée à un tempérament.

Fille de cultivateur, « elle fut élevée au couvent, chez les Ursulines, où elle reçut, comme on dit, une belle éducation : elle savait en conséquence la danse, la géographie, le dessin, faire de la tapisserie et toucher du piano... Elle jouait fort peu durant les récréations, comprenait bien le catéchisme, et c'est elle qui répondait toujours à M. le Vicaire dans les questions difficiles. Vivant donc sans jamais

1. Garban, *loc. cit*

sortir de la tiède atmosphère des classes et parmi ces femmes au teint blanc portant des chapelets à croix de cuivre, elle s'assoupit doucement à la langueur mystique qui s'exhale des parfums de l'autel, de la fraîcheur des bénitiers et du rayonnement des cierges. Au lieu de suivre la messe, elle regardait dans son livre les vignettes pieuses bordées d'azur, et elle aimait la brebis malade, le sacré cœur percé de flèches aigües, ou le pauvre Jésus qui tombe en marchant sous la croix. Elle essaya, par mortification, de rester tout un jour sans manger. Elle cherchait dans sa tête quelque vœu à accomplir. Quand elle allait à confesse, elle inventait de petits péchés, afin de rester là plus longtemps, à genoux dans l'ombre, les mains jointes, le visage à la grille sous le chuchotement du prêtre. Les comparaisons de fiancé, d'époux, d'amant céleste et de mariage éternel qui reviennent dans les sermons lui soulevaient au fond de l'âme des douceurs inattendues... Les bonnes religieuses, qui avaient si bien présumé de sa vocation, s'aperçurent avec de grands étonnements que Mlle Rouault semblait échapper à leur soin. Elles lui avaient, en effet, tant prodigué les offices, les retraites, les neuvaines et les sermons, si bien prêché le respect que l'on doit aux saints et aux martyrs, et donné tant de bons conseils pour la modestie du corps et le salut de son âme, qu'elle fit comme les chevaux que l'on tire par la bride : elle s'arrêta court et le mors lui sortit des dents. Cet esprit positif au milieu de ses enthousiasmes, qui avait aimé l'église pour ses fleurs, la musique pour les paroles des romances et la littérature pour ses excitations passionnelles, s'insurgeait devant les mystères de la foi, de même qu'elle s'irritait davantage contre la discipline, qui était quelque chose d'antipathique à sa constitution [1] ».

Peu à peu elle sombre dans le vice et finit par s'empoi-

1. Cité d'après Garban : *Les déviations du sentiment religieux au cours de la psychasthénie*. Vigot frères, Editeurs.

sonner par suite des circonstances, mais aussi et surtout à cause de son tempérament constitutionnel et de son éducation mal dirigée.

N'est-il pas à penser, ajoute Garban, « que s'il se fût trouvé dans ce couvent des Ursulines quelque aumônier, rompu aux duretés de la vie, à l'esprit ferme et perspicace, au sens critique bien développé, il n'eût point deviné chez cette jeune fille, si pleine de curiosité, d'ardeur et de tendresse, que ces mortifications, ces vœux n'étaient que l'expansion d'un tempérament mal ordonné qu'il fallait surveiller, croit-on qu'il n'eût point vu dans ces retraites, ces neuvaines et ces sermons un sérieux écueil, qui ne devait pas faciliter la bonne direction morale de cette jeune fille? N'eût-il pas alors orienté cette âme vers un idéal religieux plus pratique, vers une religion plus sévère, qui devait la soutenir dans les orages de la vie? N'eût-il pas détourné sa folle imagination de ces petites dévotions de tendresse, d'amour mystique, de cette piété mesquine, qui trompent les jeunes filles et sensualisent la religion? Ne lui eût-il pas enseigné enfin que la vie n'est pas la réalisation de rêves chimériques, que c'est quelque chose de prosaïque dont il faut s'accommoder? Et alors, pouvons-nous penser que Mme Bovary, sur le point de faillir, aux heures où soufflait le désir, ne se serait pas souvenue de cet enseignement religieux, et n'aurait pas été arrêtée dans sa marche vers la honte, la dégradation? »

Ils ne sont malheureusement que trop fréquents les cas d'Emma Bovary, bien plus nombreux encore ceux où l'homme est en jeu. A toutes ces victimes d'une constitution héréditairement insuffisante au point de vue nerveux, nous devons penser, en nous disant que là encore, nous avons un rôle à remplir. Sur l'enfant émotif, qui déjà lors de sa retraite de première communion présente des scrupules religieux, veillons soigneusement. Que le directeur de conscience et le médecin s'entr'aident pour lui établir un régime de vie adapté à son tempérament. Que l'on modifie à son égard les règles générales appliquées à ses petits camarades, si cela est nécessaire. Surtout qu'on lui évite les méditations prolongées, que l'on combatte le scrupule au lieu de chercher à le développer. N'encourageons même qu'à bon escient ces petits passionnés de privations et de sacrifices. Ainsi faisant, vous formerez un caractère chez lequel l'idée religieuse sera un point d'appui, un cran d'arrêt, au lieu d'être une occasion de désespoir, d'aboulie. Ce sera une force à l'aide de laquelle il pourra lutter, et nous verrons ainsi moins de névrosés, oubliant les idées de leur enfance, glisser dans la débauche ou pis encore en faire l'objet d'un reniement haineux, provocateur et vindicatif.

Le mariage du neurasthénique

Le neurasthénique doit-il se marier ? Grave problème que l'on doit envisager à un double point de vue. Par rapport à l'individu, le mariage procure parfois une vie plus calme, créant des affections et obligations nouvelles ; il peut être un facteur puissant d'amélioration ; mais, par ailleurs, il est aussi de mauvaises unions où l'homme ne trouve pas le repos et le réconfort et ne rencontrera à son foyer, avec des préoccupations multiples, que des causes de chagrin. Il n'est guère possible d'émettre de règles absolues. Il est pour nos malades une question primordiale : c'est celle de l'impuissance génitale, plus fréquente qu'on ne pourrait le croire. Parfois les échos des tribunaux nous apportent le récit de demandes de divorce basées sur ce fait que le langage juridique range sous la rubrique injure grave. Cependant nous ne connaissons qu'une infime quantité de ces drames intimes. Chaque fois qu'un neurasthénique se trouve frappé dans sa virilité, il fera bien d'envisager au préalable toutes les conséquences et de consulter sur cette question son médecin. Le mieux serait encore je crois un aveu sincère si l'impuissance est psychique et que le caractère de la future soit apte à comprendre.

Dans d'autres cas l'abstention est préférable. Lorsque cette complication n'existe pas c'est à chacun d'agir au mieux en cherchant dans son futur conjoint des qualités de calme, de claire raison, d'affection éclairée, en même temps d'énergique; il ne faut pas se dissimuler qu'un neurasthénique apporte dans une union des causes de dégénérescence pour l'espèce. En choisissant un ou une partenaire possédant au plus haut degré les qualités qui vous font défaut, peut-être aurez-vous chance de contrebalancer les lois de l'hérédité. En outre, vous devez toujours lutter par l'éducation, l'hygiène, contre les tares de vos descendants.

Arrivés à l'adolescence, évitez de diriger vos enfants vers les carrières qui exigent des concours ou examens nombreux et difficiles, épargnez leur les veilles prolongées, les angoisses des épreuves, l'action déprimante des échecs. Vous trouverez à employer par ailleurs leur activité et leur intelligence que vous aurez développées par des exercices appropriés.

Enfin, pour eux comme pour vous, simplifiez votre vie, ayez des principes bien définis qui vous puissent guider au milieu des hésitations, du doute sur la conduite à tenir. Au lieu d'avoir à discuter les motifs et les conséquences de vos actions, il vous suffira de voir si elles sont conformes ou non aux règles de conduite que vous vous êtes imposées. Neurasthénique au système nerveux si labile, à qui tout effort volontaire est pénible, adoptez des principes directeurs de conduite; vous y trouverez la tranquillité de l'âme, le repos, la force de réagir en cas d'échec, l'espoir et peut-être le bonheur. « Heureux, dit Pasteur, celui qui porte en soi un Dieu, un idéal de la beauté et qui lui obéit. »

Je souhaite que ceux qui m'auront lu, trouvent dans ces lignes le réconfort nécessaire pour se rendre la vie tolérable et puissent comme les heureux de la terre...

.....« ayant atteint leur rêve
Mourir la flamme au cœur et la palme à la main. »

TABLE DES MATIÈRES

PREMIÈRE PARTIE

DEUXIÈME PARTIE

MAYENNE, IMPRIMERIE CHARLES COLIN

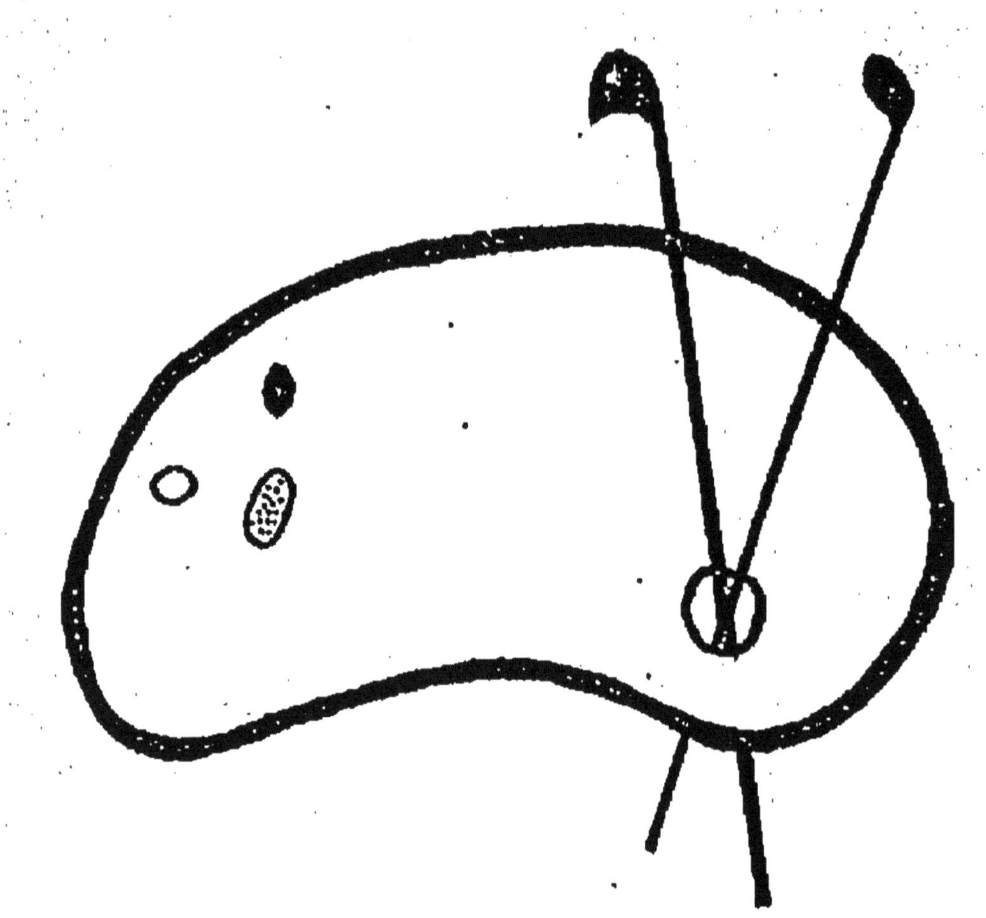

www.ingramcontent.com/pod-product-compliance
Ingram Content Group UK Ltd.
Pitfield, Milton Keynes, MK11 3LW, UK
UKHW020308230726
13925UKWH00001B/289

9 782013 549158